근골격계 통증의 치료 전략과 임상 가이드

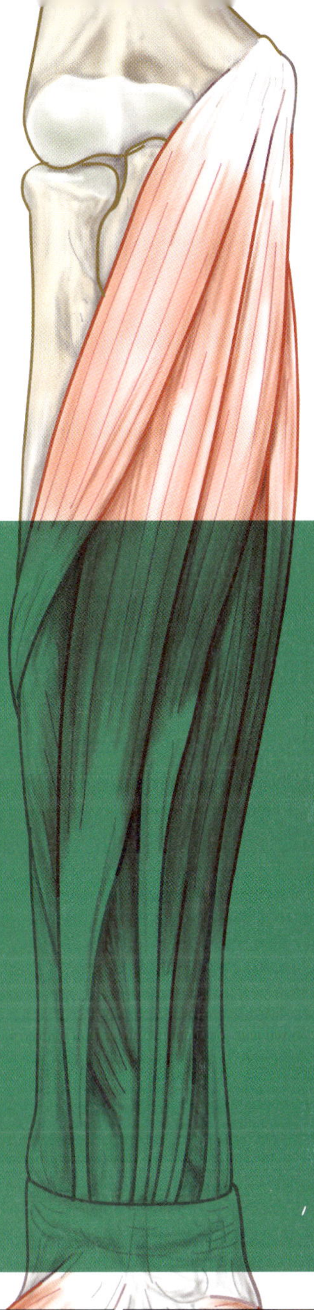

운동학 X 해부학 X 초음파 X 도수치료

근골격계 통증의 치료 전략과 임상 가이드

Shintaro Kudo | 정효준 · 서준원

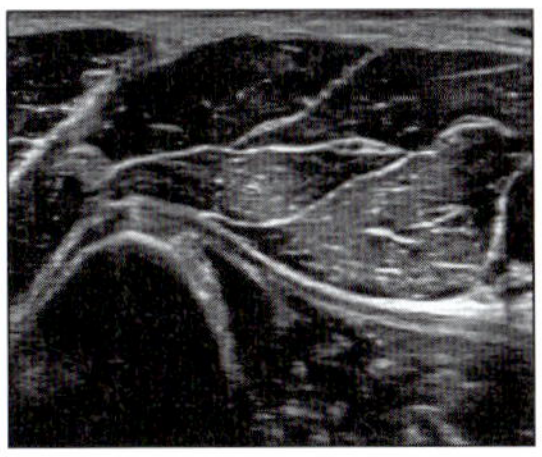
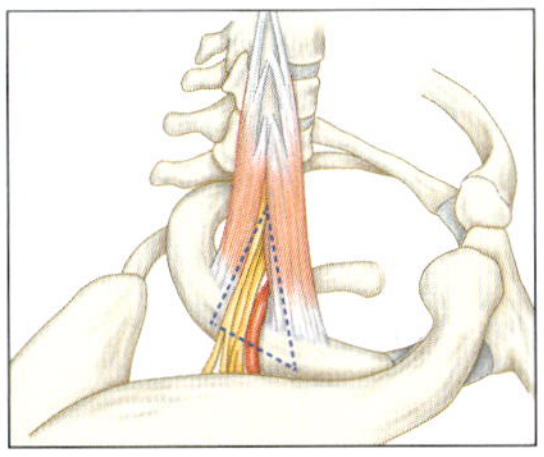
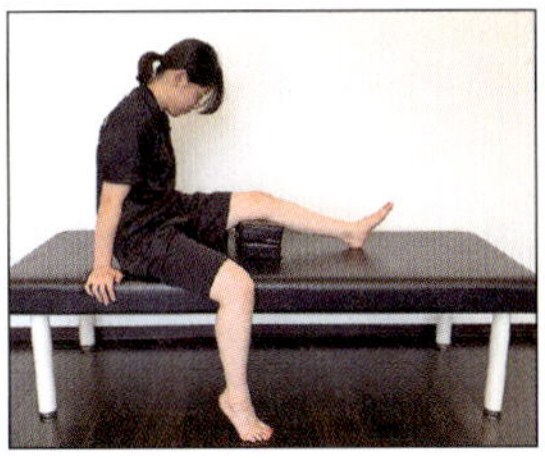
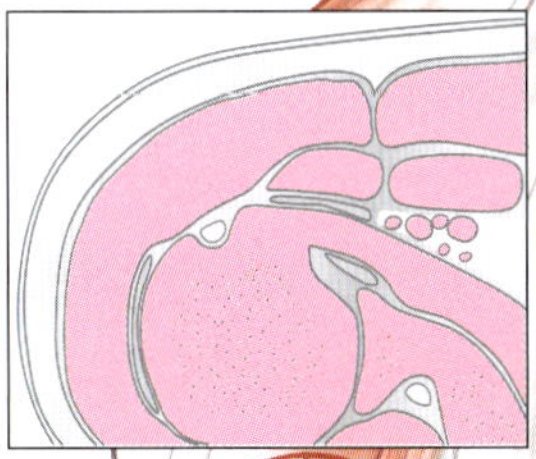
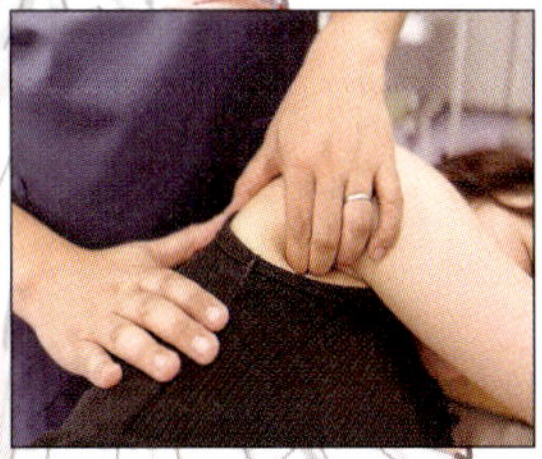

▶ 영상 보기

신흥메드싸이언스

근골격계 통증의 치료 전략과 임상 가이드

발 행 2024년 8월 30일
지 은 이 Shintaro Kudo
옮 긴 이 정 효 준, 서 준 원(수재활의학과)
발 행 인 홍 성 혁
발 행 처 신흥메드싸이언스
기 획 이 영 열
디 자 인 박 은 경
주 소 경기도 고양시 덕양구 청초로 66 A동 808호, 809호 (덕은동, 덕은리버워크)
전 화 02-6956-8670
팩 스 02-6956-8671
홈페이지 www.shmed.co.kr
ISBN 978-89-6498-086-6 93510
정 가 58,000원

옮긴이 서문

근골격계 질환의 진료에서 당장의 통증을 완화하는 것도 매우 중요하지만, 그 원인을 밝히고, 재발을 막는 것이 더욱 중요하다고 생각합니다. 하지만 일상의 바쁜 진료 중에는 아무래도 당장의 통증을 개선하는 데 힘을 쏟게 됩니다. 그러면 자연히 일시적으로 통증이 해소되더라도 다시 같은 증상으로 내원하는 경우가 많습니다.

이런 상황이 반복되던 중 쿠도 신타로 선생님의 책을 접하게 되었습니다. 일본에서도 유명한 물리치료학과 교수로, 베스트셀러 작가로 알려진 선생님은 근골격계 해부, 병태, 물리치료, 운동치료 등에 대한 다양한 양서를 저술하셨습니다.

이번에 번역하게 된 '근골격계 통증의 치료 전략과 임상 가이드' 또한, 각 관절 질환에 대한 도수적, 물리적 치료법에 대해 자세히 기술되어 있습니다.

저와 같은 고민을 갖고 근골격계 통증을 치료하시는 의사 및 치료사분들께 강력히 추천합니다.

번역에 도움을 주신 선생님과 출판사 관계자분들께 감사드립니다.

2024년 8월

수재활의학과 원장
정 효 준

저자 서문

20년 동안 변한 것과 변하지 않은 것

물리치료사가 된 지 20년이 지났다. 20년 전만 해도 근골격계 통증 치료의 화두는 '운동사슬'이었던 것 같다. 매일같이 환자나 선수의 보행, 달리기, 점프, 투구동작을 관찰하고, 지금보다 훨씬 낮은 해상도의 카메라로 기록했었다. 임상 업무가 끝나면 그 잘 모르는 동영상을 보면서 날짜가 바뀔 때까지 선배에게 지도를 받았던 기억이 난다.

시대가 변해도 근골격계 질환 치료의 묘미는 '치료'라는 것은 변하지 않는다고 믿고 있다. 그리고 기능장애를 치료하기 위해 필요한 것은 지식과 기술, 그리고 그것을 습득하기 위한 노력을 계속하는 의지라고 믿는다. 그러나 그것만으로는 다른 사람들에게 전달되지 않는다. 전달하기 위해서는 정확한 매뉴얼을 만들어야 하며, 매뉴얼이 제대로 되어 있으면 복잡한 수기나 평가도 똑같이 재현할 수 있다.

전문가가 관절 기능장애를「치료하기」위해 쓴 임상 매뉴얼

고도로 발전하고 세분화된 현대 의학에서 어느 한 분야에 정통한 사람이 되는 것은 불가능할 것이다. 물론 다양한 분야에 폭넓게 대응할 수 있는 사람도 필요하지만, 그와 동시에 특정 분야에 정통한 사람이 그 분야를 견인하고 새로운 무언가를 만들어내는 것은 틀림없는 사실이며, 그 사실을 과학적 방법으로 증명함으로써 비로소 제대로 된 매뉴얼이 완성된다. 물론 이 매뉴얼은 과학의 발전과 함께 진화해 나갈 것이다.

본서는 급성기나 회복기의 임상에서 활약하고 있는 선생님, 정형외과 클리닉에서 근골격계 질환의 재활을 전문으로 하는 선생님, 도수치료를 중심으로 연구하고 있는 선생님, 최첨단의 물리치료를 개발하고자 하는 선생님 그리고 해부학 연구를 전문으로 하는 선생님 등 각각의 입장에서 협의를 거듭해 각 관절의 기능장애에 대한 임상 치료 매뉴얼을 만들고 있다. 관절 기능장애를 '치료' 한다는 목적으로 다양한 재능을 가진 전문가들의 지식과 경험을 종합한 것은, 바로 다양성과 포용성의 결과물인 것이다.

운동학×해부학×초음파로 소성결합조직을 파악해 보자

본서의 큰 특징은 관절 기능장애를 유발하는 구조를 운동학과 해부학에서 밝히고, 그 구조에 대한 도수치료를 초음파 영상장치(에코)를 사용하여 시각화하고 있다는 점에 있다. 또한, 관절 기능장애가 발생하는 메커니즘을 조직학적으로 고려하여 관절 주위 소성결합조직의 존재에 초점을 맞추고 있다.

물리치료에서 근육이나 관절낭, 인대를 치료 대상으로 삼으면, 그 효과는 느리고, 자연치유를 방해하지 않는다는 생각이 들 것이다. 그러나 관절 기능장애에서 관절 주위의 소성결합조직 존재에 눈을 돌리면, 그들에 대한 물리치료에는 즉각적인 효과를 충분히 끌어낼 수 있는 가능성이 있으며 또한, 침습성이 낮은 '치료'가 될 수 있다. 지금까지 해왔던 스트레칭이나 근력 트레이닝에 더하여 본서를 읽어 보는 것이 임상에서 환자와 함께 싸우고 있는 선생님들에게 새로운 무기가 될 것이라고 확신한다. 관절 주위에 존재하는 소성결합조직의 분포와 기능, 거기에 대한 치료 효과는 앞으로 밝혀질 것이 많다. 이 책이 이 미지의 것에 대한 독자들의 관심을 불러일으킬 수 있기를 바란다.

본서의 기획은 필자가 회장을 맡고 있는 형태학과 운동학에 근거하는 물리치료연구회(MKPT연구회)에서 많은 논의를 거듭한 가운데 탄생한 것이다. 지금까지 MKPT연구회 운영에 참여해주신 모든 동료들에게 깊은 감사를 드린다.

2022년 12월

쿠도 신타로
(工藤 愼太郎)

동영상 사용하기

- 본서와 연관된 부록인 웹 동영상을 보실 수 있습니다.
- 웹 동영상은 PC, iPad, 스마트폰(iOS/Android)에서 보실 수 있습니다.
- 동영상 목록은 아래 QR 코드를 통해 접속이 가능하며, 본문의 QR 코드를 통해서도 동영상을 볼 수 있습니다.
- 동영상은 예고 없이 변경·수정될 수 있습니다. 또한, 예고 없이 배포를 중단하는 경우도 있으니 양해 바랍니다.
- 동영상은 책의 부록으로 저작권 보호를 받으며 제3자의 복제, 불법 업로드, 유포 및 대여, 서브라이선스를 금지합니다.

https://m.site.naver.com/1rTAs

목 차

제 1 부

근골격계 기능장애와 구조 손상의 이해

1 근골격계 통증 치료에 필요한 운동학과 병태

◆ 근골격계 질환의 특징은 환자가 통증에 시달리고 있다는 것이다

통증은 사람의 행위와 동작을 제한하기 때문에 사회활동과 일상생활을 제약하게 된다. 또한, 동작을 구성하는 움직임이 작아지고, 움직이지 않음으로써 통증을 회피하려고 한다. 그럼에도 불구하고 통증은 사라지지 않고 일상생활에 불편함을 느껴 결국 의료기관을 찾는다. 즉, 환자들은 대부분 사회활동과 일상생활의 동작에서 발생하는 통증을 제거할 수 있을 것으로 기대하고 있다.

통증이 발생하는 동작을 살펴보면 **관절의 운동**과 **기능장애**의 관계가 명확해진다. 동작은 여러 관절의 운동으로 구성되기 때문에 통증을 자세히 들어보면 어떤 관절의 운동에 의해 통증이 발생하는지 알 수 있다. 또한, 어떤 기능장애가 통증을 발생시키는 경우도 많다. 안정을 취하여 염증이 가라앉더라도 원인이 되는 기능장애(구축이나 근력 저하)가 남아 있으면 재발하는 경우도 많다. 치료사는 통증과 기능장애의 관계를 밝히고, 기능장애를 개선함으로써 통증을 치료한다.

◆ 관절의 운동

관절의 운동에는 굴곡/신전 등의 **관절 운동(joint motion)**과 구르기/미끄럼/축회전의 **뼈 운동**이 있다(▶**그림 1-1**). 뼈 운동이 결합되어 굴곡/신전, 내전/외전과 같은 관절 운동을 구성한다. 구르기 운동이 발생하면 구르는 방향에는 **압박 부하**, 반대 방향에는 **신장 부하**가 발생한다. 또한, 미끄럼 운동이나 축회전 운동이 발생하면 중간에 있는 조직에는 **전단 부하**가 발생한다(▶**그림 1-2**). 이러한 역학적 부하가 집중되면 조직은 손상되어 관절 기능을 수행할 수 없게 된다.

◆ 관절의 기능장애

관절은 두 개 이상의 뼈의 연결방식 중 하나이며, 기능적인 의미로는 가동성을 갖는다. 정상적인 관절은 **가동성**과 **안정성**을 가지고 있다. 가동성과 안정성이 균형을 이루고 있는 관절에는 비정상적인 역학적 부하가 발생하지 않기 때문에 문제가 되지 않는다. 그러나 가동성과 안정성 중 어느 한 쪽이 손상되면 곧 비정상적인 관절 운동이 되어 본래의 관절

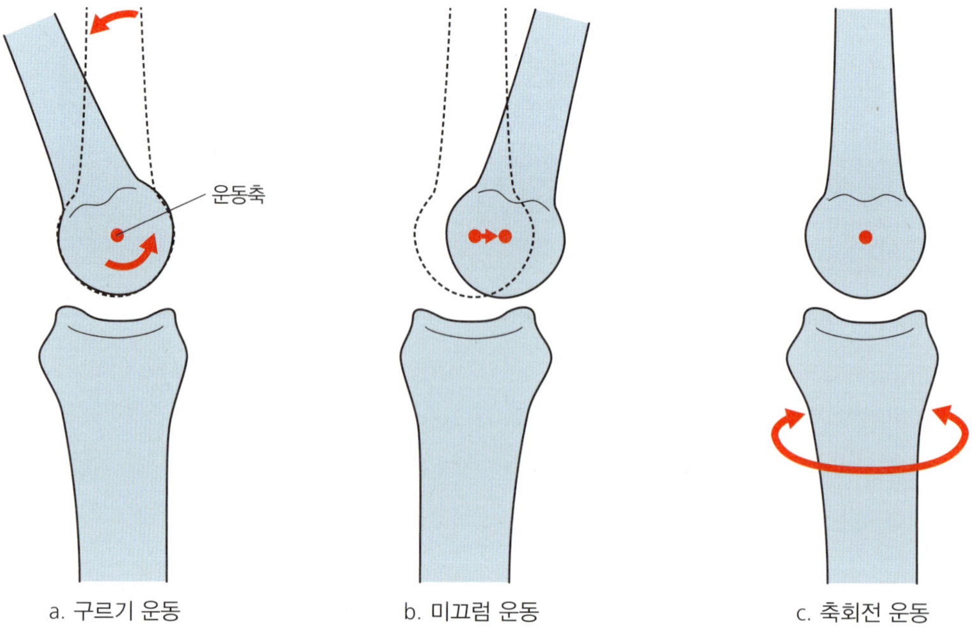

▶**그림 1-1 뼈 운동**

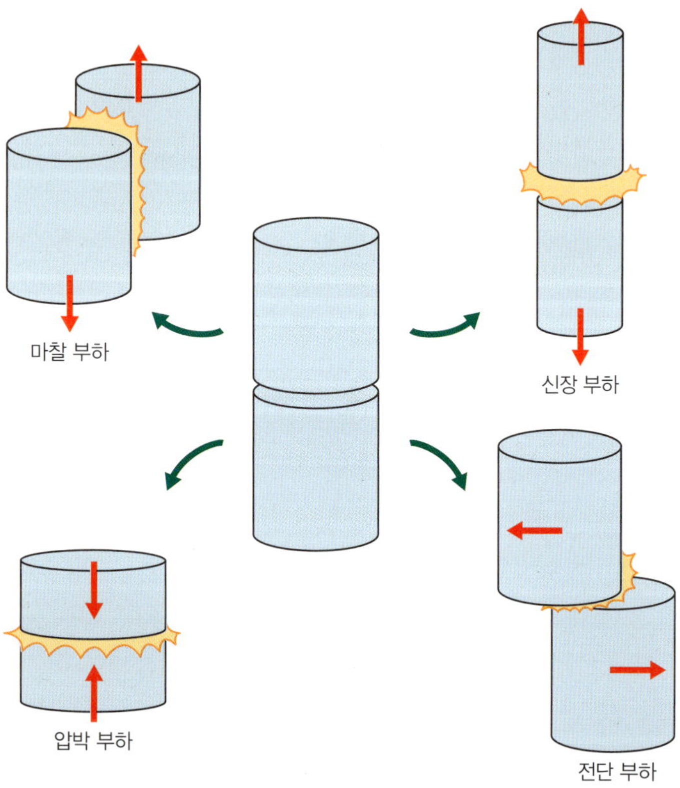

▶**그림 1-2 관절에 발생하는 역학적 부하**

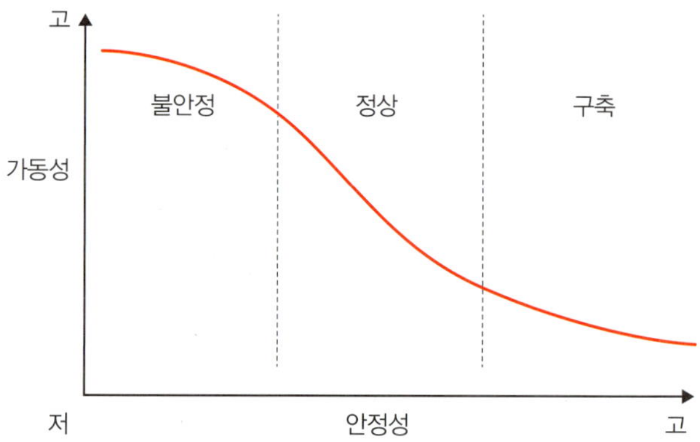

▶**그림 1-3 가동성과 안정성의 균형**

기능을 수행할 수 없게 된다(▶**그림 1-3**).

즉, 통증 치료의 적응증이 되는 관절 기능장애는 가동성과 안정성 중 어느 한쪽이 손상된 상태이며, 이학적 평가에서 어느 쪽이 손상되었는지 파악할 필요가 있다.

1 가동성의 저하는 신장성 및 활주성의 저하를 고려한다

관절 구성체 또는 관절을 가로질러 주행하는 근육과 주위 구조의 **신장성** 및 **활주성**이 저하됨으로써 관절의 **가동성**이 저하된다. 이 상태에서는 가동범위 제한이 발생하여 운동의 최종 범위에서 통증이 발생하는 경우도 많다. 특히 노화나 over use로 인한 경도의 상승이나 외상과 수술 후 수복 과정이나 부동으로 인해 발생하는 경우가 많다. 가동성 저하를 일으키는 구조물과 그 평가 방법을 ▶**그림 1-4**에 나타낸다.

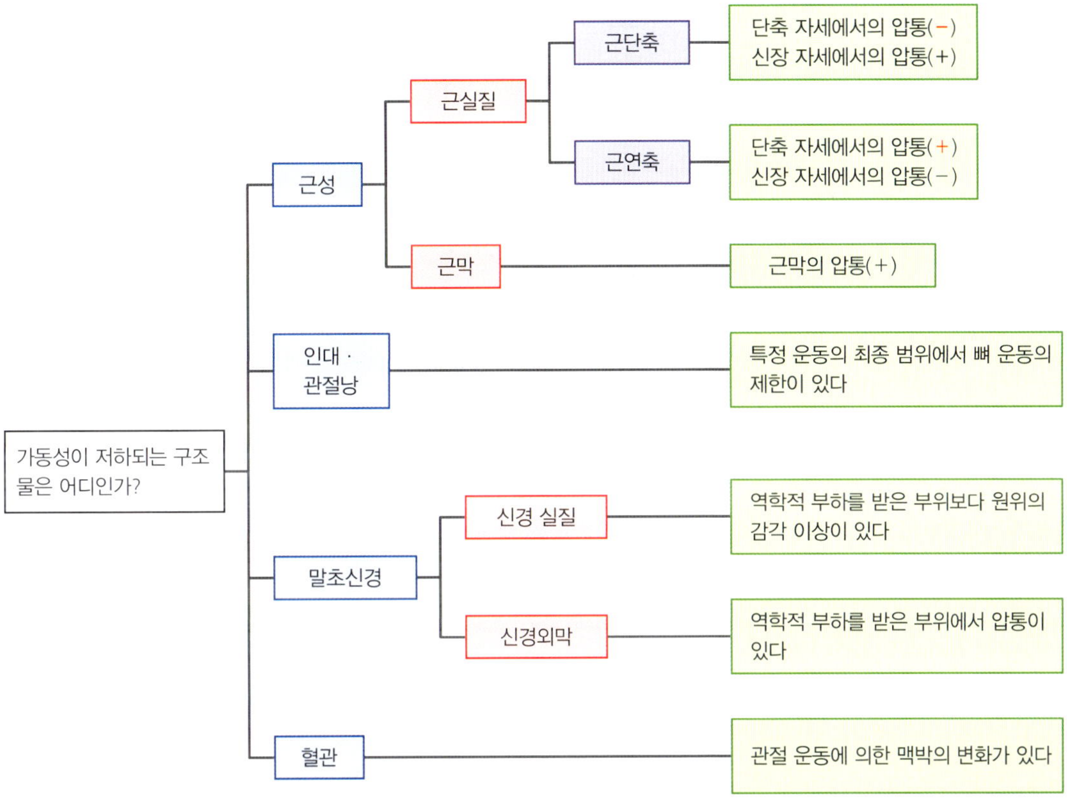

▶**그림 1-4 가동성 저하를 일으키는 구조물과 그 평가 방법**

(1) 근실질과 근막의 신장성

근육의 신장성은 크게 **근실질의 신장성**과 골격근이나 근실질을 감싸고 있는 **근막의 신장성**으로 구분할 수 있다. 또한, 근실질의 신장성·근절 길이의 단축·근절 수의 감소와 같은 형태학적인 변화(**단축**)와 지속적으로 근육이 수축하여 발생하는 기능적인 변화(**연축**)로 나뉜다. 각각 어디로 접근할 것인가(**근막? 근실질?**), 어떻게 접근할 것인가(**신장? 이완?**)가 달라지기 때문에 이학적 평가에서 그 부위와 상태를 명확히 할 필요가 있다.

이학적 평가에서는 **압통 소견**이 중요하다. 근육의 길이를 짧게 할 경우, 근실질과 근막 모두 느슨해지는 경우가 많다. 이 상태에서 압박하여 통증이 나타나면 근연축에 의한 압통을 의심할 수 있다. 근실질의 형태학적 단축의 경우에는 근육을 신장했을 때 발생하지만, 근막성과의 감별은 근육을 만졌을 때의 감촉에 의존할 수밖에 없다. 또한, 근막성과 근연축이 혼재되어 있는 경우도 많아 치료 전후의 압통과 가동범위의 변화를 바탕으로 추론하는 것이 필요하다.

(2) 인대와 관절낭의 신장성

인대와 관절낭은 대부분 연속된 조직으로, 마찬가지로 평가한다. 인대와 관절낭의 신장성이 저하되면 관절 운동은 현저하게 제한된다. **인대(ligament)**에서는 특정 관절 운동을 제한하도록 교원섬유가 일정한 방향으로 치밀하게 주행하므로 **특정 방향으로의** 운동이 제한된다. 반면, **관절낭(articular capsule)**은 관절을 감싸고 있는 섬유성 막이기 때문에 관절낭의 신장성이 저하되면 **모든 방향으로의** 관절 운동이 제한된다.

인대와 관절낭은 관절을 구성하는 조직으로, 이 조직의 신장성 저하는 구축 치료에 치명적인 기능장애가 된다. 또한, 이 조직의 기능장애는 원활한 기능 획득의 장벽이 되기 때문에 확실한 평가와 예방이 중요하다. 특히 장기간의 고정과 부동이 문제가 되기 때문에 평가에 있어서는 **현 병력의 청취**가 중요해진다.

인대와 관절낭은 반드시 피부나 근육의 심층에 위치하기 때문에, 피부나 근육의 문제를 해결한 후에도 신장성 저하가 남아 있는 경우에는 관절낭이나 인대의 구축이 발생하는 것으로 생각된다. 굴곡/신전이라는 관절 운동이 아닌 **뼈 운동**(구르기, 미끄럼, 축회전)의 크기를 촉지하여 관절낭의 신장성을 평가한다.

(3) 말초신경의 신장성

말초신경은 척수에서 나와 근육과 관절을 지배하면서 말초를 향해 주행한다. 따라서 신경의 신장성이나 활주성도 관절의 가동성을 제한한다. 신경의 신장성은 근육과 마찬가지로 신경 실질(**신경섬유**)과 신경을 감싸는 막(주로 **신경외막**)으로 나누어 생각한다. 신경섬유는 신장에 취약한 조직이며, 신경의 활주성을 유지하는 것은 신경외막(epineurium)으로 생각된다. 특히, 신경외막과 주위 결합조직 사이의 활주성이 손상되면 신경의 활주성도 손상되어 관절 운동 시 신경이 신장되어 가동성이 손상된다. 또한, 신경외막은 그 내부를 주행하는 신경섬유로부터 감각 지배를 받으므로 신경외막의 압박이나 신장 부하는 신경성 통증으로 나타날 수 있다(▶**그림 1-5**).

이학적 평가에서는 신경의 압통**(Tinel 징후)**을 평가한다. 또한, 관절 자세를 변화시켜 신경을 신장시킴으로써 증상을 재현할 수 있는지**(신경신장검사)**도 평가한다.

(4) 혈관의 가동성

혈관은 동맥과 정맥으로 이루어지며 정상적으로는 혈관이 가동범위를 제한하지 않는다. 그러나 외상이나 수술 후 침습 등의 어떤 요인으로 인해 혈관과 주위 조직 사이의 가동성이 제한되면, 관절 운동 시 혈관이 신장되면서 가동성을 제한한다. 또한, 혈관의 신장이나 압박으로 인해 혈관 직경이 좁아지면 혈류에 장애가 생긴다. 이것이 만성화되면 조직의 저산소증으로 인해 세포가 손상되어 조직 손상이 발생한다.

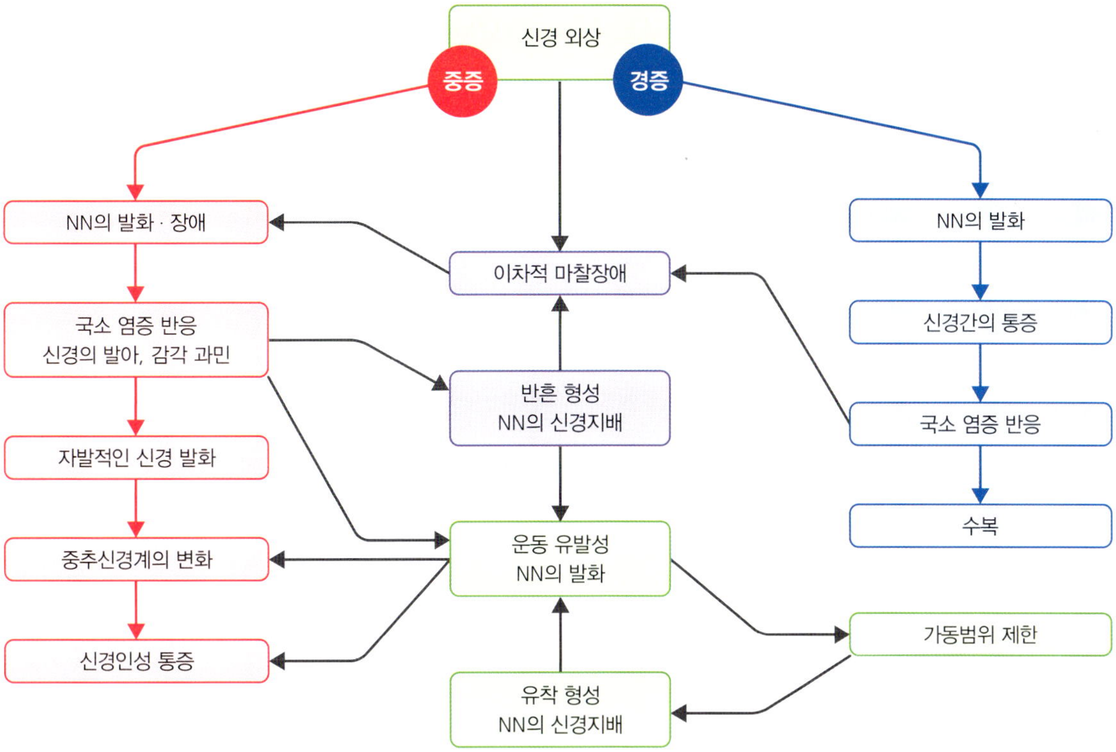

▶그림 1-5 신경 외상의 증상 발현 메커니즘
NN : nervi-nervorum(신경의 소신경)

2 안정성 저하는 구조 손상과 근력 저하를 고려한다

인대나 관절낭 등 관절 구성체의 손상이나 관절을 **구심위**로 유지하는 근육들의 근력 저하로 인해 관절의 안정성이 손상된다. 이 상태에서는 과도한 관절의 가동성이 발생하여 운동 중간에 통증이 발생하는 경우도 많다. 또한, 이 상태가 바탕이 되어 특정 근육의 부하가 증가함으로써 over use에 빠지게 되어 가동성에 장애가 생기기도 한다. 다음에 안정성 저하를 일으키는 조직의 특징과 평가 방법을 제시한다.

(1) 관절낭에 의한 안정화

관절낭은 관절 내를 밀폐함으로써 관절 내를 음압화하고, 그에 따라 관절을 구심위로 유지하는 것을 보조한다**(sealing mechanism)**. 관절 탈구 등의 외상이 없는 한 관절강 내는 **음압**으로 유지되기 때문에 안정성을 발휘하는 것으로 생각된다.

(2) 인대에 의한 안정화

인대는 관절낭의 일부가 두꺼워진 것으로, 신장되면서 장력을 발휘하므로 관절 운동의 최종 범위에서 뼈 운동을 제동한다. 관절 운동의 최종 범위에서 제동 효과나 불안정감의 유무는 주로 **종말감(end feel)**이나 **불안감(apprehension)**으로 평가한다.

● 표 1-1 근섬유의 유형과 특징

근섬유 유형	type I 지근 산화형 적색근	type IIa 속근 산화형 적색근	type IIb 속근 해당형 백색근
피로에 대한 저항	높은	중간	낮은
수축 속도	느린	빠른	빠른
ATPase 활성	낮은	높은	높은
근소포체	적은	많은	많은
미토콘드리아	많은	많은	적은
글리코겐	적은	중간	많은
중성지방	높은	중간	낮은
모세혈관 수	많은	많은	적은
근섬유 직경	소	중	대

(3) 근육에 의한 안정화

근육 중에서도 관절에 가깝고, 체표에서 깊은 위치에 있는 근육이 관절의 안정화에 있어서 중요하다. 그러한 근육에는 **type I 섬유**가 많고, **운동 단위가 작다**(● **표 1-1**). 즉 관절에 가까운 근육은 **피로 특성이 높고, 운동 초기에 작용**하여 동적안정화기구로서 작동하기 쉽다. 또한, 관절 근처를 주행하는 근육은 형태적으로 모든 정도에서 관절낭과 연속되는 경우가 많다. 따라서 관절낭에 부착하는 근육의 근긴장이 관절낭의 장력을 변화시킨다.

많은 관절을 움직이기 위해서는 관절 근처에 있는 **심부근(dynamic stabilizer)**과 관절의 움직임에 토크를 주는 표층 근육이 함께 작용한다. 단순히 근력검사만으로는 양쪽 모두에게 영향을 받기 때문에 dynamic stabilizer의 기능을 평가하기 어렵다.

필자들은 초음파를 활용하여 근육 기능을 평가하거나 근육에 대한 개입 후의 통증과 안정성을 평가함으로써 dynamic stabilizer의 안정성을 평가하고 있다.

(4) 신경에 의한 안정화

관절의 **위치각**과 **운동각**, 근육의 장력 감각(**역각**)은 관절의 안정성에 관여한다. 이러한 감각을 척수에 전달하기 위해서는 말초신경의 기능이 중요하다. 따라서 관절의 심부 감각을 평가할 필요가 있다. 그러나 신경 자체의 손상을 생각할 수 없는 기능적인 불안정성이 있는 경우, 일반적인 심부 감각검사에서 양성으로 나오는 경우는 드물다.

임상에서는 한발 서기 자세나 퍼포먼스 검사의 결과를 통해 신경계의 기능을 볼 수 있다. 그러나 퍼포먼스는 전신의 운동 기능을 반영하기 때문에 신경계의 기능을 반영하는지는 불분명하다. 즉, 임상적으로 신경계의 기능을 보는 것은 쉽지 않다.

RUSI로 관절 기능 평가의 한계를 돌파

관절 기능을 평가하는 방법의 대부분은 체표에서 촉진이나 end feel과 같은 **주관적인 평가**에 근거하고 있다. 또한, 도수치료 등에 의해 증상이 완화되었는지를 보고 기능장애가 발생한 구조를 파악한다. 이를 위해 **촉진이나 관절을 조작하는 기술**과 함께 딱딱한 구조를 **부드럽게 하는 기술**, **목표한 구조를 움직이는 기술**, 그리고 **목표한 근육의 수축을 촉진하는 기술**이 요구된다. 또한, 이러한 지식의 기반이 되는 **해부학적 지식**이 필수적이다.

한편, 이 과정은 다른 물리치료사나 작업치료사에게 전달되기 어렵다. 게다가 의사를 비롯한 의료팀의 다른 직종에게는 잘 전달되지 않는다. 예전에는 1명의 환자에게 1명의 물리치료사가 대응했지만, 365일 진료 체제가 일반화되면서 1명의 환자를 여러 명의 치료사가 함께 보는 경우도 많아졌다. 또한, 물리치료사의 전문성이 높아짐과 동시에 다른 직종의 전문성도 높아져 한 환자의 치료와 사회복귀를 위해 많은 직종이 함께 힘을 발휘하는 것이 요즘의 의료 체제에서 요구된다.

이러한 시대에 설명할 수 없는 치료를 계속 제공하는 것은 문제가 있다. 이 문제를 해결하기 위해서는 물리치료의 '가시화'가 필요하다. 최근의 초음파는 물리치료사의 높은 기술을, 의사를 비롯한 다른 직종에 전달하여 진정한 연계를 가능하게 하는 장치가 되고 있다.

즉, **초음파를 이용한 재활(rehabilitative ultrasound imaging, RUSI)**은 근골격계 치료를 '가시화'하여 근골격계 통증 치료의 심화를 예고한다.

2 근골격계 통증 치료에 필요한 해부학과 병태

♦ 근골격계 통증 치료에 필요한 것은 조직학

근골격계 해부학에서 중요한 것은 먼저 조직학부터 시작해서 더 큰 구조(해부학)를 이해하는 것이다. 왜냐하면 치료사가 **도수로 느끼는 감각(저항감, 긴장감, 수축감)은 모두 조직학 수준에서 확인되어야만 알 수 있기** 때문이다.

필자는 임상 경험이 있는 물리치료사이며, 전문 분야는 육안해부학이다. 임상에서 도수로부터 얻을 수 있는 감각은 육안 수준의 해부학에서는 알 수 없는 정보이며, 조직학 수준에서야 처음 관찰한 결과와 도수로 느끼는 감각이 일치한다고 할 수 있다. 치료 대상인 생체는 시시각각 상황이 변하기 때문에 생리학적 변화에 대한 지식도 필요하지만, 구조적으로는 조직학 수준이 중요하다고 할 수 있다.

♦ 소성결합조직은 어디에 존재하는가?

다음으로 중요한 것은 소성결합조직의 존재 부위이다(**▶그림 2-1**). **소성결합조직**은 치료 효과를 높일 수 있는 부위로서 우선순위가 매우 높다. 따라서 근골격계와 그 주위를 구성하는 **관절**, **골격근**, **말초신경**, **혈관** 중 어디에 소성결합조직이 위치하는지가 중요하다.

왜 소성결합조직의 우선순위가 높은가? 다른 조직은 도수로 즉각적인 치료 효과를 기대하기 어렵기 때문이다. 그러나 골격근은 생리학적인 반응으로 변화가 일어날 수 있다. 또

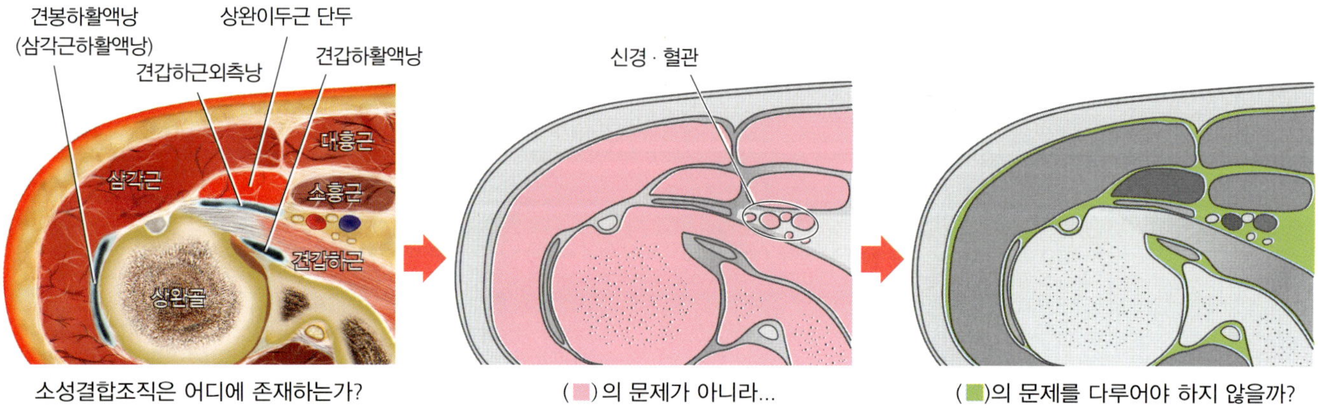

▶그림 2-1 견관절 전면의 수평면(축상면)

한, 다른 조직도 기관적으로 보면 변화가 일어날 수 있다. 따라서 이 책에서는 '소성결합조직으로 모든 병태를 해명할 수 있다'거나 '소성결합조직만 치료하면 된다'고 말하고자 하는 것은 아니다.

소성결합조직의 특정 부위를 초음파로 가시화하고, 그곳을 도수로 올바르게 치료 조작을 가하면 다양한 병태가 개선되는 방향으로 나아가는 것도 사실이다. 현 단계에서 필자는 **'소성결합조직은 도수로 치료할 수 있는 최우선 대상'**이라고 생각한다.

♦ 해부학의 '관점'을 바꿔보자

지금까지의 근골격계 통증 치료는 해부학적 관점에서 골격근의 기시 · 정지 및 신경지배를 확인하고, 여기에 미세구조를 더한 후 그 생리학적 변화나 생화학적 변화를 근거로 치료 효과를 주장해 왔다. 즉, 치료 효과는 생리학적 · 생화학적 효과가 대부분을 차지했던 것으로 보인다. 치료사들은 '해부학이 중요하다'고 말하면서도 '해부학 지식만으로는 치료 효과를 높일 수 없다' 혹은 '치료 효과를 판단할 수 없다'고 생각했던 것이다.

여기서 필자는 '골격근의 기시는 어디에 존재하는가?'라는 기존의 해부학적 관점에서 **'골격근 주위의 어디에 소성결합조직이 있는가?'**로 **관점을 전환할 것**을 제안하고자 한다. 거기서부터 치료해야 할 대상을 파악하여 올바른 도수 조작을 시행하면 치료 효과를 확실하게 높일 수 있기 때문이다.

소성결합조직은 골격근에도 존재하지만, 근육 주위나 말초신경, 혈관에도 존재한다. 그러나 '신경이 치료 대상이 된다=축삭을 포함한 신경조직을 도수로 치료한다'거나 '혈관이 치료 대상이 된다=내피를 자극하여 혈류를 변화시키고 혈액에 효과를 주고 싶다'는 것은 아니다.

어디까지나 **'치료 대상은 소성결합조직이다'**라고 주장하고 싶은 것이다.

1 근골격계 통증 치료의 근거를 알기 위한 조직학

인간의 신체는 세포 차원에서 4개의 조직으로 분류할 수 있다. **(1) 상피조직**, **(2) 지지조직**, **(3) 근육조직**, **(4) 신경조직**이다. 각각의 특징과 근골격계 병태와의 관계에 대해 설명한다.

(1) 상피조직

상피조직(epithelial tissue)은 대부분 세포로 구성된 조직으로, 기저막상에 세포가 밀착되어 줄지어 있다(▶**그림 2-2**). 체강이나 신체 외, 혈액 등에 접한 곳에 위치한다.

상피조직이 손상된 경우, 세포 분열을 촉진하는 것이 첫 번째 선택이 된다. 대부분 세포로 이루어진 조직이기 때문에 세포가 늘어나면 그 조직은 회복될 수 있다고 생각해도 무방하다. 그러나 **상피조직은 운동기관에는 거의 존재하지 않는다**. 따라서 근골격계의 손상이나 장애에 대해 세포의 신진대사를 촉진하는 것은 치료의 근거가 될 수 없다.

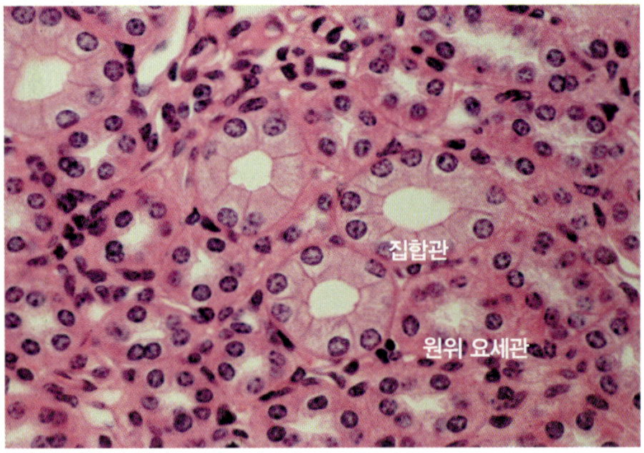

a. 콩팥의 피질

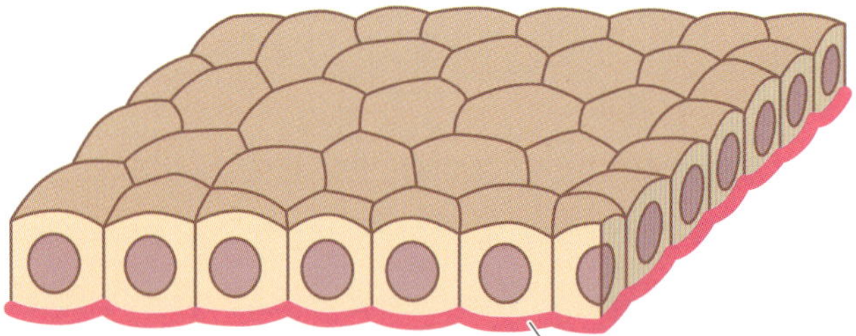

b. 상피조직(단층입방상피)

▶**그림 2-2** 상피조직의 예

(2) 지지조직

지지조직(supporting tissue)은 세포 주위의 세포간 물질(**섬유**와 **기질**)이 많은 조직이다. **결합조직, 연골, 뼈, 혈액**이 지지조직으로 분류된다.

지지조직이 손상된 경우, **세포간 물질을 어떻게 만들게 할 것인가, 세포 주위의 상황을 어떻게 되돌릴 것인가**가 중요해진다. 섬유와 기질을 만들기 위해 세포를 자극하는 것도 생각할 수 있지만, 섬유가 너무 많아 문제가 될 수도 있다. 소성결합조직에서는 기질이 중요하다.

(3) 근육조직

근육조직(muscular tissue)은 수축에 특화된 세포 집단이다. **평활근, 심근, 골격근**이 속한다.

근골격계 계통은 골격근과 관련이 있지만, 그 미세구조 자체에 도수로 직접 작용할 수 있는지에 대해서는 확실하지 않다. 골격근의 도수에 의한 변화는 생리학적·생화학적 반응이 기본일 것이다.

그러나 골격근의 근섬유 사이나 근섬유 주위에는 결합조직이 존재한다. 그 중 소성결합조직이 어디에 위치하는지를 아는 것이 중요하다.

(4) 신경조직

신경조직(nervous tissue)은 흥분을 전달하는 데 특화된 세포 집단이다. **중추신경계**와 **말초신경계**는 구조가 다르다. 근골격계 계통에는 주로 말초신경계가 존재하지만, 도수에 의한 작용이 신경세포나 수초 자체에 어느 정도까지 영향을 미치는지는 미지수이다.

그러나 말초신경 주위에는 결합조직이 존재한다. 그 중 소성결합조직이 어디에 위치하는지를 아는 것이 중요하다.

2 근골격계 통증 치료와 관련된 지지조직

지지조직 중 근골격계에 많이 존재하는 조직은 결합조직, 연골, 뼈이다.

(1) 결합조직(▶그림 2-3)

기관들 사이에 위치하여 그 기관을 보호하고, 느슨하게 그 위치를 결정하는 조직이다. 다음 세 가지로 분류된다.

a. 소성(섬유성)결합조직

세포가 드물 뿐만 아니라 섬유도 드문 조직이며, 그 조직의 대부분은 **기질**이다. 구성하는 세포는 섬유아세포가 주를 이룬다. **섬유아세포(fibroblast)**는 섬유를 생성하는 세포이다. 섬유아세포가 활성화되어 섬유를 생성하기 쉬운 상태가 된 것이 **근섬유아세포(myofibroblast)**라고 하는 구조이다.[1-5)]

섬유는 주로 **교원섬유(collagen fiber)**이다. 곳곳에 **탄성섬유(elastic fiber)**도 존재한다.

기질은 주로 **프로테오글리칸**이라고 하는 점액성 다당류(mucopolysaccharide)가 차지하고 있다.

[관찰되는 부위] **피하조직, 점막하조직, 활막, 신경의 외막, 혈관의 외막, 샘(gland)의 피막, 소엽간결합조직, 근초(sarcolemma), 일부 근막**

> Memo
> **교원섬유**
> (collagen fiber)
> 주로 '콜라겐'이라고 불리는데, 일반적으로 불리는 것과는 달리 장력에 저항하는 구조물이다. 즉, 잡아당겨도 늘어나지 않는 구조이다.

b. 치밀한 강인성(섬유성)결합조직

주로 **교원섬유**로 구성되어 있다. 본 조직 내에 혈관은 거의 관찰되지 않는다. 관찰되는 것은 거의 섬유를 생성하는 섬유아세포와 교원섬유뿐이다.

[관찰되는 부위]

- **교원섬유의 방향이 일정한 방향으로 평행하게 주행 : 힘줄, 인대**
- **교원섬유의 방향이 2차원적으로 교차 : 일부 근막, 건막**
- **교원섬유의 방향이 3차원적으로 교차 : 각막, 강막, 백막, 백선**

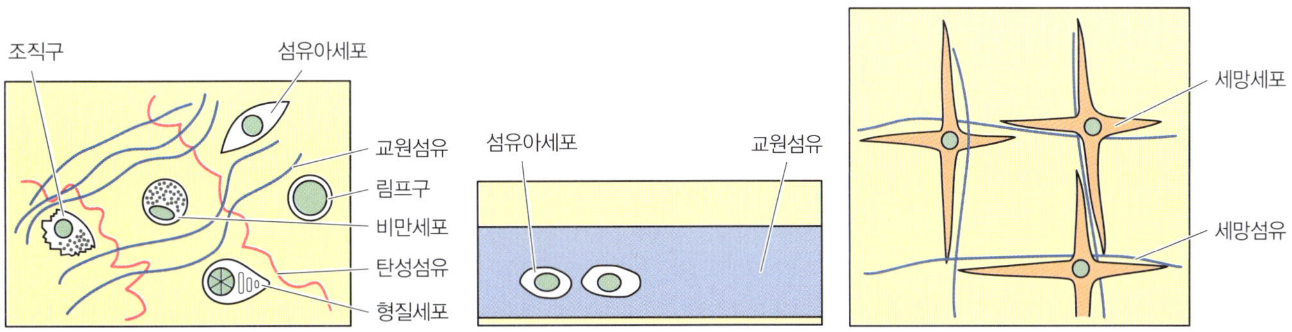

a. 소성(섬유성)결합조직 b. 치밀한 강인성(섬유성)결합조직 c. 세망조직

▶그림 2-3 결합조직

c. 세망조직

가는 교원섬유인 세망섬유(reticular fiber)와 그 속에 위치한 세망세포로 이루어진 **망상(network)**이다. 망상 구조 속에 다양한 것들을 수용하고 있다.

[관찰되는 부위] **지방조직, 골수, 림프계기관**

3 근골격계 통증 치료의 치료 대상 및 치료 전략

- **치료 전략 1 : 소성결합조직의 기질을 원상태로 되돌린다는 단기적 전략**
- **치료 전략 2 : 섬유아세포를 자극하지 않고, 교원섬유를 과도하게 만들지 않는다는 장기적 전략**

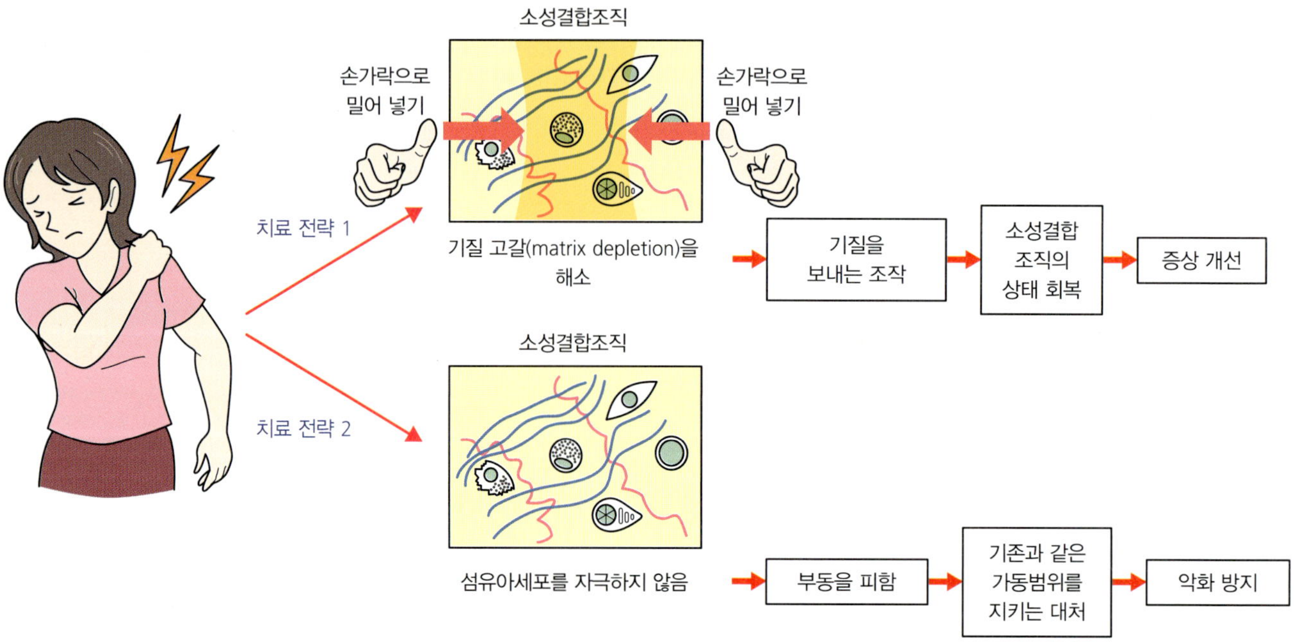

근골격계의 가동범위 제한, 특히 대부분을 차지하는 결합조직성 가동범위 제한에 대해서는 위의 두 가지 치료 전략이 중요하다.

근골격계의 치료 대상은 지지조직(뼈, 연골, 결합조직)이 대부분을 차지한다. 지지조직은 세포가 드문 조직이므로 세포 분열을 촉진해도 조직의 치유는 진행되지 않는다.

(1) 지지조직(근골격계)은 원래 치유하기 어려운 조직 구조를 가지고 있다

치료사라면 연골이나 결합조직(힘줄이나 인대)이 손상되었을 때 치유가 잘 되지 않았던 경험이 있을 것이다. 그것은 **'지지조직이기 때문'**이라고 생각된다.

지지조직은 세포 분열을 촉진하여 세포가 만들어져도 주위의 섬유와 기질이 만들어지지 않으면 치유되지 않는다. 섬유가 만들어지기 위해서는 자극을 받은 섬유아세포가 근섬유아세포가 되어 섬유를 만들어야 한다.

그렇다면 섬유를 생성하는 데는 얼마나 많은 시간이 걸릴까? 세포 차원에서의 힘줄이나 인대의 수복을 기관 전체의 수복에 적용하기는 어렵기 때문에 기관 전체의 수복 기간으로 비교해 보자. 대부분 상피조직으로 이루어진 **표피**의 경우, 절개된 피부의 표피 부분은 거의 1주일이면 세포가 분열되어 덮인다. 하지만 **힘줄**이나 **인대**의 손상은 섬유가 형성되기까지 2~3개월을 요한다.[6-8] 완전히 원래의 구조가 되려면 수개월이 걸린다고 한다.[9] 즉, 치밀결합조직으로 이루어진 기관은 섬유가 형성되지 않으면 수복되지 않기 때문에 시간이 오래 걸리는 것이다.

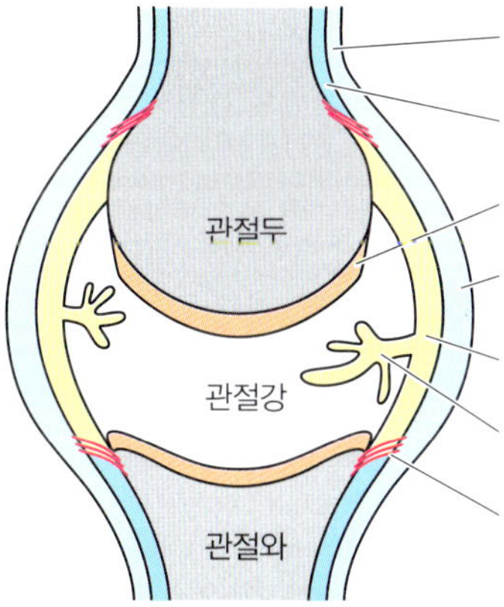

▶그림 2-4 활막관절의 구조

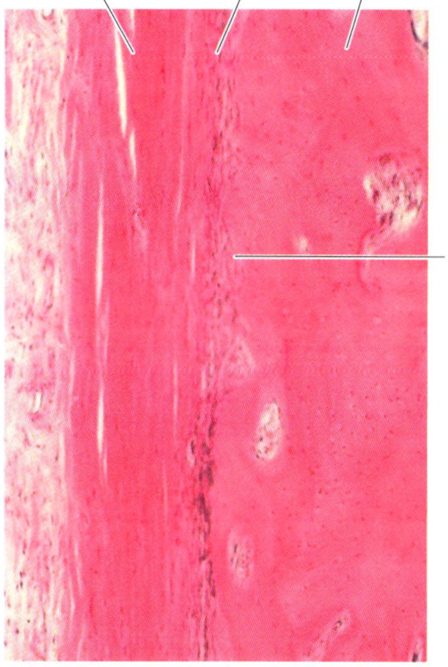

▶그림 2-5 골막

a. 뼈가 빨리 치유되는 이유는 무엇일까?

대부분의 지지조직은 수복이 잘 안되는 조직이다. 왜 뼈만 치유되는 것일까?

뼈는 그 표면에 골막이 존재하며, 골막의 심층은 **뼈 형성층**이다(**▶그림 2-4**).[10] 골형성층에 있는 **골모세포**는 분화되어 골아세포가 된다(**▶그림 2-5**). **골아세포**는 골형성에 관여하는 세포이다. 즉, 뼈는 그 조직 내가 아니라 뼈 주위에 뼈를 만드는 세포가 존재한다는 것이다.

뼈는 전신의 칼슘이 축적되는 곳이기 때문에 매일 뼈 파괴와 뼈 형성을 반복한다. 그래서 **뼈를 형성하는 세포=골아세포(osteoblast)**와 **뼈를 파괴하는 세포=파골세포(osteoclast)** 모두가 존재하는 것이다.[11, 12] 즉, 뼈를 만드는 데 관여하는 세포가 뼈 조직 내가 아닌 그 주위에 존재하며, 그로 인해 골절이 치유되는 것이다.[13, 14]

그러나 다른 지지조직(결합조직, 연골, 혈액)은 원래 세포가 적고, 또한, 수복하는 세포가 주위에 존재하지 않기 때문에 치유에 시간이 걸린다.

(2) 왜 소성결합조직이 치료 대상인가?

지지조직은 세포가 적기 때문에 세포 분열을 해도 조직 전체가 수복되지 않는다. 주위에 섬유가 많은 치밀결합조직은 섬유를 만드는 데 시간이 걸린다. 소성결합조직은 섬유와 세포 모두 드물고, 기질이 대부분을 채우고 있다.

그렇다면, 소성결합조직이 손상되면 어떻게 될까? 다음과 같이 두 가지 패턴을 생각해 볼 수 있다.

① 소성결합조직의 세포와 섬유가 손상된다.

② 소성결합조직의 기질에 어떤 상태 변화가 일어난다.

소성결합조직에 존재하는 세포는 주로 섬유아세포이다. 손상된 섬유아세포가 분열을 시작하면 비교적 빨리 원래의 상태로 돌아간다고 생각된다.[15, 16] 분열되어 생성된 섬유아세포는 손상된 부분을 채우기 위해 근섬유아세포로 분화되어,[17] 주로 교원섬유를 생성한다.[18, 19] 이렇게 생성된 교원섬유에 의해 소성결합조직이 수복되어 간다. 그러나 그렇게 되면 상대적으로 기질이 적은 상태가 된다. 즉, 그 상태는 ② **소성결합조직의 기질에 어떤 상태 변화가 일어나는** 상태와도 유사하다.

① 소성결합조직의 세포와 섬유가 손상을 입은 경우

예를 들어, 외상 후나 수술 절개 후 이 상태가 발생할 것으로 상정된다. 이 경우, 임상에서 사용되는 용어로 **'유착'**이 있다. 이 유착이야말로 '소성결합조직에서 교원섬유가 증가한 상태'에 다름없다.[20, 21] 정형외과 의사가 수술 중 '유착이 심하다'고 느끼는 상태는 피부나 근막, 근육을 심층에서 벗겨내려고 할 때 **'다른 기관에서 박리되지 않음'='사이를 채우고 있는 조직에 교원섬유가 증가된' 상태**라고 생각된다. 이를 바탕으로 생각하면 '유착을 박리하는' 행위는 도수로 접근하는 치료사들에게는 무리이다. 도수로 정복할 수 있다면, 늘어난 교원섬유를 도수로 끊을 수 있고, 다시 말해 도수로 힘줄이나 건막을 파열시킬 수 있다는 것이다.

즉, ① **소성결합조직의 세포와 섬유가 손상을 입은** 상태에 대해 한번 만들어진 교원섬유를 끊어 도수로 원래대로 되돌리는 것은 가정하기 어렵다. 그러나 치료사의 임상에서는 '유착을 박리하라'고 한다. '유착'이라는 용어는 해부학이나 병리학에서 습득한 용어와는 전혀 다른 임상에서만 사용하는 용어일 뿐만 아니라, '유착'으로 가정되는 상태는 도수로 정복할 수 있는 것이 아니다. 따라서, 그 이전에 **교원섬유를 과도하게 만들지 않는 치료 전략**이 필요하다. '교원섬유를 만들어내는 섬유아세포를 활성화된 근섬유아세포로 만들지 않는 것=교원섬유를 과도하게 만들지 않는 것'을 위해서는 **'부동 상태를 피하는 것'**이 중요하다.[22, 23] 즉, 초기부터 가동성을 확보하고, 각 조직 사이에 활주성을 만들어 내고, 이를 유지하기 위한 조작이 중요해진다. 그것은 치료사들이 기존에 시행하고 있는 가동범위를 유지하기 위한 수기에 다름없다. **치료 전략 2 '섬유아세포를 자극하지 않고 교원섬유를 과도하게 만들지 않도록 하는 장기적 전략'**이다.

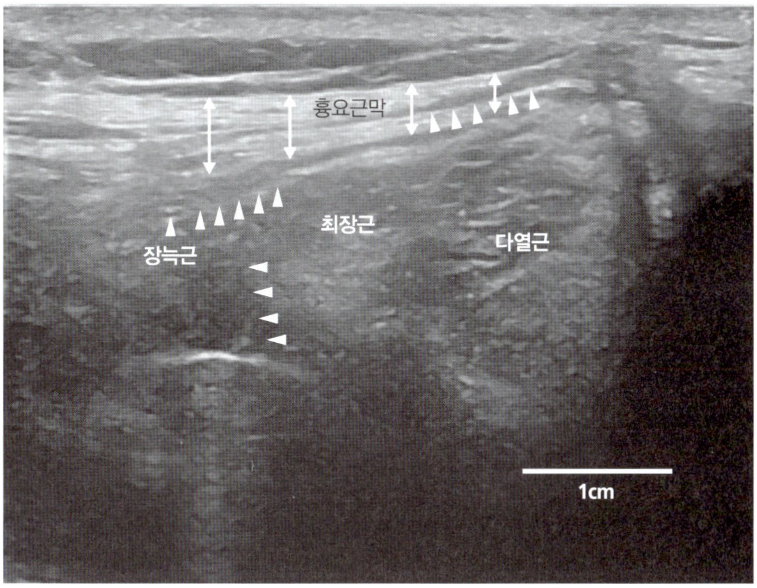

▶그림 2-6 만성 요통 증례의 흉요근막, 초음파 영상
흉요근막이 외측으로 갈수록 두꺼워져 5mm 정도에 이른다.
최장근과 장늑근의 경계도 휘도가 높아지고, 불명료하다.

② 소성결합조직의 기질에 어떤 상태 변화가 일어난 경우

소성결합조직의 기질인 프로테오글리칸은 끈적끈적하고 다소 점성이 있는 액체 상태로 상정된다.[24-26] 소성결합조직이 존재하는 곳이 손상된 경우, 점성이 있는 액체는 '손상된다'기보다는 '다른 곳으로 이동하는' 상태가 될 것으로 생각된다. 즉, '소성결합조직 안에 국소적으로 기질이 적은 부위가 생긴다'고 할 수 있다.

그렇다면 기질이 적어지면 어떻게 될까? **조직=세포+세포간 물질**이고, **세포간 물질=섬유+기질**이기 때문에 기질이 적어지면 상대적으로 섬유가 늘어난 상태가 된다.

이제 실제 환자의 초음파 영상을 살펴보자(**▶그림 2-6**). 통증을 유발하는 부위나 가동성이 저하된 부위는 수분 함량이 적은 것을 알 수 있다(**고신호**). 즉, 고신호 부위(흰색 부분)는 기질이 적어진 것이다.

'상대적으로 기질이 적다'='상대적으로 교원섬유가 많다' ➡ 가동성이 저하된다

소성결합조직이 존재하는 피하조직 내, 그리고 근육과 근육 사이에는 혈관과 말초신경이 많이 주행하고 분포한다. 필자는 소성결합조직 내를 주행·분포하는 **말초신경**에서 소성결합조직의 기질이 상대적으로 적어져 가동성이 저하되는 것이 통증을 유발한다고 생각한다. 해부학적으로 입증하기 어려운 부분도 있지만, 무엇보다도 실제 환자의 초음파 영상 변화가 이를 보여주고 있다.

'가동성이 저하된 국소'='기질이 적은 부위'에 치료를 시행하면 수분이 많아져 가동성이 회복된다. 그러면 가동성의 회복과 함께 통증도 감소하는 것이다. 이는 혈관이나 말초신경 주위에 있는 소성결합조직이 근육과 근육 사이 등(일부 근막)을 주행하고 있는 것과 관련이 있다고 생각된다. 기질이 상대적으로 적어지고 가동성이 저하된 부위의 교원섬유가 신경이나 혈관 주위를 당겨 불편감이나 통증으로 이어졌을 것으로 생각된다(▶ 그림 2-7).

필자는 이 '기질이 감소하여 가동성이 저하된' 상태를 **matrix depletion(기질 고갈)**이라고 칭하려고 한다. 근막(fascia)에 관한 치료의 제창으로 유명한 Stecco는 치밀결합조직(dense connective tissue)의 조성이나 구조의 재배열과 관련된 병리적 상태를 **fibrosis(섬유화)**, 소성결합조직의 변화나 조직 구성물의 양과 질의 변화, 근막의 점성 변화를 포함하는 것을 **densification(치밀화)**이라고 말하고 있다. 여기서는 치료 대상을 보다 명확히 하기 위해 matrix depletion이라고 칭할 것을 권장한다.

왜 도수치료로 근육이나 신경, 혈관 주위가 개선되고, 그 상태가 초음파로 가시화될 수 있으며, 또 그 국소는 초음파에서의 고신호 상태에서 조금 개선되고 있는(수분이 증가하고 있는) 것일까? 그것은 병태가 있는 국소가 '기질이 감소하여 가동성이 저하된' 상태로 matrix depletion이 되었기 때문이라고 할 수 있지 않을까?

정리하면, 도수치료의 치료 전략은 **'국소적으로 적어지고, 다른 곳으로 이동한 기질을 원래의 위치로 되돌리는 것'**이라고 할 수 있다. 즉, 이것이 **치료 전략 1**에서 언급한 것이다.

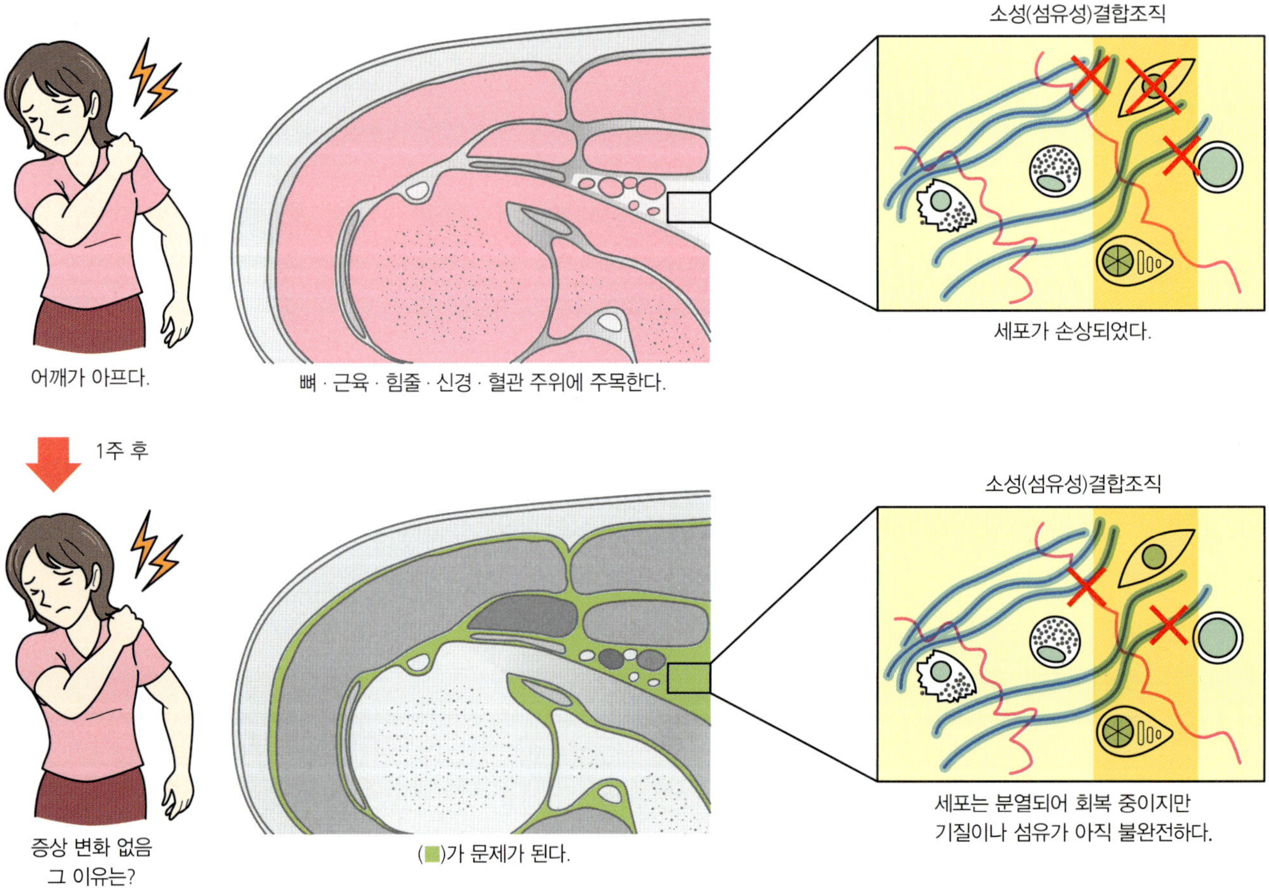

▶그림 2-7 근육 · 신경 · 혈관 주위가 증상과 관련이 있다.

4 소성결합조직이 존재하는 기관의 구조

위의 전제를 바탕으로 관절, 근육, 피부, 말초신경, 혈관의 구조를 다시 한 번 살펴보자.

(1) 관절

가동성의 뼈 연결인 관절(**활막관절**)에는 골막의 섬유층이 연속된 **섬유막**(관절낭의 섬유층)이 **치밀결합조직**으로 존재한다. **소성결합조직**은 **활막**으로, 관절낭의 내층에 존재한다 (**▶그림 2-4**).

활막은 관절강(articular cavity)을 덮고 그 안에 활액을 담고 있다. 활액을 담은 활막으로 덮인 주머니를 **활액낭**이라고 한다. 관절강은 일종의 활액낭이다. 활액낭은 관절을 구성하는 활막이 될 뿐만 아니라 관절낭 외에도 존재한다.

도수치료로서 손가락으로 촉지해 접근하는 곳으로 이 **활액낭이라는 부위를 강조해 두고 싶다**. 물론 관절 구성체인 활막 자체의 가동성을 유지하는 것도 중요하지만, 그 평가는 관절을 움직였을 때 가동범위의 저항감으로 느끼는 것으로, 손가락 끝으로 촉지하는 것과는 다르다. 손가락 끝으로 촉지하여 가동성을 회복시킬 수 있는 것은 관절낭 바깥의 활액낭이며, 이 구조가 중요하다.

a. 활액낭

활액낭(bursa)은 근육이나 힘줄이 뼈 · 연골 · 인대에 접하여 통과할 때 그 사이에 존재하는 작은 주머니이다. 활액낭은 활막에 싸여 있고, 그 안에 활액을 담고 있다.

b. 활막의 조직학

소성결합조직에 속하는 활막 표면에는 세포가 늘어서 있어 상피조직과 유사하지만, 세포 간격에는 섬유와 기질이 들어간다. 세포 성분은 **A세포**(대식세포 유래. 활액의 항상성 유지 기능을 유지)와 **B세포**(섬유화세포와 유사. 근섬유아세포로 생각되며, 콜라겐 생성이 활발하고, 기질 분비도 하는 것으로 생각됨)이다.[28)]

활액낭에는 **모세혈관**과 나선형의 **세동맥**이 발달하고, 림프관도 심층에 망을 구성하고 있다. 또한, 말초신경도 많이 분포하고, 수용체로서 **자유신경말단**(통증), **Kurause 말단**(기계 자극, 민감), **Vater-Pacini 소체**(압각)가 많이 분포한다.[29)]

즉, 활액낭에서 기질이 상대적으로 적은 상태가 발생하면 가동성이 저하될 뿐만 아니라 순환 기능과 감각 기능에도 이상이 생기는 것을 쉽게 상상할 수 있다. 치료 전략으로는 이 활액낭에 기질을 전달하는 도수 조작이 중요하다.

(2) 골격근 주위

골격근은 **근세포(근섬유)**가 모여 근속을 만든다(**▶그림 2-8**). **근속(muscle bundle)**이 여러 개 모여서 근육을 이룬다. 또한, 근육 전체를 감싸는 결합조직성의 **근막(근외막)**이

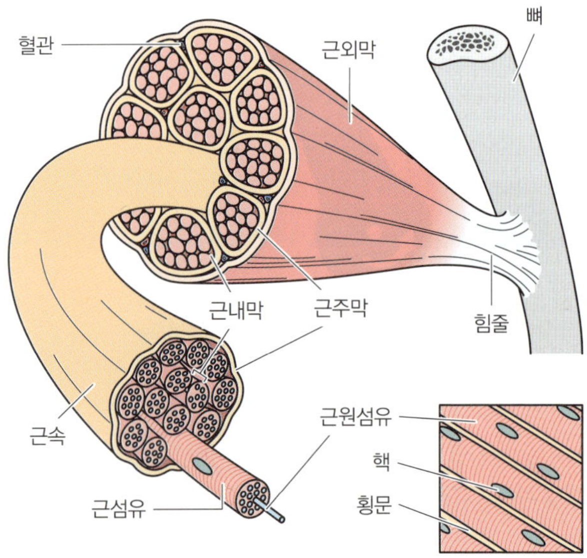

▶**그림 2-8** 골격근의 구조
근원섬유 하나 하나에 신경이 부착되어 수축 ⇄ 이완을 시킨다.

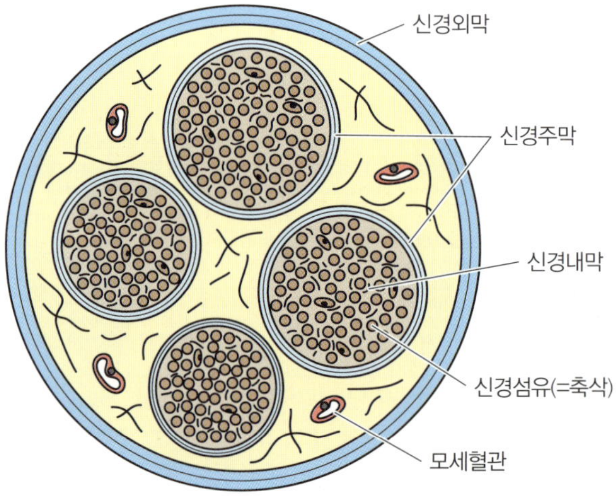

▶**그림 2-9** 말초신경의 구조

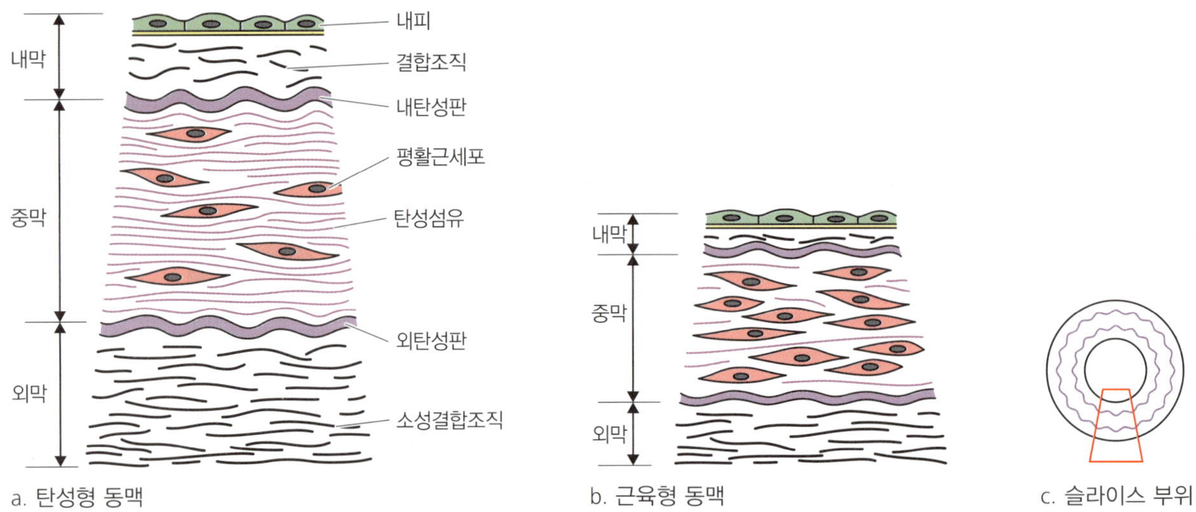

▶**그림 2-10** 동맥의 구조

존재한다. **근속을 감싸는 근주막(perimysium)과 근육 전체를 감싸는 근막 중 일부는 모두 소성결합조직**으로 경계가 존재하지 않는다.

즉, 근주막과 그에 연속된 근막의 소성결합조직에 기질을 전달하는 도수 조작이 필요하다. 그러나 근막은 부위에 따라 발달 정도가 다양하고, 두꺼운 경우나 얇은 경우, 치밀결합조직화되어 건막이 되는 경우도 있기 때문에 일률적으로 모든 근막이 치료 대상이 될 수 있는 것은 아니다.

(3) 말초신경

말초신경은 **신경섬유**(축삭에 수초가 붙은 것) 주위에 **신경내막(endoneurium)**이 있고,

신경내막이 붙은 **신경섬유**가 여러 개 모여서 신경속을 만든다. **신경속**을 감싸고 있는 것이 **신경주막(perineurium)**이다. 또한, 신경속이 여러 개 모여서 **신경외막(epineurium)**에 싸여 있다. 신경외막에 감싸인 것이 신경이다(▶**그림 2-9**). **신경내막, 신경주막, 신경외막은 모두 소성결합조직이다.**

말초신경의 신경외막과 신경주막은 연속적인 소성결합조직이며, 신경외막과 신경주막 사이에는 많은 모세혈관이 주행 · 분포한다.

즉, 이 신경 주위의 소성결합조직이 치료의 대상이 된다.

신경외막은 소성결합조직이기 때문에 신경외막 내에 **nervi-nervorum(신경의 소신경)**이 주행하는 것으로 알려져 있다.[30, 31]

(4) 혈관

동맥과 정맥은 기본적으로 모두 동일한 구조이다(▶**그림 2-10**).

혈관은 내피가 있는 **내막**, 탄성섬유와 평활근세포가 많은 **중막**, 소성결합조직으로 구성된 **외막**의 3층 구조이다. 동맥의 외막에는 자율신경이 많이 주행 · 분포하고 있으며, 감각신경도 분포한다. 이를 **nervi-vasorum(혈관의 신경)**이라고 하는데,[31, 32] 그 외막 안에는 동맥 자체에 영양을 공급하는 미세 혈관도 많이 존재한다.

혈관에서의 치료 대상은 **혈관의 외막**이 된다. 그 치료 효과는 혈관 자체뿐만 아니라 자율신경계와 감각신경에도 영향을 미칠 수 있다.

5 근막이라는 결합조직의 정체

국소적으로 어느 곳에서나 어떤 근육의 주위에는 **근막**이 존재한다. 그 근막이 **소성결합조직**으로 구성된 것이라면, 근막과 연속된 소성결합조직 층에 **활액낭, 말초신경, 혈관**이 위치한다.

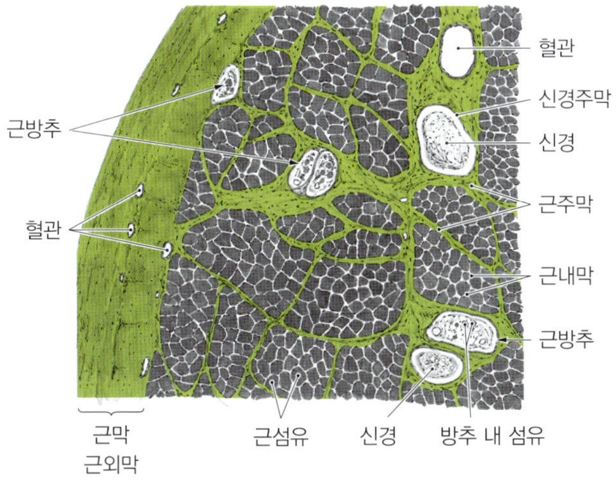

▶**그림 2-11 근섬유와 소성결합조직의 경계**
인체의 견갑설골근 횡단, Hematoxylin-Eosin(H-E) 염색 스케치(니가타대학 실습 표본).

실제로 근육, 말초신경, 혈관 주위에서는 교원섬유의 방향이 약간 바뀌고 무질서해지기 때문에 육안으로 보면 거기에 무언가 '막'과 같은 구조가 있다는 것을 알 수 있다. 그러나 하나하나의 기관 주위에 있는 것은 모두 소성결합조직이기 때문에 현미경상으로 어디가 경계인지 명확하게 구분할 수는 없다(▶**그림 2-11**). 즉, 근막을 구성하는 소성결합조직의 교원섬유는 말초신경이나 혈관 주위의 소성결합조직의 교원섬유와 연속되는 것이다.

(1) 소성결합조직에 있는 기질이 적어지면 어떤 일이 벌어질까?

근육 주위의 소성결합조직에서 **상대적으로 기질이 적은 상태=matrix depletion(기질 고갈)**이 발생하면 가동성이 저하될 뿐만 아니라, 그 교원섬유가 연속된 인근의 말초신경이나 혈관의 외막도 신장성이 떨어져 운동과 함께 말초신경이나 혈관이 당겨져 버리는 상태가 가정된다. 그 당겨진 신경이나 혈관의 외막 안에는 미세한 신경(신경의 신경, 혈관의 신경)이 주행하고 있다. 그 미세한 신경이 소성결합조직에 일어난 기질의 고갈로 인해 본래 가지고 있던 가동성을 잃어 불편함을 호소하고 있을 가능성이 높다.

따라서 **치료 전략 1 '소성결합조직의 기질을 원상태로 되돌리기'** 위한 조작이 해부학적으로도 근거가 있고, 치료 효과를 가장 기대할 수 있는 전략이라고 할 수 있다.

이 치료 전략을 취하면 손가락 끝의 감각만으로 치료 효과를 판단하던 기존과 달리, 치료 효과를 초음파로 시각화할 수 있다. 즉, **치료 효과를 눈으로 보고 직접적으로 이해할 수 있다**는 큰 장점이 있다.

근막은 '구름'과 비슷하다

필자는 어떤 근육과 근육 사이 등에 위치한 근막은 말초신경의 외막, 혈관의 외막, 활액낭과 연속된 부위가 있는 것으로 육안으로 관찰하고 움직여 보면 '어느 정도 이해할 수 있다'고 생각한다. 그것은 말하자면 '구름'과 비슷하다. 구름은 속에 얼음 같은 것들을 저장하고 있고, 지상 등 멀리서 보면 그 형태를 어느 정도 인식할 수 있다. 그러나 미세한 구조를 보려고 하면 할수록 구름의 경계는 어디에도 없어지고, 주위와 연속된 것임을 알 수 있다.

소성결합조직 중의 근막, 말초신경의 외막, 혈관의 외막, 활액낭이라는 것은 주위의 소성결합조직 중에 생긴 교원섬유의 방향이 조금 달라진 부분으로, 미세한 구조가 될수록 주위와의 경계를 알 수 없게 되는 것이다. 이것이 근막의 구조를 이해할 때의 어려움이다.

◈ 참고문헌

1. Abraham DJ, et al : New developments in fibroblast and myofibroblast biology : implications for fibrosis and scleroderma. Curr Rheumatol Rep 9(2) : 136-143, 2007
2. Driskell RR, et al : Understanding fibroblast heterogeneity in the skin. Trends Cell Biol 25(2) : 92-99, 2015
3. Mia MM, et al : The pro-fibrotic properties of transforming growth factor on human fibroblasts are counteracted by caffeic acid by inhibiting myofibroblast formation and collagen synthesis. Cell Tissue Res 363(3) : 775-789, 2016
4. Liu X, et al : Type Ⅰ collagen induces mesenchymal cell differentiation into myofibroblasts through YAP-induced TGF-β1 activation. Biochimie 150 : 110-130, 2018
5. Schulz JN, et al : New developments on skin fibrosis — Essential signals emanating from the extracellular matrix for the control of myofibroblasts. Matrix Biol 68-69 : 522-532, 2018
6. Hubbard TJ, et al : Ankle ligament healing after an acute ankle sprain : an evidence-based approach. J Athl Train 43(5) : 523-529, 2008
7. Weiss JA, et al : Evaluation of a new injury model to study medial collateral ligament healing : primary repair versus nonoperative treatment. J Orthop Res 9(4) : 516-528, 1991
8. Pearce CJ, et al ; ESKKA-AFAS Ankle Instability Group : Rehabilitation after anatomical ankle ligament repair or reconstruction. Knee Surg Sports Traumatol Arthrosc 24(4) : 1130-1139, 2016
9. 9) 井原秀俊：靭帯・関節包　損傷の修復．越智隆弘(総編)，中村利孝，吉川秀樹(編)：運動器の生物学と生体力学　最新整形外科大 系1．pp.140-147，中山書店，2008.
10. Allen MR, et al : Periosteum : biology, regulation, and response to osteoporosis therapies. Bone 35(5) : 1003-1012, 2004
11. Karner CM, et al : Glucose metabolism in bone. Bone 115 : 2-7, 2018
12. Yi SJ, et al : Bone remodeling : histone modifications as fate determinants of bone cell differentiation. Int J Mol Sci 27 ; 20(13), pii : E3147. 2019
13. Poussa M, et al : The osteogenic capacity of free periosteal and osteoperiosteal grafts. A comparative study in growing rabbits. Acta Orthop Scand 50(5) : 491-499, 1979
14. Wang T, et al : Osteogenic differentiation of periosteal cells during fracture healing. J Cell Physiol 232(5) : 913-921, 2017
15. Dekoninck S, et al : Stem cell dynamics, migration and plasticity during wound healing. Nat Cell Biol 21(1) : 18-24, 2019
16. Soundararajan M, et al : Fibroblasts and mesenchymal stem cells : Two sides of the same coin? J Cell Physiol 233(12) : 9099-9109, 2018
17. Stempien-Otero A, et al : Molecular networks underlying myofibroblast fate and fibrosis. J Mol Cell Cardiol 97 : 153-161, 2016
18. Darby IA, et al : The myofibroblast, a key cell in normal and pathological tissue repair. Cell Mol Life Sci 73(6) : 1145-1157, 2016
19. Jun JI, et al : Resolution of organ fibrosis. J Clin Invest 2 ; 128(1) : 97-107, 2018
20. Coelho NM, et al : Contribution of collagen adhesion receptors to tissue fibrosis. Cell Tissue Res 365(3) : 521-538, 2016
21. Zhao S, et al : Reduction of intraarticular adhesion of knee by local application of rapamycin in rabbits via inhibition of fibroblast proliferation and collagen synthesis. J Orthop Surg Res 11 : 45, 2016
22. Sasabe R, et al : Effects of joint immobilization on changes in myofibroblasts and collagen in the rat knee contracture model. J Orthop Res 35(9) : 1998-2006, 2017
23. Jiang S, et al : Endoplasmic reticulum stress-dependent ROS production mediates synovial my-

ofibroblastic differentiation in the immobilization-induced rat knee joint contracture model. Exp Cell Res 15；369(2)：325-334, 2018

24. Young RA：The ground substance of connective tissue. J Physiol 16(5-6)：325-350, 1894

25. Vernon S：The importance of ground substance in surgical concepts. Am J Surg 92(3)：361-369, 1956

26. Beachley V, et al：Extracellular matrix particle-glycosaminoglycan composite hydrogels for regenerative medicine applications. J Biomed Mater Res A 106(1)：147-159, 2018

27. Stecco C：Functional Atlas of the Human Fascial System. p.98, Churchill Livingstone, 2015

28. Iwanaga T, et al：Morphology and functional roles of synoviocytes in the joint. Arch Histol Cytol 63：17-31, 2000

29. 藤田尚男，藤田恒夫(原著)，岩永敏彦，他(改訂)：標準組織学 総論 第6 版．医学書院，2022

30. Hromada J：On the nerve supply of the connective tissue of some peripheral nervous system components. Acta Anat 55：343-351, 1963

31. Lincoln J, et al：Innervation of normal human sural and optic nerves by noradrenaline- and peptide-containing nervi vasorum and nervorum： effect of diabetes and alcoholism. Brain Res 632 (1-2)：48-56, 1993

32. Witter K, et al：How many layers has the adventitia？ — Structure of the arterial tunica externa revisited. Anat Histol Embryol 46 (2)：110-120, 2017

제2부

관절 기능장애를 '치료하는!' 통증 치료

1 견관절

견관절(shoulder joint)은 견갑골, 쇄골, 상완골로 구성되어 있다. 활막성 연결을 갖는 3개의 **해부학적 관절**이 있고, 이들이 서로 연관되어 운동하기 위한 3개의 **기능적 관절**이 있다(▶**그림 1-1**).

임상에서는 어깨를 거상(elevation)할 때 통증과 가동범위 제한이 주체인 **동결견**과 탈구 후 발생하는 **불안정성이** 문제가 되는 경우가 많다. 대부분 구관절(spheroid joint)인 견갑상완관절의 구심위 유지 불량이 가동범위 제한과 불안정성을 초래하는 것으로 이해할 수 있다.

Memo

기능적 관절
활막성 연결이 없는 관절

1 견관절의 가동성과 안정성의 병태 포인트

(1) 견관절의 가동성 장애

a. 정상 견관절의 거상 운동

■ **해부학적 관절**

- 견갑상완관절 : 견갑상완관절은 **견갑골의 관절와**와 **상완골의 상완골두**로 이루어진 관절로, 관절와의 표면에서 상완골두의 **구르기 운동**과 **미끄럼 운동**, 그리고 **축회전 운동**

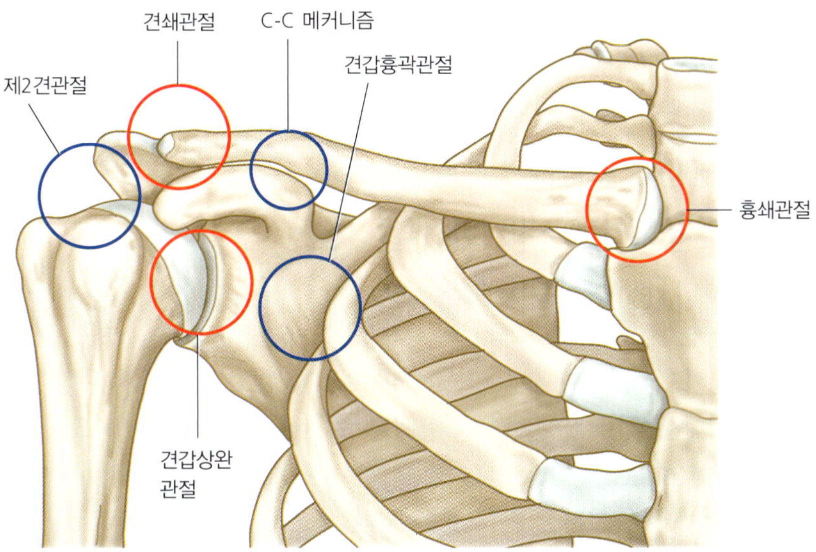

▶**그림 1-1 견관절복합체**
견관절복합체는 ○으로 표시된 3개의 해부학적 관절과 ○으로 표시된 3개의 기능적 관절로 구성된다.

이 발생한다(▶그림 1-2). 특히 견관절 거상 초기에는 **ship roll**이라는 불안정한 구르기 운동이 발생하고, 이후 **ball roll**(구르기 운동), **gliding**(미끄럼 운동)이 발생하며, 어깨 최대 외전위까지 최대 70° 정도의 **rotation**(축회전 운동)이 발생한다. 또한, 견갑골에 대한 상완골의 외회전은 외전 60° 정도까지는 약 60°, 그리고 외전 150°를 넘어서는 부분부터 다시 10° 이상 발생한다.[1] 따라서 견갑상완관절과 관련된 부위의 가동성이 저하되면 원활한 축회전 운동이 일어나지 않기 때문에 가동범위가 제한된다.

- **견쇄관절** : 견쇄관절은 **견봉과 쇄골의 견봉단**으로 구성된다(▶그림 1-3). 상완골의 외전 운동에 따라 견갑골이 흉곽 위를 운동할 때 견쇄관절은 **견갑골 운동의 지렛목**이 되는 것으로 생각된다. 또한, 견갑골의 오구돌기는 오구쇄골인대에 의해 쇄골과 연결되어 있다. 따라서, 오구쇄골인대와 견쇄관절을 통과하는 축을 회전축으로 생각하며, 상완골 외전 시에는 이 회전축을 중심으로 견갑골이 진자처럼 움직인다고 해석할 수 있다.[2] 오구돌기와 흉곽을 잇는 선상에 위치한 **소흉근**과 그 주위의 가동성이 저하되면 견갑골의 운동이 장애를 받아 상완골의 거상이 어려워진다.
- **흉쇄관절** : 흉쇄관절은 **흉골의 쇄골 절흔과 쇄골 흉골단**에서 만들어지는 관절로, 쇄골이 운동할 때 지렛목이 된다(▶그림 1-4). 쇄골은 상지 외전 시에 거상, 수평 신전, 후방 회전이 발생한다. 거상 각도는 약 5° 거상 자세에서 약 15°까지 거상한다. 수평 신전은 약 30° 신전 자세에서 시작하여 60°까지 거상한다. 축회전에 있어서는 약 35° 후방회전하는 것으로 알려져 있다.[1]

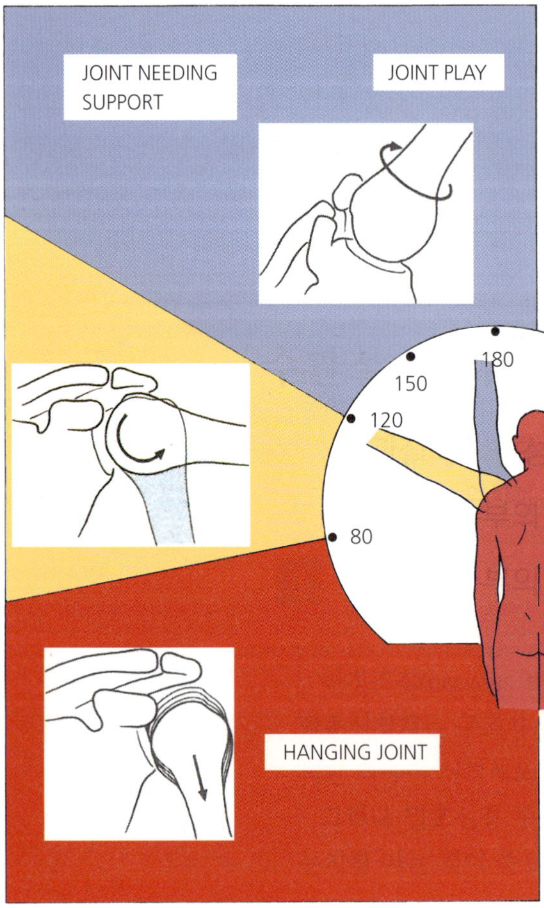

▶**그림 1-2 견갑상완관절의 운동**

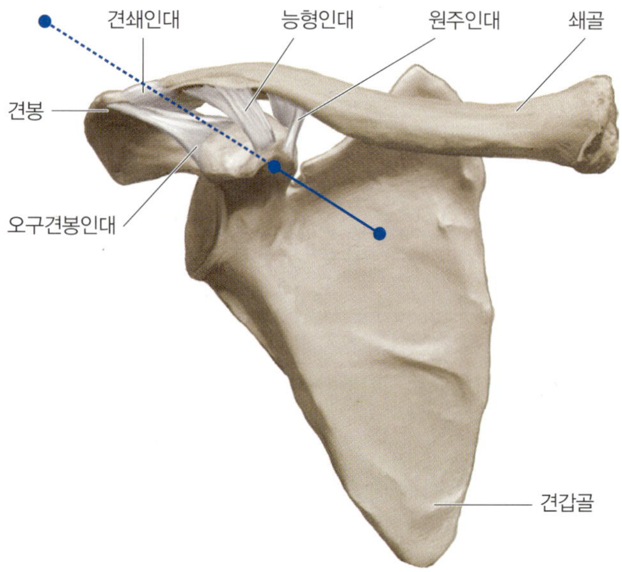

▶**그림 1-3 견쇄관절의 운동축**

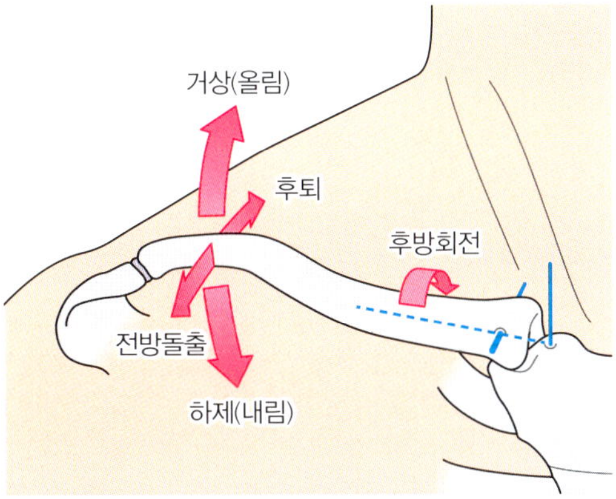

▶**그림 1-4** 흉쇄관절의 운동과 운동축

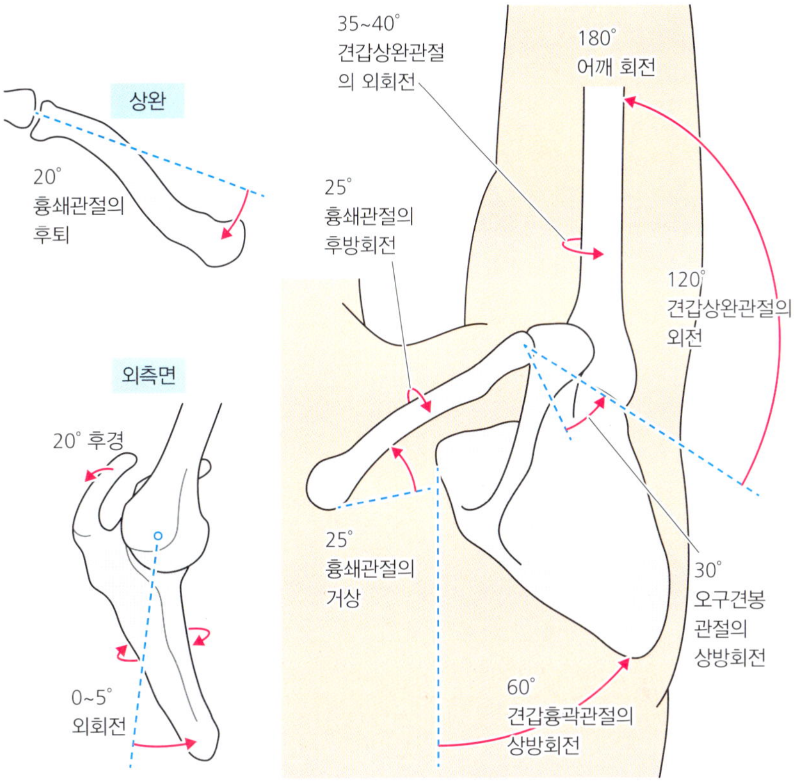

▶**그림 1-5** 견갑골의 동태

■ 기능적 관절(▶그림 1-5)

- **제2견관절** : 제2견관절은 오구돌기, 견봉, 오구견봉인대로 구성된 **오구견봉아치**와 **대결절** 사이의 공간이다. 활액낭이 없는 기능적 관절로 견갑상완관절의 운동을 보조하는 역할을 한다. 대결절의 표층에는 **회전근개**가 위치하며, 또한, 그 표층과 심층에 **오구상완인대**가 주행한다. 오구상완인대와 C-A arch 사이에는 **견봉하활액낭**(SAB)이 위치한다. 어깨의 거상에 따라 C-A arch의 심층에서 마찰이나 충격을 완충하는 역할을 한다.
- **견갑흉곽관절** : 견갑골과 흉곽 사이에 존재하는 기능적 관절이다. 견갑상완관절의 가동성은 120° 정도이며, 180° 움직이기 위해서는 토대가 되는 견갑골이 움직일 필요가 있다. 그 특징적인 운동의 비율은 지금까지 견갑상완관절 : 견갑흉곽관절 = 2 : 1로 여겨져 왔다(▶**그림 1-5**). 그러나 Sahara 등에 의한 open MRI를 이용한 분석에서는 중립위에서 견갑골은 약 20° 전경하여 경도의 하방회전위가 되고, 상지를 외전하면 30°까지는 견갑골의 내전과 상방회전이 약간 발생(**setting phase**)한다는 것을 보여주었다. 그 후 견갑골은 약 50° 상방회전, 약 20° 후경하여 최대 외전위에서는 상완골축과 견갑극이 거의 일직선상에 놓이게 된다.[1] 노화에 따라 후방경사와 상방회전이 감소한다.[3]

➡ **오구견봉아치**
coraco-acromial arch : C-A arch

➡ **견봉하활액낭**
sub acromial bursa : SAB

b. 가동성 장애의 포인트가 되는 구조

■ 견갑상완관절-제2견관절

- **견갑상완관절 상부** : 견갑상완관절 상부 조직에서 가동범위 제한의 문제가 되는 구조는 극상근, 극하근, 오구상완인대, 견봉하활액낭(SAB)이다(▶**그림 1-6**). 특히 견관절 주위염이나 회전근개 손상 후 가동범위 제한에서는 오구상완인대나 SAB가 문제가 되는

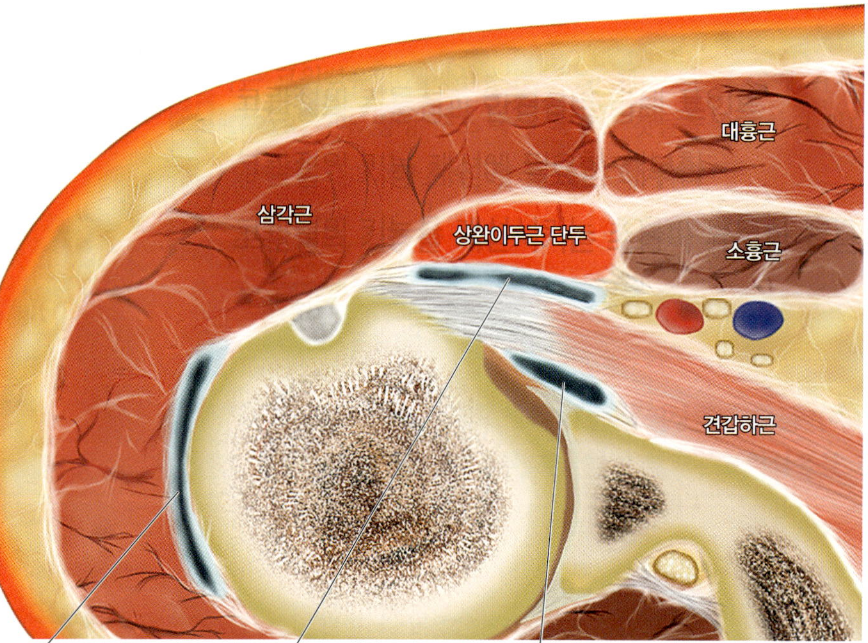

▶**그림 1-6 견관절 전면의 수평면**

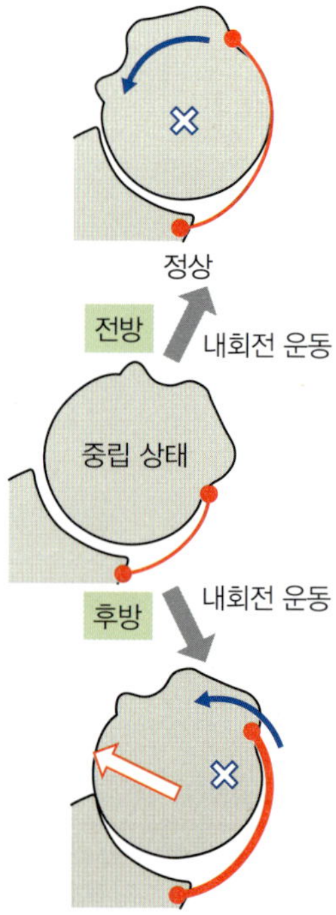

▶**그림 1-7 내회전 시 상완골두의 전방 이동**

경우가 많다. 또한, 이러한 구조의 가동성 저하로 인해 SAB의 내압이 상승하여 **야간통(hypnalgia)**이 발생하는 경우가 있다.

- **견갑상완관절 전부** : 견갑상완관절 전방에는 대흉근, 삼각근 전부, 상완이두근 장두건, 오구완근·상완이두근 단두건의 공동건, 견갑하근건이 존재한다. 또한, 대부분의 경우에서 근피신경이 오구완근을 관통한다. 특히 유착성 관절낭염이나 회전근개 손상 후 가동범위 제한에서는 삼각근 전방 근속의 심층과 오구완근·상완이두근 단두건의 공동건 사이에서의 활주성 장애나 오구완근·상완이두근 단두건의 공동건과 견갑하근 사이에서의 활주성 장애로 인해 중립위에서의 견관절 외회전이 제한되는 경우가 많다.
- **견갑상완관절 후부** : 견갑상완관절의 후방에는 극하근이 존재한다. **극하근**은 어깨 내회전 운동으로 긴장한다. 즉, 극하근의 신장성이 저하되면 내회전 제한이 발생할 뿐만 아니라, 견관절 내회전 시 상완골두를 전방으로 밀어내어 어깨 전면에 통증을 유발하기도 한다(▶**그림 1-7**). 극하근의 심층에서 관절와 바로 내측(견갑경)에는 소성결합조직이 많이 존재하며, 견갑상동맥·정맥이나 견갑상신경이 주행한다(▶**그림 1-8**). 이 부위의 소성결합조직에 상태 변화가 생겨 극하근의 활주성이 저하되어 내회전이 제한되는 경우가 많다. 또한, 극하근의 신장성 저하에 따른 견관절 신전 내회전 제한은 띠매는 동작(주: 견관절 신전·내전·내회전)을 제한하는 경우가 많다. 삼각근 후부 근속은 극하근 표층에 위치하므로 삼각근과 극하근 사이의 활주성 저하도 문제가 된다.
- **견갑상완관절 하부** : 견갑상완관절의 하방에는 전방부터 순서대로 견갑하근 하부, 대원근, 상완삼두근 장두(long head of triceps brachii muscle), 소원근이 위치한다(▶**그림 1-9**). 또한, 상완신경총의 후신경속과 그리고 그 분지와 후상완회선동맥(posterior

circumflex humeral artery)도 이 영역에 있는 공간을 통과한다. 따라서 이들 근육 사이의 소성결합조직에 어떤 상태 변화가 생기면 신경이나 혈관 주위의 불편감으로 이어져 가동범위가 제한된다.

■ 견갑흉곽관절-견쇄관절

- **견갑골 내측부** : 견갑골 내측에는 견갑골의 상방회전에 작용하는 승모근, 하방회전에 작용하는 견갑거근, 대·소능형근이 존재한다. 어깨를 외전하려면 견갑골의 외전 운동이 필요하기 때문에 능형근의 원심성 수축이 필요하다. 승모근과 능형근 사이를 주행하는 **부신경**이나 능형근의 심층을 지나는 **견갑배신경**의 주위에 충분한 활주성이 없으면 견갑골의 외전이 제한된다.
- **견갑골 외측** : 견갑골 외측에는 전거근(serratus anterior muscle)이 존재한다. 전거근을 지배하는 **장흉신경(long thoracic nerve)**과 광배근을 지배하는 **흉배신경(thoracodorsal nerve)**도 동반된 동맥·정맥과 함께 전거근의 표층을 통과하므로 이들 신경, 혈관 주위의 결합조직에 상태 변화가 생기면 견갑골의 운동을 제한할 수 있다.
- **쇄골 주위** : **쇄골**은 견쇄관절과 오구쇄골인대를 통해 견갑골의 운동을 조절하고 있다. 따라서 쇄골 주위의 신장성이 저하되어 상지 거상에 따른 쇄골의 거상, 후퇴, 축회전이 제한되면 견갑골의 가동성이 저하된다. 특히 쇄골의 후퇴, 축회전이 제한되면 견갑상완관절의 신전·내전·내회전 시(띠매는 동작) 견갑골의 내전이 제한되어 띠매는 동작의 제한을 초래한다.
- **쇄골 하방** : 쇄골하근, 오구쇄골인대, 그리고 상완신경총과 쇄골하동맥·정맥이 지나간다. 쇄골하근이나 오구쇄골인대는 쇄골의 거상을 제한한다. 또한, 상완신경총과 쇄골하동맥·정맥은 쇄골이 후퇴할 때 압박을 받기 때문에 신경 주위의 가동성이 저하되면 쇄

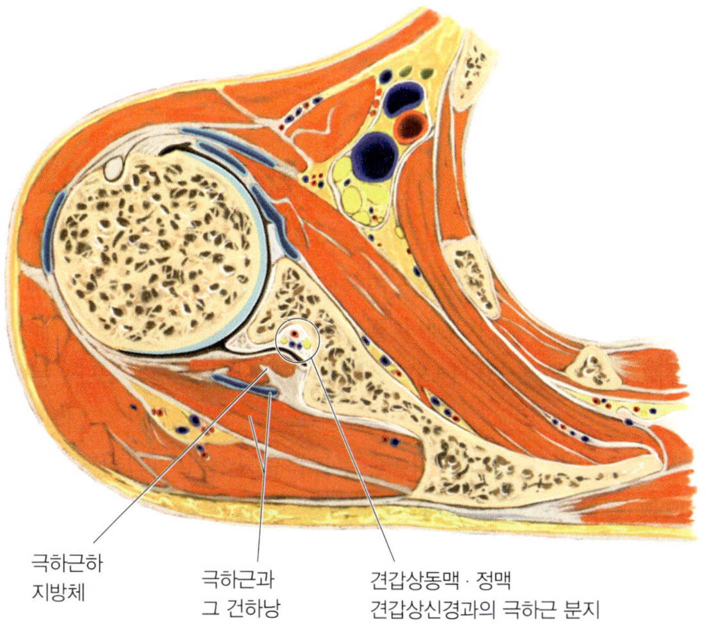

▶**그림 1-8** 견갑상완관절 후부의 수평면(축상면)

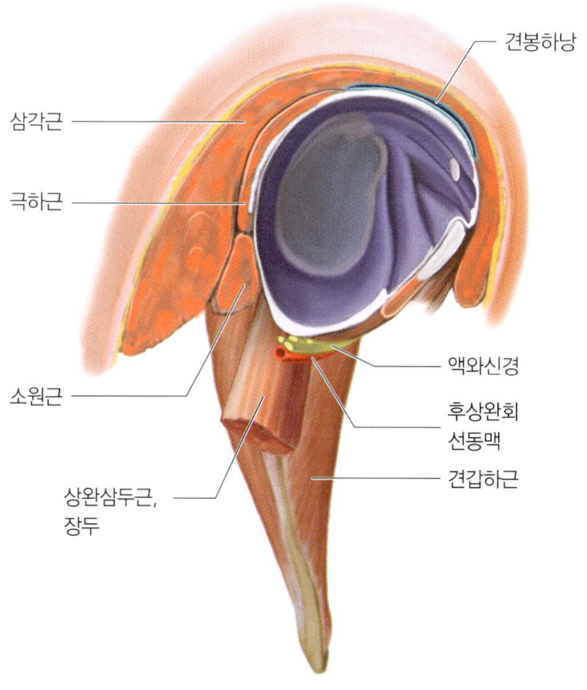

▶**그림 1-9** 견갑상완관절, 하부

골의 하제(내림, depression)도 제한되기 쉽다.

(2) 견관절의 안정성 장애

a. 견관절의 안정성과 동적안정화기구(▶그림 1-10)

■ 전방 안정성

➡ **오구상완인대**
coracohumeral ligament : CHL

➡ **상관절상완인대**
superior glenohumeral ligament : SGHL

➡ **중관절상완인대**
middle glenohumeral ligament : MGHL

➡ **하관절상완인대**
inferior glenohumeral ligament : IGHL

주로 전방의 관절낭 및 관절낭인대, 관절와순과 견갑하근이 견갑상완관절의 전방 안정성을 담당한다. 견관절은 가동성이 높은 구관절이므로 어깨의 자세가 변하면 안정성에 기여하는 인대와 근육의 부위도 변한다.

- **견관절 중립 자세** : 견갑상완관절의 상방 부분이 긴장되어 **오구상완인대**나 **상관절상완인대**가 긴장되고, 동적안정화기구로는 **견갑하근**의 **상부 근속**이 견관절 전면에서 신장된다.
- **견관절 거상 자세** : 견갑상완관절의 하방 부분이 긴장되어 **중관절상완인대**나 **하관절상완인대**의 전방부가 긴장된다.[4] 동적안정화기구로는 **견갑하근**의 **하부 근속**이 견관절 전면에서 신장한다.

또한, 관절와가 5° 이상 전방으로 회전하면 전방 불안정성은 증가한다[5]거나, 견갑상완관절 후면 관절낭의 tightness가 거상 시나 내회전 시에 상완골두를 전방으로 밀어 전상방으로의 골두 변위**(obligate translation)**를 발생시킨다는 것이 사체에서 보고된 바 있다.[6] 상방으로의 변위를 제동하는 구조로서 견갑하근이나 극하근보다 **대원근**이나 **광배근**의 영향이 크다는 것도 보고되었다.[7] 그러나 Graichen 등은 생체에서 수동 운동 시와 능동 운동 시 상완골두의 변위를 측정한 결과, 근수축을 동반하면 상완골두의 변위가 더 작아지는 것도 보고하였다.[8] 또한, **회전근개 손상**(극상근과 극하근을 중심으로 한)에 의해 외전 운동 중 전상방으로의 골두 변위가 커지는 것도 보고되었다.

■ 하방 안정성

0° 외전위에서는 SGHL이 하방 안정성에 작용한다.[4] 10° 이상의 견갑골 상방회전에서 하방으로의 안정성은 향상된다.[9] 또한, 삼각근의 중부 근속과 후부 근속이 하방으로의 이동을 제동하는 데 중요한 역할을 한다.[10]

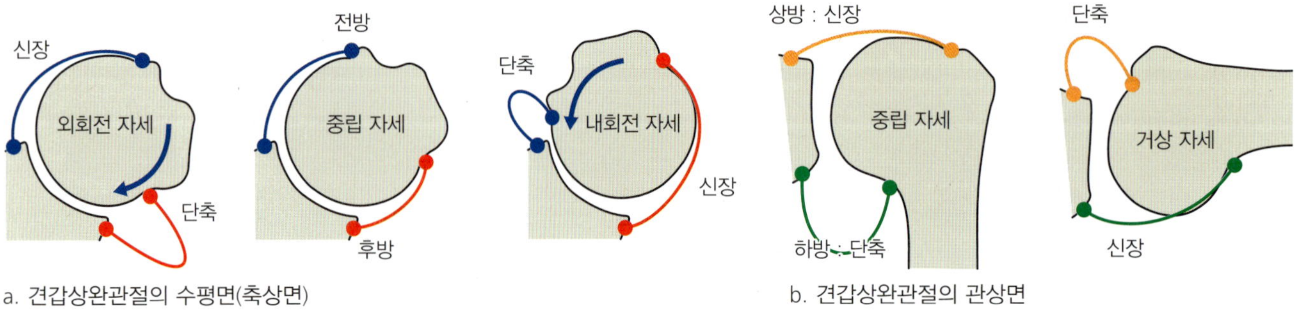

▶**그림 1-10 견관절 자세의 차이에 따른 안정화기구의 변화**

- **견갑흉곽관절의 안정성** : 견갑흉곽관절은 ① 가동범위 확대, ② 견갑골 고정 작용, ③ 근출력 증가라는 기능적 역할을 한다.
  ① **가동범위 확대**는 견갑상완관절의 운동에 따라 견갑흉곽관절에서 견갑골이 운동함으로써 달성된다.
  ② **견갑골 고정 작용**은 견관절 운동 시 견갑골을 흉곽으로 당기는 것이다. 견갑골과 상완골 사이에 존재하는 근육이 수축하면 상지와 견갑골의 무게에서 상지의 무게가 크기 때문에 두 뼈를 연결하는 근육에 장력이 발생하면 무게가 작은 견갑골이 상지에 당겨져 상지를 움직일 수 없게 된다. 따라서 견갑흉곽관절에 존재하는 근육이 견갑골을 흉곽으로 당겨 견갑골과 체간의 무게와 상지의 무게를 비교해 상대적으로 가벼워진 상지를 움직일 수 있게 된다. 이것이 견갑골 고정 작용이다.
  ③ **근출력 증가**는 견관절의 근력을 견갑상완관절에 작용하는 근육과 견갑흉곽관절에 작용하는 근육의 총합으로 생각하는 것이다. 어깨의 외전 운동으로 생각하면 주동근은 삼각근이나 극상근이며, 견갑골의 고정에 승모근이나 전거근이 작용한다. 삼각근과 극상근의 근력이 저하되면 이를 보상하기 위해 승모근과 전거근이 활동한다. 반면, 승모근이나 전거근과 같은 견갑골의 고정근이 근력 저하를 유발하면 삼각근이나 극상근의 근력이 저하되지 않더라도 견관절의 외전 근력은 저하된다. 이러한 잘못된 판단을 줄이기 위해서라도 견관절의 도수근력검사를 할 때는 반드시 견갑골의 고정과 비고정에 따른 근력을 검사해야 한다.

요약

가동성

견관절의 가동성에는 견갑상완관절 주위의 근육 및 상완신경총의 분지나 혈관계 주위 소성결합조직의 유연성이 관련된다. 견갑상완관절의 가동성을 제한하는 부위를 확인하기 위해서는 견관절 중립 자세와 거상 자세에서의 내회전·회전 운동에서 가동범위 제한이 있는 상황으로 추론하는 것이 바람직하다. 또한, 견갑흉곽관절의 가동성을 확보하기 위한 쇄골이나 오구돌기 주위 근육과 주위 소성결합조직의 유연성도 문제가 된다.

안정성

견관절의 안정성을 위해서는 회전근개 근육들의 기능을 확보하는 것이 중요하다. 또한, 구관절의 안정성을 높이기 위해서는 상완골두를 관절와에 균형 있게 끌어당기는 기능이 필요하다. 여기서 말하는 균형은 근육 장력뿐만 아니라 주위의 결합조직이 발생하는 장력도 포함한다. 즉, 견갑상완관절 주위의 유연성 저하는 안정성을 저하시키는 원인이 된다. 또한, 견갑골의 위치가 안정성에 영향을 미치는 것으로 밝혀졌다. 따라서 견갑흉곽관절의 기능도 중요하다.

2 견관절의 기능 개선에 필요한 해부학

(1) 오구상완인대(CHL)

오구상완인대(CHL)는 오구돌기 주위에서 상완골 근위부에 연속되는 부위로, 관절낭이 되는 견갑골 관절와와 상완골 해부경의 상부에 위치하여 관절낭을 표층에서 덮고 있다(▶**그림 1-11**). 그러나 CHL은 '관절낭으로서의 치밀결합조직인지 아닌지가 상당히 의심스러운 구조이다'라고 할 수 밖에 없으며, CHL은 후방으로 퍼져 극상근과 극하근을 감싸고 있다는 보고가 있다.[11] 또한, 상완이두근 장두건이나 견갑하근과 같은 관절낭 전방에도 연속되어 있는 것으로 보고되었으며, 그 교원섬유는 III형이 중심이 되는 것으로 보고되었다.[12] III형 교원섬유는 **세망섬유**라고도 하며, 보통의 관절낭을 구성하는 I형 교원섬유가 되기 전, 손상 후의 수복 과정 등에서 볼 수 있는 것이다.

또한, CHL은 hydrorelease(생리식염수 등의 주입)에 의해 어깨 통증에 대한 치료의 대상 부위이다. 즉, '기질을 상대적으로 늘리는' 치료법을 시행함으로써 가동성이 회복되고 통증이 완화되는 것이다. 이 때문에 CHL은 보통의 치밀결합조직으로 만든 관절낭과는 달리, 소성결합조직과 같은 구조를 가지고 있다고 생각된다. 즉, 극상근, 극하근, 상완이두근 장두, 견갑하근의 표면에 연속되어 있는 근막은 견관절부의 표층에서 소성결합조직과 같은 구조를 보인다. CHL의 가동성을 확보하고 기질을 상대적으로 늘리는 치료 행위는 위 근육들의 가동성을 확보하기 위해 중요하다고 할 수 있다.

또한, CHL의 표층이나 그 주위에는 견봉하활액낭(SAB)이 존재한다(▶**그림 1-12**). 필자의 해부학적 경험에 의하면 견봉하활액낭은 CHL과 구분되는 구조가 아니다. 관절낭의 섬유층 심층에 활막이 존재하는 구조와 다르지 않고, CHL의 표층에 SAB라는 활액낭이

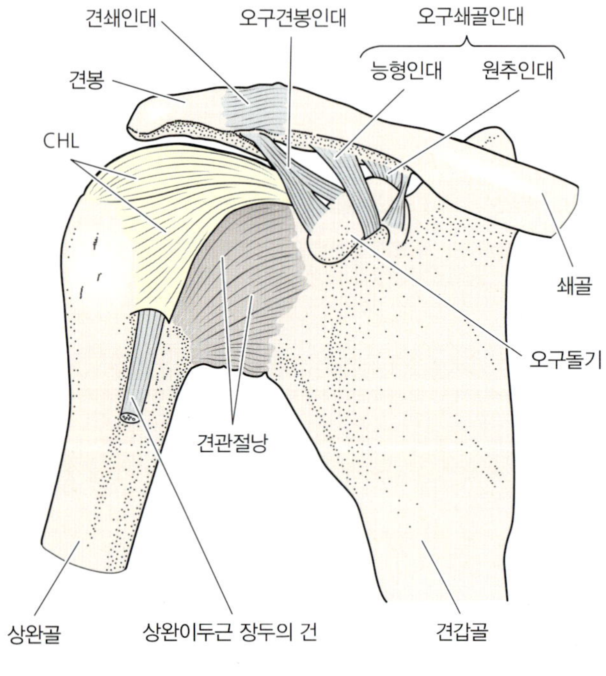

▶**그림 1-11 오구상완인대(CHL)**

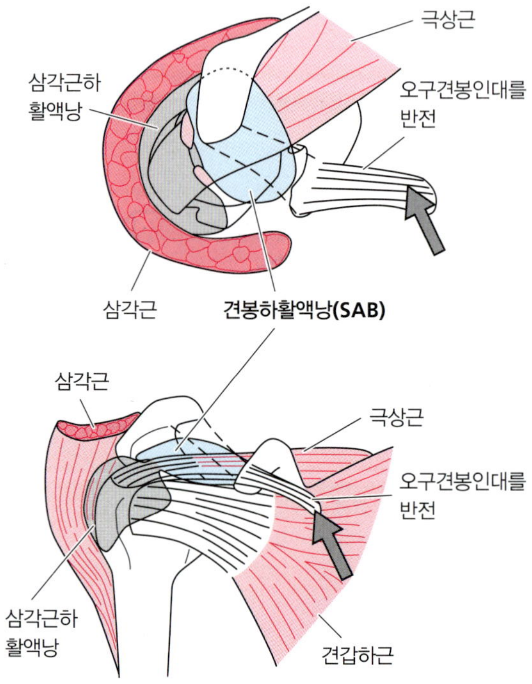

▶**그림 1-12 견봉하활액낭(SAB)**

존재한다고 볼 수 있다. 따라서 CHL에 대한 도수치료는 그대로 SAB에 대한 접근이 될 가능성이 높다.

(2) 회전근개 상부와 견봉하활액낭(SAB)

회전근개(rotator cuff)의 상부는 앞서 설명한 CHL이 덮고 있으며, 그 표층과 심층의 회전근개와의 사이에 활액낭인 SAB가 위치한다. 회전근개의 상부는 파열이 많은 부위로 알려져 있다. 지금까지 회전근개의 상부는 '**극상근**의 정지건이 구성하고 있다'고 여겨져 왔으나, 최근 **극하근**의 정지건이 앞쪽으로 돌아들어가는 것이 밝혀졌다.[13] 극상근은 정지건을 더욱 내측 전방으로 연장하며, 21%의 예에서 소결절에 정지한다(▶**그림 1-13**). 또한, 이러한 예에서는 결절간구(intertubercular groove)의 상부를 극상근건이 덮고 있다.[14] 즉, CHL이나 SAB의 가동성을 회전근개 상부에서 확보하면, 극상근뿐만 아니라 극하근에도 그 치료 효과가 미칠 수 있다. 또한, 극상근에 그 치료 효과를 파급시키고자 한다면, 소결절 주위의 SAB에 연속된 소성결합조직에 치료를 추가해야 할 것이다.

SAB에 분포하는 감각신경은 **견갑상신경**의 분지이다.[15](▶**그림 1-14**) 이 견갑상신경의 감각지는 발달해 **견봉하피신경**이 되기도 한다.[16] 따라서 견봉하피신경이 출현한 예에서는 삼각근의 견봉기시부 주위에 견봉하피신경이 존재하므로 그 부분의 견봉하피신경 외막과 연속된 소성결합조직의 치료가 SAB의 감각분지에 연속된 신경 치료가 될 가능성을

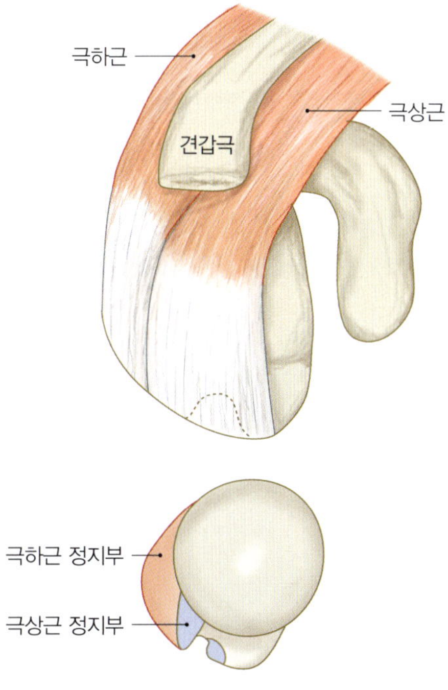

▶**그림 1-13** 극상근과 극하근

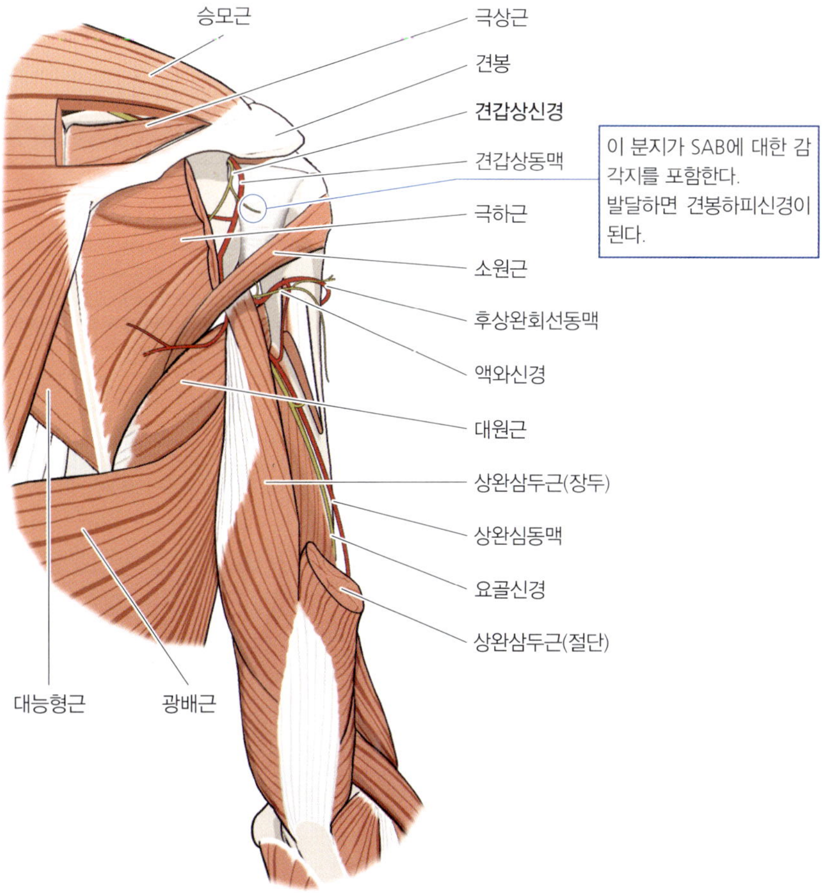

▶**그림 1-14** 견갑상신경에서 SAB로의 감각지

염두에 두는 것이 좋다. 보통 SAB에 분포하는 견갑상신경의 분지는 견갑상동맥 · 정맥을 동반하여 분포한다.

(3) 액와신경의 주행

액와신경(axillary nerve)은 그 주행 경로의 여러 곳에서 견관절의 운동에 관여한다(▶ **그림 1-15**). 액와신경 주위의 소성결합조직 기질을 복원하고 유연성, 가동성, 활주성을 회복시키는 것이 중요하다.

➡ 외측 액와공간
quadrilateral space : QLS

후신경속(posterior cord)에서 나온 액와신경은 전방으로는 광배근과 대원근 위에서 견갑하근 아래에서 외측으로 향한다. 후방으로는 **외측 액와공간**(QLS)을 통과한다. 즉, 소원근 아래, 상완삼두근 장두 외측, 대원근 위, 상완골 내측을 외측 후방으로 주행한다. 그 과정에서 소원근으로 근지를 내고, 삼각근의 하연(inferior margin)에서 **상외측상완피신경**을 낸다(**액와신경의 후지**). 그 후, 외과경(surgical neck) 후방을 돌면서 후상완회선동맥 · 정맥이 동반 주행하며, 삼각근으로 분지를 낸다(**액와신경의 전지**). 액와신경은 전지와 후지로 나뉘면서 견관절 주위의 소성결합조직에 감각지를 낸다.[17] 전지와 후지의 경계 부근에서 나온 가지가 하부 관절낭으로 분포하고, 전지는 그대로 전방으로 돌아 들어가고, 거기서 상행하여 SAB로 감각지를 내거나 결절간구 부근의 감각지를 내기도 한다. 삼각근의 심층에서 이 액와신경의 주행에 따른 부분 주위의 소성결합조직은 치료 대상이 되기 쉽다.

(4) 소흉근의 근속 사이를 관통하는 신경

소흉근(pectoralis minor muscle)은 거의 모든 예에서 내측흉근신경과 외측흉근신경이

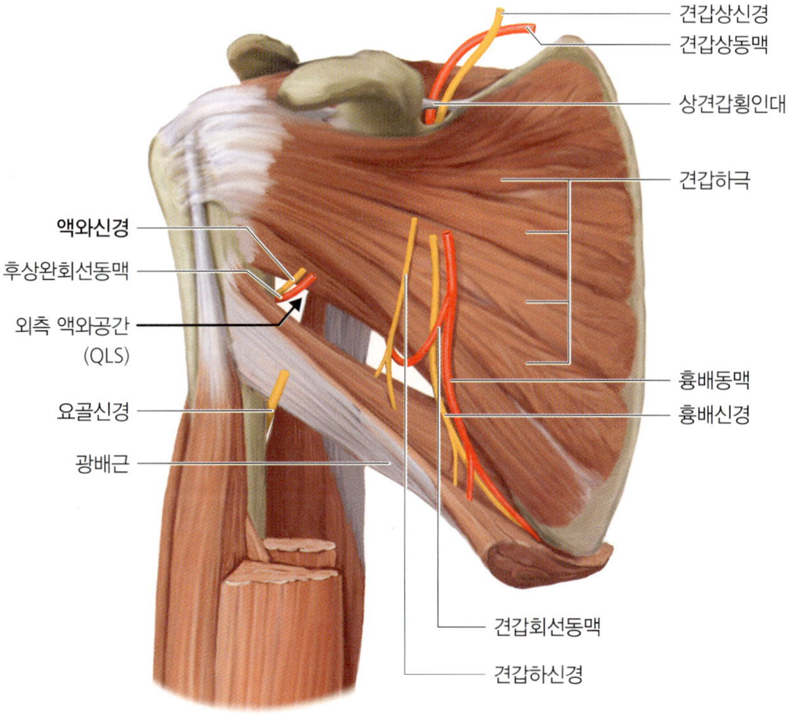

▶**그림 1-15** 앞에서 본 액와신경

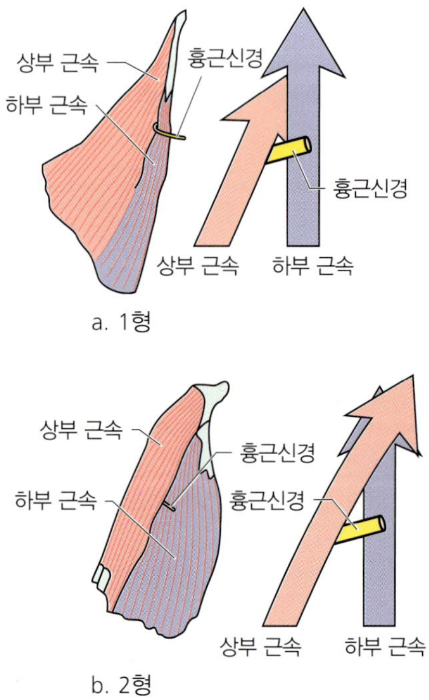

▶**그림 1-16** 흉근을 관통하는 신경

교통한 신경에서 지배신경이 나오고, 그 신경은 소흉근을 관통해 대흉근의 흉늑부 등에 분포한다.[18] 소흉근을 관통하는 신경에 따라 소흉근의 근속은 상부와 하부로 나눌 수 있다(▶그림 1-16). 상부 근속이 발달하여 오구돌기를 넘어 외측으로 정지건이 뻗어 나갈 수 있다.[18] 소흉근을 관통하는 신경의 주위는 치료 대상으로 생각해 볼 수 있다.

(5) 견갑골 상각 주위의 국소해부학(▶그림 1-17)

견갑골 상각에 정지하는 견갑거근 및 내측연에 정지해 가는 대·소능형근, 또한, 전거근은 동일한 계통의 신경에 지배된다.[18] 즉, 견갑거근과 대·소능형근을 지배하는 **견갑배신경(dorsal scapular nerve)**은 전거근을 지배하는 **장흉신경**과 상완신경총으로부터 거의 같은 위치에서 나뉜다. 비교해부학적으로 볼 때 견갑배신경과 장흉신경은 거의 동종의 신경으로 볼 수 있다.[18]

전거근과 견갑거근 사이에는 종종 명칭이 붙지 않는 변이 근육(**'미속'**이라고 불리기도 한다)이 출현해 문제가 될 수 있다. 이 미속이 출현하기 쉬운 곳의 천층을 견갑배신경이 주행하고 있다. 따라서 뒤에 설명할 장흉신경의 기저부인 중사각근(scalenus medius muscle)의 표층은 견갑배신경과 함께 치료 대상 부위로 생각된다.

(6) 장흉신경과 외측흉동맥(▶그림 1-18)

장흉신경(long thoracic nerve)은 견갑배신경과 거의 동일한 부위에서 기시해 **외측흉동맥**과 동반 주행해 전거근의 표층을 하행한다. 이후 대흉근의 후방, 광배근의 전방에 있는 액와에서 흉곽의 표층을 하행한다. 이 때, 전거근과 외복사근의 기시부 사이에서 **늑간신경 외측피지**가 나온다. 늑간신경 외측피지는 전지와 후지로 나뉜다. 전거근은 늑간신경

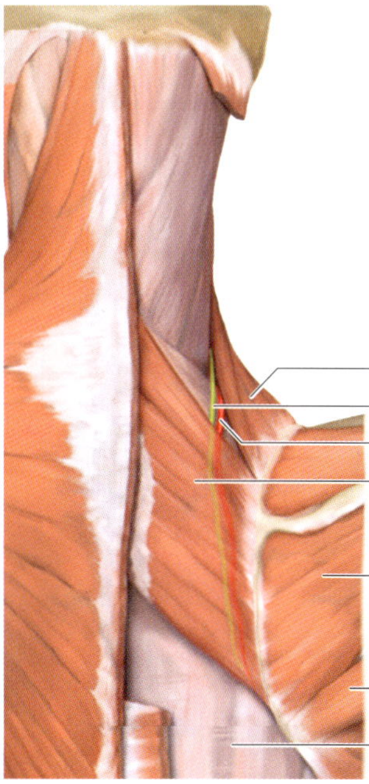

▶그림 1-17 견갑배신경

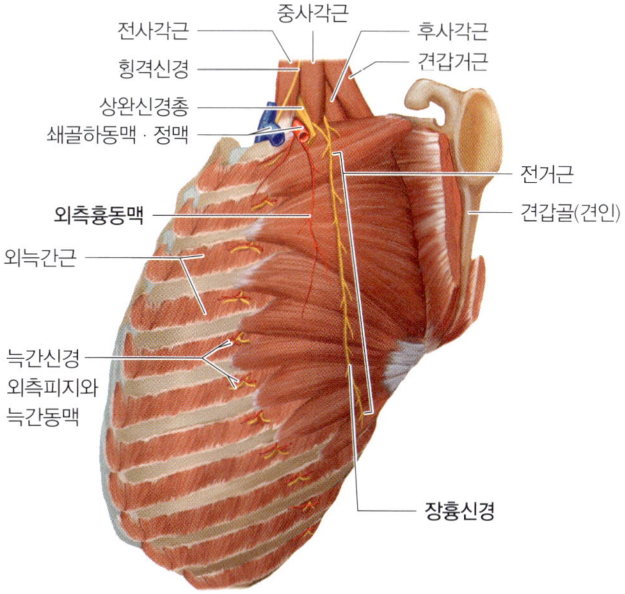

▶그림 1-18 장흉신경과 외측흉동맥

외측피지의 후지가 나오는 부위보다 후방에 위치하므로 장흉신경과 외측흉동맥에 문제가 없더라도 그 전방의 늑간신경 외측피지 주위의 결합조직에 문제가 있으면 전거근이나 광배근 주위의 가동성, 유연성, 활주성을 저하시킬 수 있다고 쉽게 짐작할 수 있다.

필자의 해부 경험상, 늑간신경 외측피지와 장흉신경+외측흉동맥 주위의 피하조직에는 소성결합조직이 매우 많을 뿐만 아니라 박리가 어려워 신경을 남기는데 어려움을 겪는 경우가 많다. 이는 즉, 이 영역의 소성결합조직의 변화로 인해 가동성 저하를 초래하는 상태가 쉽게 가정될 수 있음을 의미한다고 생각한다.

3 견관절의 기능을 개선시키는 초음파 유도하 접근

(1) 견봉하활액낭(SAB) 주위 · 오구상완인대(CHL)에의 접근

견관절 상방의 오구상완인대(CHL)는 표층에 견봉하활액낭(SAB), 심층에 극상근이 존재한다.

견봉하활액낭(SAB) 주위에의 접근

극상근은 견관절 외전과 약간의 외회전 작용을 가지고 있기 때문에 견관절 내전 · 내회전위로 하여 극상근을 신장시킨다. 이때 견봉과 대결절 사이의 거리를 확보하기 위해 상완골을 하방으로 견인함과 동시에 내전 시 골두를 관절와에서 분리하듯 견인하여 극상근을 보다 신장시키고 견봉 아래에서의 활주성을 높이도록 하고 있다(▶**그림 1-19**).

영상

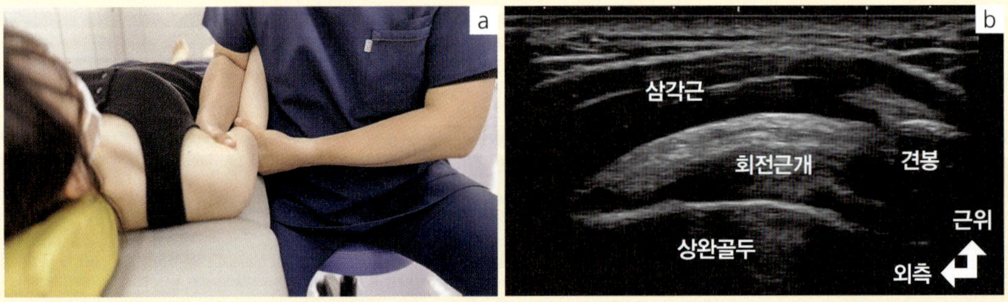

▶**그림 1-19**

오구상완인대(CHL)에의 접근

오구상완인대(CHL)의 비후는 현저한 내전 · 외회전 제한을 유발한다. CHL 주위의 비후에 대해서는 의사가 주사하는 것 외에도 CHL 표층의 결합조직을 압박한 상태에서 외회전하고, 또한 오구돌기하활액낭(subcoracoid bursa) 및 오구완근 · 상완이두근 단두의 공동건과 견갑하근 사이의 활주성에 접근하고 있다(▶**그림 1-20**).

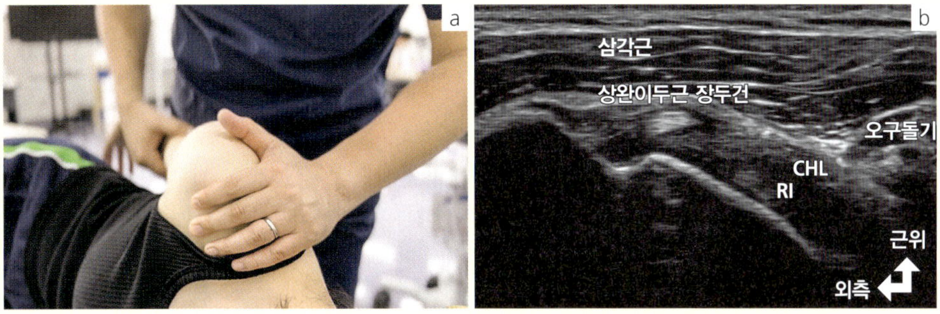

영상

▶**그림 1-20**
RI : rotator interval(회전근개 간격)

(2) 오구완근 주위 조직에의 접근

오구완근과 상완이두근 단두 건의 표층에는 대흉근과 삼각근 전부 근속, 심층에는 견갑하근이 위치한다. 대흉근과 삼각근, 견갑하근은 모두 견관절 내회전에 작용하지만, 오구완근과 상완이두근 단두는 내회전/외회전에 관여하지 않는다. 따라서 견관절 내회전/외회전 운동 시에는 오구완근과 상완이두근 단두를 경계로 대흉근 · 삼각근 전부와 견갑하근이 내측 · 외측으로 활주한다. 이는 오구완근 · 상완이두근 단두의 표층 · 심층의 소성결합조직이 활주성을 유지하기 때문인 것으로 생각된다.

오구완근 주위 조직에의 접근

액와에서 오구완근과 상완이두근 단두를 촉지하고, 그 표층에서 대흉근과 삼각근, 심층에서 견갑하근과의 경계에 손가락을 삽입하여 견관절의 내회전/외회전 운동을 능동 운동으로 시행한다. 또한, 근위로 향하면 오구하활액낭이 오구돌기의 심층과 견갑하근의 표층에 존재하기 때문에 근위까지 손가락을 삽입하기도 한다(▶**그림 1-21**).

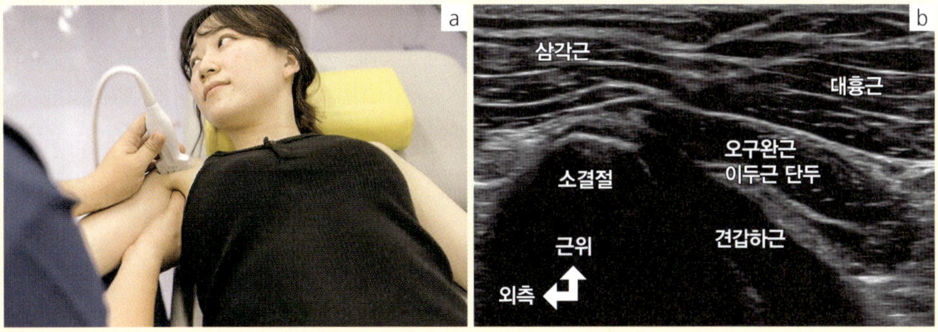

영상

▶**그림 1-21**

근피신경에의 접근

근피신경은 오구완근을 관통한다. 견관절 90° 외전 · 외회전위에서 견갑하근과 근피신경은 견관절의 전방에 위치한다. 이 상태에서 견관절의 수평 외전을 강제하면 근피신경에 대해 강한 신장력이 가해진다. 이러한 경우 근피신경 주위의 소성결합조직을 도수적으로 가동시킨다(▶**그림 1-22**).

영상

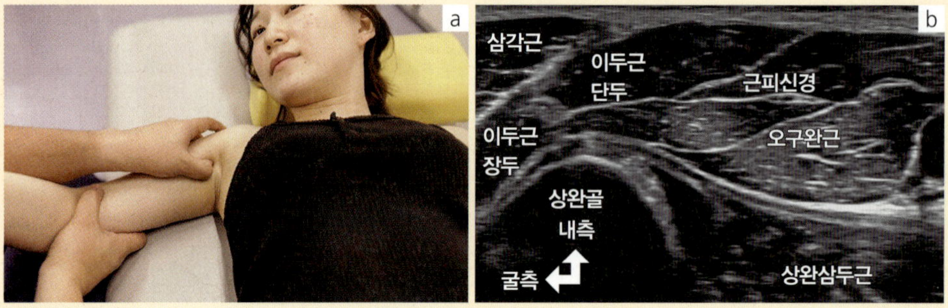

▶**그림 1-22**

(3) 극하근 주위에의 접근

극하근의 심층에는 소성결합조직이 존재하며, 견갑상신경과 견갑상동맥 · 정맥이 존재한다. 이 심층은 후방관절낭이 되므로, 이 **소성결합조직의 치밀화**는 **후방관절낭의 비후**와 같다고 볼 수 있다.

극하근 주위에의 접근

견관절을 수동적으로 외회전시키고, 극하근의 근길이를 짧게 하여 긴장을 낮춘 상태에서 등쪽부터 극하근을 압박해 두미 방향으로 전단하듯 도수적으로 조작한다. 가동성이 개선되면 견관절 내회전위에서 자동 외회전 운동을 시행하여 극하근을 활주시킨다(▶**그림 1-23**).

영상

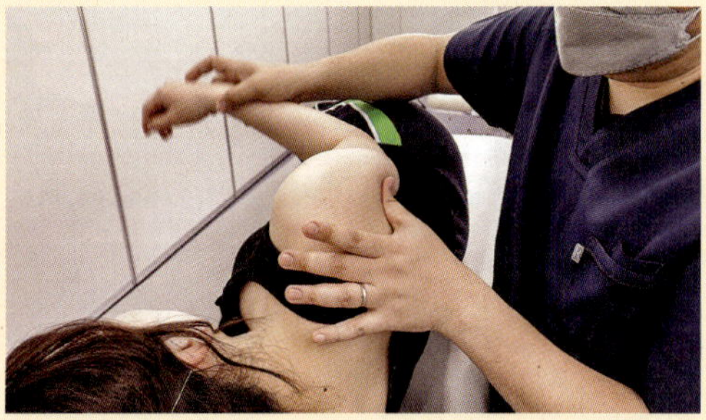

▶**그림 1-23**

(4) 외측 액와공간(QLS)에의 접근

외측 액와공간(QLS)에 대해서는 **상완삼두근 장두**를 중심으로 접근한다.

측와위에서 해먹 포지션(역주 ; 양손은 후두부에 대고 뒤로 기댄 자세)을 취한다. 상완삼두근은 상완 후면에서 액와로 향하고, 주관절의 굴곡 신전에 따라 긴장이 변화하므로 상완삼두근 장두의 변연을 촉지하기 쉽다.

상완삼두근 장두와 그 주위에의 접근

상완 후면에서 액와를 향해 촉진하면 상완삼두근 장두의 전방에서 대원근, 후방 심층에서 소원근과의 경계가 만져진다. 각각의 근육 사이에 손가락을 깊숙이 삽입하고, 주관절의 굴곡/신전 운동으로 상완삼두근 장두를 활주시킴으로써 이들 근육 사이에 대한 결합조직을 가동시킨다(▶**그림 1-24, 25**).

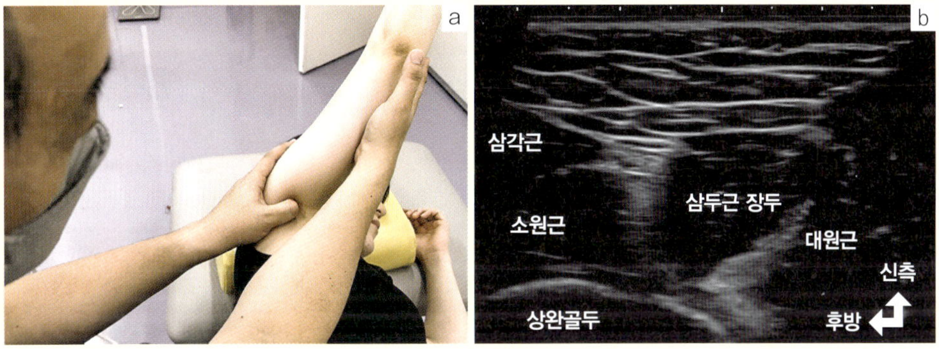

▶**그림 1-24** 소원근과 상완삼두근의 근육 사이에 대한 접근

영상

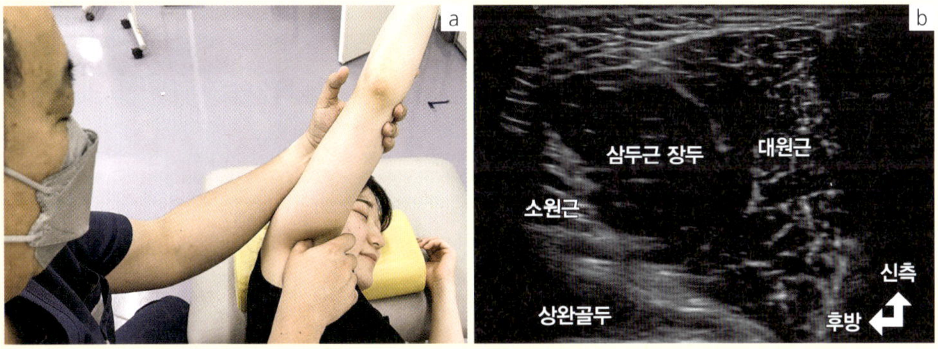

▶**그림 1-25** 대원근과 상완삼두근의 근육 사이에 대한 접근

영상

대원근과 견갑하근의 근육 사이에 대한 접근

또한, 대원근의 전방을 관절와를 향해 압박하면 심층에 견갑하근이 만져진다. 이 부위의 결합조직을 압박하며, 대원근과 견갑하근 사이에 손가락을 삽입하고 견관절 내회전에 따라 대원근을 외측 후방으로 압박하여 견갑하근과의 근육 사이를 넓히도록 조작한다(▶**그림 1-26**).

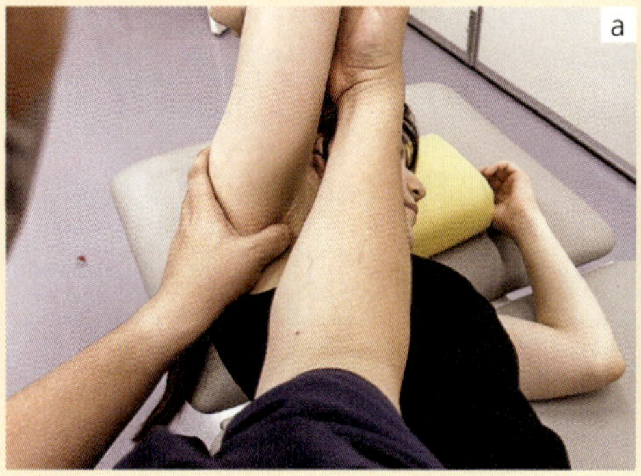

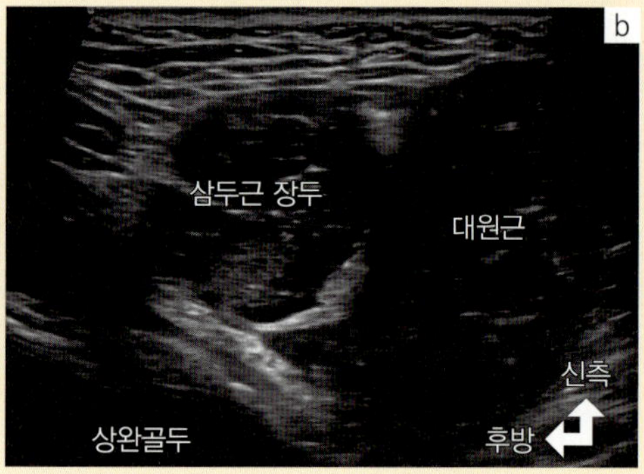

▶**그림 1-26**

이러한 조작으로 **액와신경**과 **후상완회선동맥 · 정맥** 주위의 결합조직이 가동되면 거상 자세에서의 내회전/외회전 가동범위가 증가한다.

영상

(5) 부신경 · 견갑배신경 주위에의 접근

부신경(accessory nerve)은 승모근의 심층과 견갑거근, 능형근의 표층을 통과해 견갑골 내측면에 분포한다. **견갑배신경(dorsal scapular nerve)**이 중사각근을 관통하여 견갑거근이나 능형근을 지배하는 반면, 부신경은 중사각근을 관통하지 않는다. 견갑골 내측부의 통증은 이들 신경 자체의 통증일 가능성도 생각할 수 있다. 그러나 초음파를 이용해도 부신경이나 견갑배신경을 명확하게 나타내기는 어렵다.

부신경 · 견갑배신경 주위의 활주성을 촉진하는 접근

부신경 · 견갑배신경 모두 근육 사이의 결합조직 사이를 하행하는 것을 고려하면, 신경에 직접적인 도수 조작을 가하는 것보다 근육 사이의 활주성을 개선하는 도수 조작을 하는 것이 효과를 얻기 쉽다고 생각된다(▶**그림 1-27**). 특히 능형근은 척추에서 외측 하방으로 향하지만, 승모근

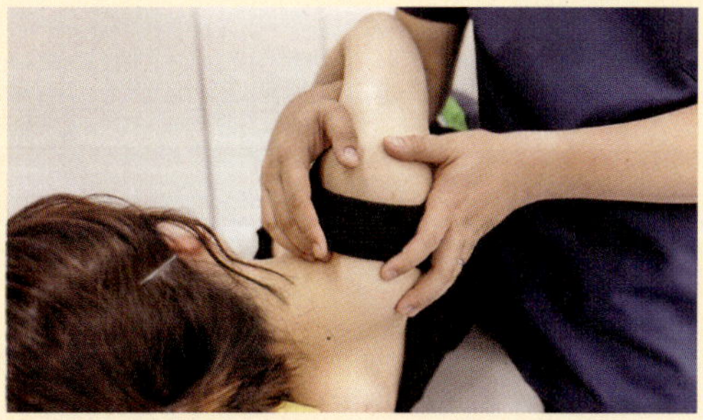

a. 부신경 · 견갑배신경에 대한 접근

▶**그림 1-27** *(계속)*

의 중부 · 하부 섬유는 외측 · 외측 상방으로 각각 주행한다. 두 근육의 주행이 교차하기 때문에 마찰 부하가 발생하기 쉽다. 여기에 접근하는 것이 중요하다.

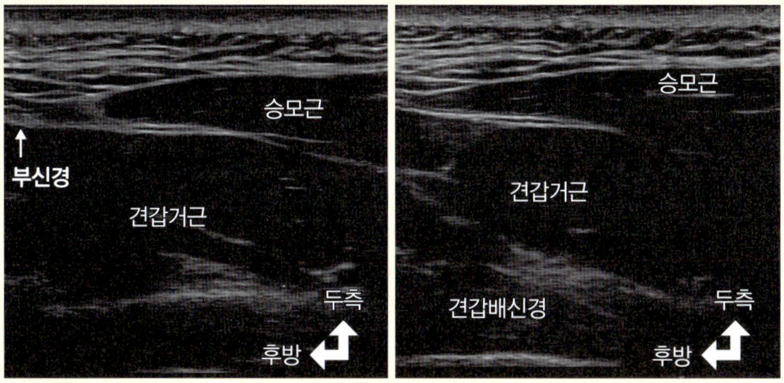

b. 부신경 c. 견갑배신경

(계속) ▶**그림 1-27**

영상

(6) 장흉신경 · 흉배신경 주위에의 접근

장흉신경(thoracodorsal nerve)은 전거근의 표층과 광배근의 전방을, **흉배신경(long thoracic nerve)**은 전거근의 표층과 광배근의 심층을 통과한다. 상지 거상 시에는 광배근이 전거근의 표층을 전방으로 활주한다. 또한, 장흉신경이나 흉배신경은 상완신경총의 분지이며, 상지 거상으로 인해 상완신경총이 원위로 견인되면 장흉신경이나 흉배신경도 두측으로 활주해야 한다. 이 신경 주위의 소성결합조직이 상태 변화해 이들 신경이 흉곽에 고정되면 상지 거상 시에 장흉신경이나 흉배신경이 과도하게 신장되어 거상 제한이 발생한다.

장흉신경 · 흉배신경 주위의 활주성을 촉진하는 접근

측와위에서 상지를 해먹 자세로 하여 광배근의 복측에서 흉곽에 대해 수직으로 압박해 끈 모양의 흉배신경과 장흉신경을 촉진한다. 이들 신경 주위의 결합조직을 도수적으로 신경의 장축 방향인 두미 방향으로 활주시킨다(▶**그림 1-28**).

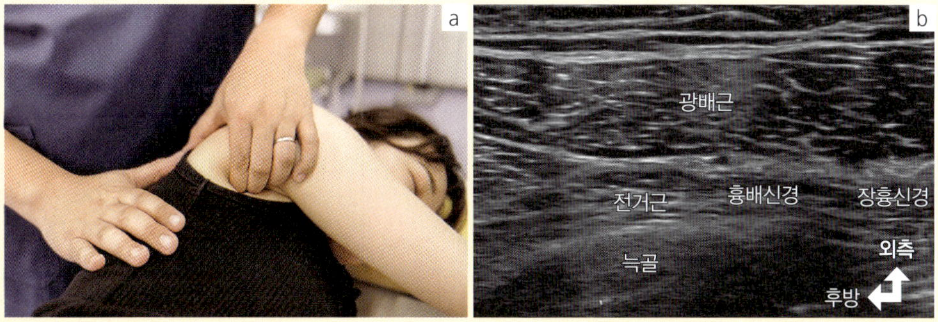

▶**그림 1-28**

영상

(7) 쇄골하근 · 오구쇄골인대 주위에의 접근

쇄골하근이나 오구쇄골인대 주위는 쇄골 하부와 오구돌기 주위가 되므로 **상완신경총**과 **쇄골하동맥 · 정맥**이 존재한다. 또한, 오구돌기의 하방에는 **소흉근**이 위치하며, 소흉근의 두측에서 표층을 향하여 **내측 · 외측흉근신경**이 존재한다. 오구돌기와 쇄골 사이에 존재하는 상완신경총이나 쇄골하동맥 · 정맥 주위에 존재하는 많은 소성결합조직이 신경 · 혈관의 가동성을 유지하고 있다. 따라서, 이들 소성결합조직의 상태 변화는 상완신경총이나 쇄골하동맥 · 정맥의 가동성을 저하시키고, 견갑골의 가동성을 저하시킨다.

쇄골-오구돌기 사이의 가동성을 촉진하는 접근

필자들은 쇄골-오구돌기 사이를 압박하고 견갑골이나 쇄골의 운동을 시행하여 같은 부위의 소성결합조직을 가동시킨다(▶**그림 1-29**).

영상

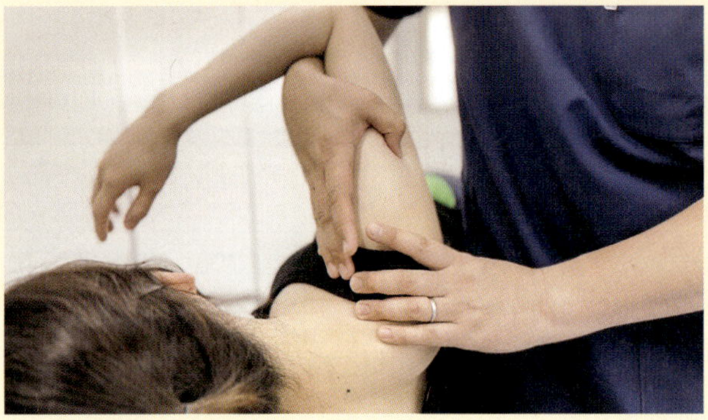

▶**그림 1-29**

흉근신경 주위에의 접근

오구돌기의 미측에는 소흉근과 대흉근 사이를 주행하는 내측 · 외측흉근신경의 주위에도 소성결합조직이 존재하여 신경의 가동성을 유지한다. 따라서 소흉근의 표층에 존재하는 끈 모양의 신경을 촉지하여 외측에서 내측으로 신경을 압박한 상태에서 견관절 내회전/외회전 운동을 실시한다(▶**그림 1-30**). 내측/외측흉근신경은 대흉근에도 분포하기 때문에 가동성이 저하되면 외회전 시 대흉근 외측으로의 가동성이 제한된다. 따라서 강한 외회전 제한이 존재하는 경우에 특히 유효한 술기가 된다.

영상

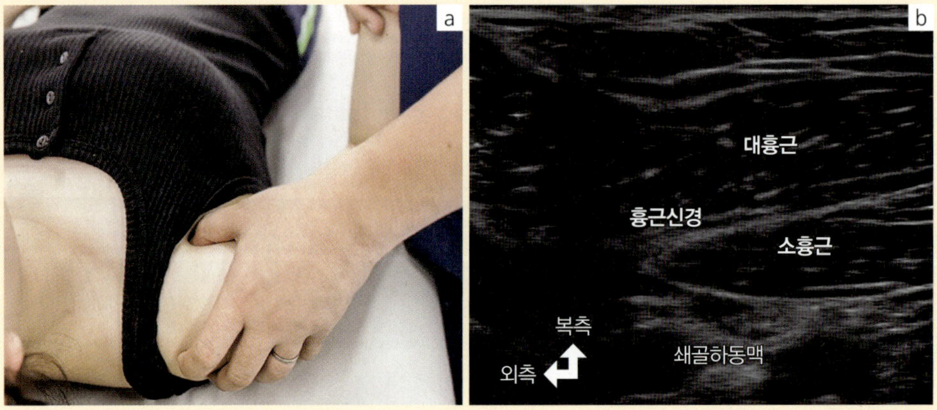

▶**그림 1-30**

(8) 회전근개 근육의 안정화 운동

견갑상완관절의 안정성을 확보하기 위해서는 회전근개 근육의 장력이 필수적이다. 한편, 견갑상완관절에 구축이 생기면 상완골두를 관절와에 끌어당기는 힘을 충분히 발휘할 수 없기 때문에 안정화 운동과 구축 치료는 동시에 진행되어야 한다.

다음에 회전근개 근육의 트레이닝 원칙을 설명한다.

Rotator cuff 트레이닝의 원칙(●표 1-1)

1. 구축을 해소하고 골두의 구심성을 높인 상태에서 트레이닝한다.
2. 어깨 내회전에 의해 극하근과 후하방의 관절낭이 긴장되어 견갑골이 전경, 외전한다. 전경 외전위라면 내외회전의 토크는 13~24%, 20% 감소한다.[19] 또한, 견봉과 대결절 사이의 거리가 감소하여 충돌이 발생하기 쉽다. 따라서 가능한 한 외회전위에서 운동을 시행한다.[20, 21]
3. 근활동을 얻을 수 있는 운동으로 시작하여 수축 시 근육의 활주성과 근두께 변화를 확인하고, 복합적인 근수축, 하중 상태나 반하중 상태에서의 운동으로 동시 수축과 고유 감각의 촉진을 통한 안정화를 목표로 한다.

구체적인 주의점

극상근은 외전과 약간의 외회전 토크를 만들어 낸다. 30~60°의 scapution(견갑골면 거상)에서 삼각근에 의한 상방 변위에 길항하여 골두를 관절와로 끌어당기는 역할을 한다.

극하근과 **소원근**은 90° 외전위에서 외회전하는 것보다 중립위에서 외회전하는 것이 모멘트 암을 증가시키고, 강한 근수축을 얻을 수 있기 때문에 중립위에서 외회전하는 운동이 더 좋다.[22]

견갑하근은 90° 외전위에서는 상부 모멘트 암의 변화가 적고, 하부 모멘트 암이 연장된다는 보고도 있다. 그러나 90° 굴곡 자세에서의 내회전은 충돌을 유발하기 쉽기 때문에 90° 굴곡 자세에서의 신전 등으로 운동을 실시한다.

●표 1-1 Rotator cuff 트레이닝의 포인트

	단독 수축	복합 수축	폐쇄운동사슬(CKC)
극상근	30~60°의 견갑골면 거상	복와위에서의 100° 수평 외전위에서 외전[극하근 & 극상근]	• military press[극상근] • push up[극하근] • 45° 굴곡 자세에서의 로잉 [회전근개 근육 전체] • 굴곡 외전 외회전 패턴의 원심성 수축 [소원근, 견갑하근, 극상근] • scapula punch [견갑하근, 소원근, 극상근]
극하근	중립위에서의 외회전(입위) 측와위에서의 어깨 외회전		
소원근		입위에서의 120° 이상 굴곡(외회전위)[소원근 & 견갑하근]	
견갑하근	lift off	신전 내전 내회전 패턴 [견갑하근과 소원근] 90° 굴곡 자세에서의 신전 [견갑하근과 소원근]	

특히 **복와위**에서의 **수평 외전**에서는 극하근의 근력 저하로 인해 능동 외회전 가동범위가 감소하여 충돌이 발생하기 쉽고, 수평 외전을 할 수 없는 경우가 많다(▶**그림 1-31**). 극하근의 수축이 가능해지면 수평 외전이 가능해져서 견갑골의 내전, 후경이 가능해진다. 그렇게 되면 견갑골의 후경이 발생하므로 충돌이 해소된다.

영상

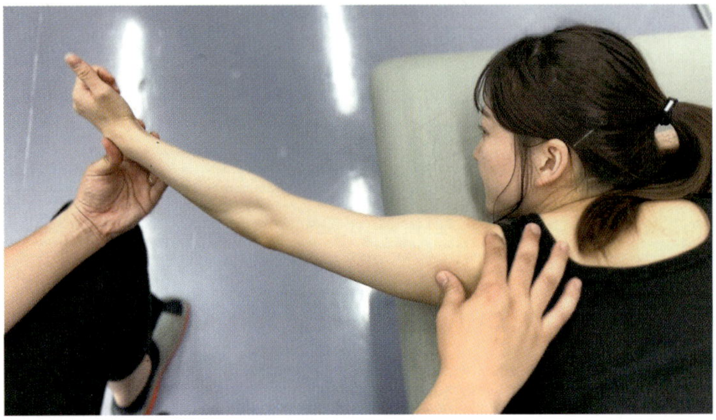

▶**그림 1-31** 회전근개 근육의 안정화 운동

(9) 견갑흉곽관절 주위 근육의 안정화 운동

➡ IST muscle ; inter scapulo-thoracic muscles

IST muscle 트레이닝의 원칙(●표 1-2)

1. Rotator cuff 트레이닝과 마찬가지로 견관절 거상 자세에서의 내회전은 피한다.
2. 복합적인 운동은 rotator cuff를 사용할 수 있는지 확인하고 진행한다.

구체적인 주의점

전거근의 활동은 상지 거상과 상관관계에 따라 근활동은 증가하지만, 충돌의 위험이 높아지므로 거상 각도가 작은 범위에서 상지를 거상시킨다.[23)]

●**표 1-2** IST muscle 트레이닝의 포인트

	단독 수축	복합 수축		CKC
전거근	• 앙와위에서의 견갑골 외전 (어깨 수평 굴곡과 팔꿈치 굴곡 45°) • 앙와위에서의 scapula punch	• 90° 외전위에서 외회전 [전거근과 승모근] • 외회전위에서 120° 이상 or 80° 이하의 scaption [승모근 상부와 하부]	• 신전, 내전, 내회전 패턴 [전거근, 승모근 하부] • 굴곡, 외전, 외회전 패턴 (원심성) [승모근 하부, 전거근]	• push up[전거근] • military press [승모근 상부]
승모근	• 어깨를 으쓱[상부 · 중부] • 복와위 135° 외전위에서 수평 외전[중부 · 하부 · 상부]	• 90° 외전위에서 IR [승모근 하부와 능형근] • 복와위에서의 로잉 [승모근과 능형근]		• 입위에서의 135° 굴곡 위로부터 로잉 [능형근과 승모근]
능형근	• 90°, 45° 굴곡 자세에서의 로잉			

승모근 하부는 견갑골을 후경 및 외회전시켜 충돌을 피하는 데 중요하다. 거상 각도에 따라 승모근 내에서 활동이 강조되는 부위는 다르며, 0~60°에서 승모근 상부, 90~120°에서 승모근 중부, 90° 이상의 거상에서 승모근 하부가 강하게 작용한다.[24)]

◈ 참고문헌

1. Sahara W, et al : Three-dimensional clavicular and acromioclavicular rotations during arm abduction using vertically open MRI. J Orthop Res 25 : 1243-1249, 2007
2. Sahara W, et al : 3D kinematic analysis of the acromioclavicular joint during arm abduction using vertically open MRI. J Orthop Res 24 : 1823-1831, 2006
3. Endo K, et al : Influence of age on scapulo-thoracic orientation. Clin Biomech 19 : 1009-1013, 2004
4. Sahara W, et al : The glenohumeral micromotion and influence of the glenohumeral ligaments during axial rotation in varying abduction angle. J Orthop Sci 25 : 980-985, 2020
5. Kikuchi K, et al : Scapular inclination and glenohumeral joint stability : a cadaveric study. J Orthop Sci 13 : 72-77, 2008
6. Harryman DT 2nd, et al : Translation of the humeral head on the glenoid with passive glenohumeral motion. J Bone Joint Surg Am 72 : 1334-1343, 1990
7. Halder AM, et al : Dynamic contributions to superior shoulder stability. J Orthop Res 19 : 206-212, 2001
8. Graichen H, et al : Glenohumeral translation during active and passive elevation of the shoulder - a 3D open-MRI study. J Biomech 33 : 609-613, 2000
9. Tempelaere C, et al : Dynamic Three-Dimensional Shoulder Mri during Active Motion for Investigation of Rotator Cuff Diseases. PLoS One 11 : e0158563, 2016
10. Halder AM, et al : Dynamic inferior stabilizers of the shoulder joint. Clin Biomech(Bristol, Avon) 16 : 138-143, 2001
11. Clark JM, et al : II Tendons, ligaments, and capsule of the rotator cuff. Gross and microscopic anatomy. J Bone Joint Surg Am 74 : 713-725, 1992
12. Arai R, et al : The anatomy of the coracohumeral ligament and its relation to the subscapularis muscle. J Shoulder Elbow Surg 23 : 1575-1581, 2014
13. Mochizuki T, et al : Humeral insertion of the supraspinatus and infraspinatus. New anatomical findings regarding the footprint of the rotator cuff. Surgical technique. J Bone Joint Surg Am 91 (Suppl 2 Pt 1) : 1-7, 2009
14. Eckmann MS, et al : Cadaveric Study of the Articular Branches of the Shoulder Joint. Reg Anesth Pain Med 42 : 564-570, 2017
15. Horiguchi M : The cutaneous branch of some human suprascapular nerves. J Anat 130 : 191-195, 1980
16. Nasu H, et al : Distribution of the axillary nerve to the subacromial bursa and the area around the long head of the biceps tendon. Knee Surg Sports Traumatol Arthrosc 23 : 2651-2657, 2015
17. 荒川高光：大胸筋と小胸筋の筋線維の走行からみた運動療法. 理学療法学 37 : 263-265, 2010
18. Koizumi M : Two mammalian species in which the intercostal nerves innervate the serratus anterior or scalenus muscles together with the cervical nerves : an important clue to clarify the homology of cervico-thoracic trunk muscles in mammals. Anat Sci Int 94 : 295-306, 2019
19. Smith J, et al : The effect of scapular protraction on isometric shoulder rotation strength in normal subjects. J Shoulder Elbow Surg 15(3) : 339-343, 2006

20. Itoi E, et al : Which is more useful, the "full can test" or the "empty can test," in detecting the torn supraspinatus tendon? Am J Sports Med 27(1) : 65-68, 1999
21. Kelly BT ,et al : The manual muscle examination for rotator cuff strength. An electromyographic investigationAm J Sports Med 24(5) : 581-588, 1996
22. Otis JC, et al : Changes in the moment arms of the rotator cuff and deltoid muscles with abduction and rotation. J Bone Joint Surg Am 76(5) : 667-676, 1994
23. Escamilla FR, et al : Shoulder muscle recruitment patterns and related biomechanics during upper extremity sports. Sports Med 39(7) : 569-590, 2009
24. Bagg SD, et al : Electromyographic study of the scapular rotators during arm abduction in the scapular plane. American Journal of Physical Medicine 65(3) : 111-124, 1986

2 주관절

주관절은 **완척관절(humeroulnar joint)**, **완요관절(humeroradial joint)**, **근위요척관절(superior radioulnar joint)** 3가지 관절로 구성되어 있으며, 상완골과 요골 · 척골이 관련되어 있다. 굴곡/신전을 하는 것은 주로 완척관절과 완요관절이며, 전완 회내/회외 운동에는 완요관절과 근위요척관절이 원위요척관절과 함께 기능한다.

주관절은 견관절과 수관절의 중간에 위치하여 양쪽의 위치 관계에 영향을 많이 받기 때문에 임상적으로는 견관절이나 수관절의 기능과 함께 평가 · 치료해야 한다. 특히 주관절에서는 외상이나 만성적인 장애로 인해 굴곡/신전 제한뿐만 아니라 회내/회외의 가동범위 제한이 문제가 된다. 또한, 스포츠장애나 탈구 후에는 **외반 불안정성**이 문제가 되는 경우가 많다.

1 주관절의 가동성과 안정성의 병태 포인트

(1) 주관절의 가동성 장애

a. 정상 주관절의 굴곡/신전 운동

■ **완척관절**

완척관절은 **상완골 활차(trochlea of humerus)**와 **척골의 활차 절흔(trochlear notch)**으로 구성된 관절로, 상완골 활차에 **활차 중앙구(trochlear groove)**라는 고랑이 있고, 그 고랑에 활차 절흔에 존재하는 융기가 맞아들어간다(▶**그림 2-1a, b**). 따라서 **경첩관절**

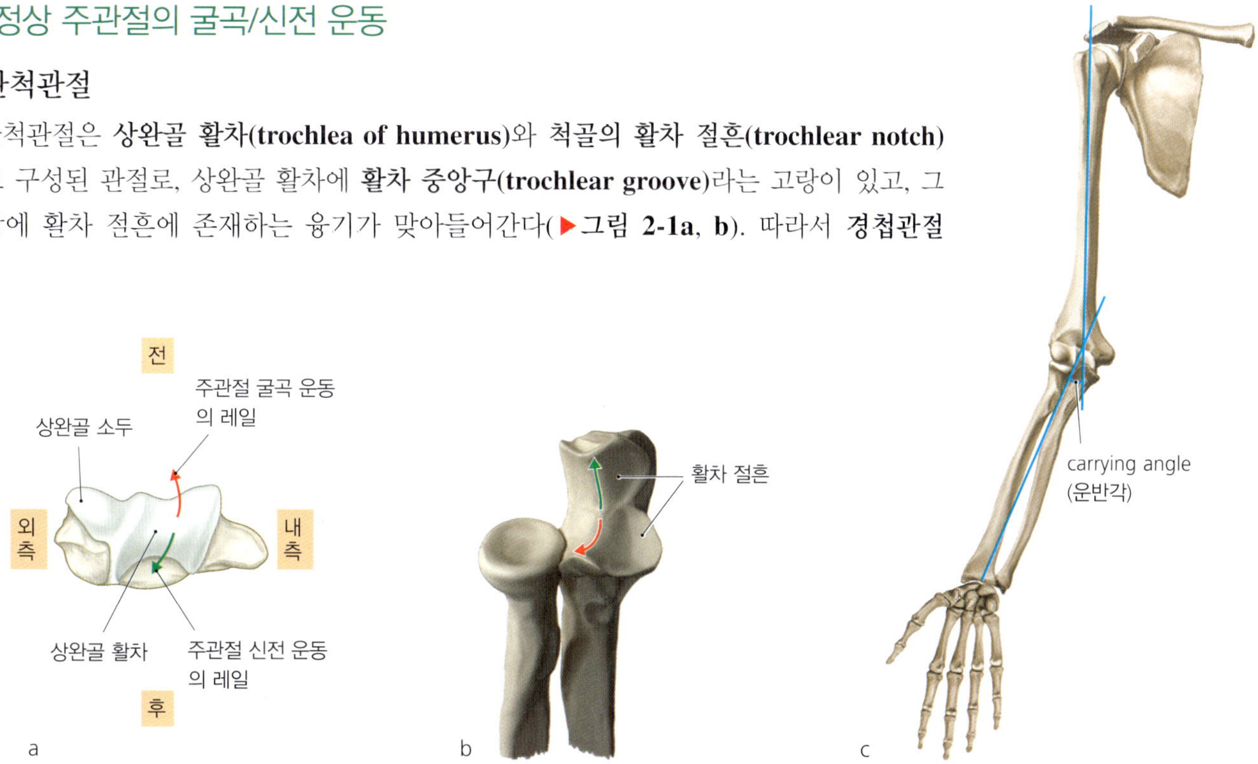

▶**그림 2-1** 활차 중앙구와 carrying angle

(hinge joint)로서 안정적이며, 굴곡/신전 운동만이 발생한다. 활차 절흔은 팔꿈치 굴곡 시에는 전방의 활차 중앙구를 따라 이동하고, 신전 시에는 후방의 활차 중앙구를 따라 이동한다. 활차 중앙구 후방의 구는 외측 하방을 향하고 있기 때문에 신전 시 척골은 외반위(10~15°)를 취한다. 이 생리적 외반각을 **운반각(carrying angle)**이라고 한다(▶**그림 2-1c**).

주관절 굴곡/신전 운동의 운동축은 상완골 내측상과의 하단과 외측상과의 하단을 잇는 선으로 거의 같다. 그러나 실제로 운동축의 외측부는 굴곡에서 신전에 이르기까지 순차적으로 변화하며 외측측부인대의 부착부면상에 분포하는 것으로 보고되었다.[1] 즉, 우측 팔꿈치를 외측에서 관찰하면 반시계 방향으로 원형의 패턴을 그리기 때문에 순수한 시상면상에서의 운동이 아닌 나선형의 운동이 되며, 신전 시에는 외반하고 굴곡 시에는 외반이 작어지는 것으로 알려져 있다.

주관절의 굴곡/신전 운동은 뼈의 충돌에 의해 제동된다. 굴곡 시에는 **상완골의 구돌와(coronoid fossa)**에 **척골의 구상돌기(coronoid process)**가 충돌하여 제한되고, 신전 시에는 **상완골의 주두와(olecranon fossa)**에 **주두(olecranon)**가 충돌하여 제한된다.

■ 완요관절

완요관절은 팔꿈치의 굴곡/신전 운동과 전완의 회내/회외 운동에 관여하는 2축성의 과상관절(condyloid joint)이다. 굴곡/신전 운동에서는 골성의 안정성이 높은 **완척관절**이 주체가 된다. 또한, 전완의 회내/회외 운동에서는 **근위·원위요척관절**이 주체가 된다. 즉, 완요관절은 완척관절과 상요척관절을 연결하는 역할을 하는 것으로 생각된다. 따라서 완요관절 주위에 가동성 저하가 발생하면 주관절의 굴곡/신전 운동과 함께 전완의 회내/회외도 제한된다. 굴곡 최종 범위에서는 **상완골의 요골와(radial fossa)**에 **요골두(radial head)**가 충돌하여 제한된다.

■ 근위·원위요척관절

근위요척관절에서는 원위요척관절과 함께 전완의 회내/회외 운동이 일어난다. **상요척관절**은 요골의 관절 환상면(articular circumference)과 척골의 요골 절흔(radial notch)으로 구성된 중쇠관절(pivot joint)이며, **원위요척관절**은 요골의 척골 절흔(ulnar notch)과 척골두(ulnar head)로 구성된다. 전완 회내/회외 운동의 운동축은 요골두 중심에서 척골두를 잇는 선으로, 요골 절흔상에서 관절 환상면이 회전한다**(spin motion)**. 또한, 원위요척관절에서는 요골의 척골 절흔이 척골두 주위를 회전하는**(wiper motion)** 것으로 생각된다(▶**그림 2-2**). 그러나 원위요척관절에서는 척골 절흔과 척골두의 곡률 반경(radius of curvature)이 다르기 때문에 회내 시 요골의 병진 운동이 발생한다(▶**그림 2-3**). 즉, 전완의 회내/회외 운동은 단순히 운동축 주위에 회전 운동이 발생하는 것이 아니라, 근위·원위요척관절에서 병진을 포함한 3차원적인 운동이 발생한다. 근위요척관절에서는 회내 운동 시 장측으로 이동하면서 근위 요측으로, 회외 운동 시에는 배측으로 이동하면서 원위 척측으로 이동하는 것으로 알려져 있다.[2] 즉, 전완의 회내/회외 운동의 제한 요인을 특정하기 위해서는 단순한 spin motion이나 wiper motion뿐만 아니라 3차원적인 운동으로 파악하여 어느 운동 요소가 제한되고 있는지를 확인할 필요가 있다.

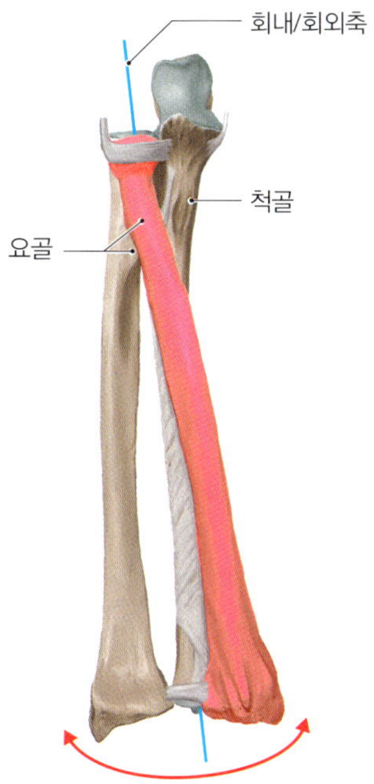

▶**그림 2-2** spin motion과 wiper motion

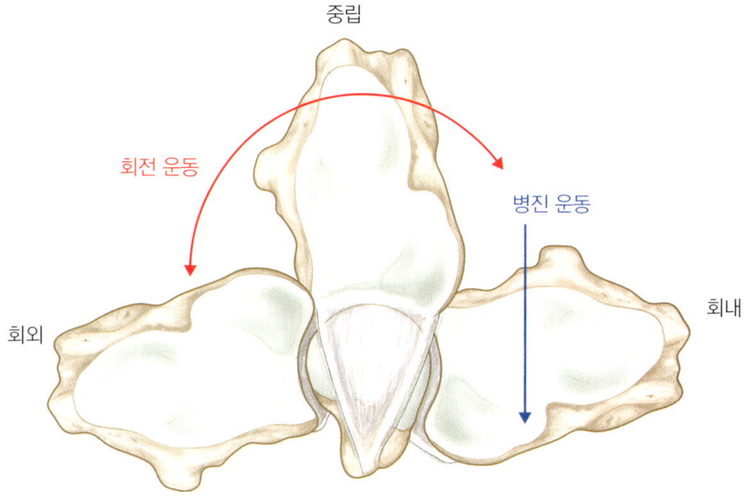

▶**그림 2-3** 원위요척관절의 병진 운동
요골이 척골두 주위를 회전 · 병진함으로써 전완의 회내/회외 운동이 일어난다.

b. 가동성 장애의 포인트가 되는 구조

■ 완척관절의 전부

완척관절의 전면에서 주관절의 신전 가동범위 제한을 일으키는 구조에는 **상완근(brachialis muscle)**과 **관절낭 전면**이 있다(▶**그림 2-4**). 상완골 원위단의 골절이나 주관절의 탈구 골절 후 등 관절을 고정하는 치료 후에는 같은 부위의 가동성이 저하되기 쉽다. 상완근의 심층에 존재하는 **지방층(adipose layer)**은 유연성이 풍부하다. 따라서 고정이나 부동으로 인해 이 지방층의 가동성이 저하되면 주관절의 신전 가동범위를 제한할 뿐만 아니라 굴곡 시에 완척관절 전방에서 충돌이 발생한다.

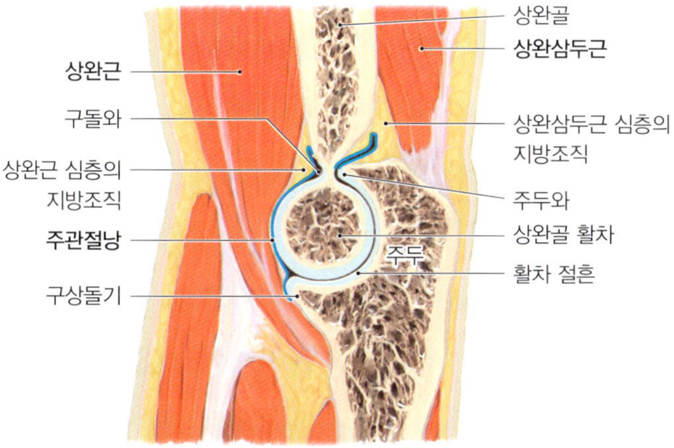

▶**그림 2-4** 상완근 · 상완삼두근과 주관절낭의 관계

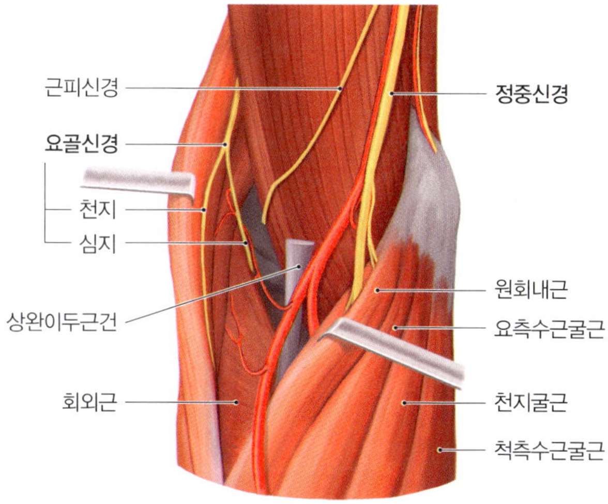

▶**그림 2-5** 정중신경과 요골신경

또한, 상완근의 내측 전면에는 **정중신경(median nerve)**이 주행하고, 상완근의 외측 전면에는 **요골신경(radial nerve)**이 주행한다(**▶그림 2-5**). 이러한 신경 주위 소성결합조직의 상태 변화도 신경의 활주성을 저해하여 가동범위 제한의 원인이 된다.

■ 완척관절의 후부

완척관절의 후면에서 관절 가동범위 제한의 원인이 되기 쉬운 것은 **상완삼두근(triceps brachii muscle)**이다. 특히 상완골 원위단골절 후나 부동으로 인해 주두와 주위 지방층의 가동성이 저하되면 굴곡 제한뿐만 아니라 신전 시에도 충돌이 발생하게 된다.

■ 완척관절의 내측

완척관절의 내측부는 굴곡 제한과 신전 제한 모두 관여하는 부위이다. 특히 탈구 골절이나 내측측부인대 손상 후 등에서는 현저한 가동범위 제한이 문제가 된다. 손상 빈도가 높은 **내측측부인대(medial collateral ligament)**는 손상 후에 주위 조직과의 가동성이 저하되고, 관절 운동 시 긴장 패턴이 변화하여 가동범위 제한이 발생한다(**▶그림 2-6**). 또한, 내측측부인대와 연속성을 갖는 **요측수근굴근**이나 **원회내근 · 천지굴근 · 척측수근굴근**의 근연축이나 단축도 내측측부인대의 긴장을 변화시킬 뿐만 아니라, 신전 시에 이들 근육들이 신장되지 못하기 때문에 신전 제한의 원인이 된다.

또한, **척골신경(ulnar nerve)**은 상완근과 상완삼두근 내측두 사이와 내측근간중격 내를 하행하여 상완골 활차 후내측에 존재하는 척골신경구를 통과하고, 전완에서 수부뿐만 아니라 완척관절 내측에도 분포한다. 따라서 척골신경은 굴곡에 의해 원위로 활주해야 한다. 척골신경 주위 소성결합조직의 상태 변화는 굴곡 가동범위 제한의 요인이 된다.

➡ **천층의 전사주섬유속**
superficial anterior oblique ligament : SAOL

➡ **후사주섬유속**
posterior oblique ligament : POL

➡ **심층의 전사주섬유속**
deep anterior oblique ligament : AOL

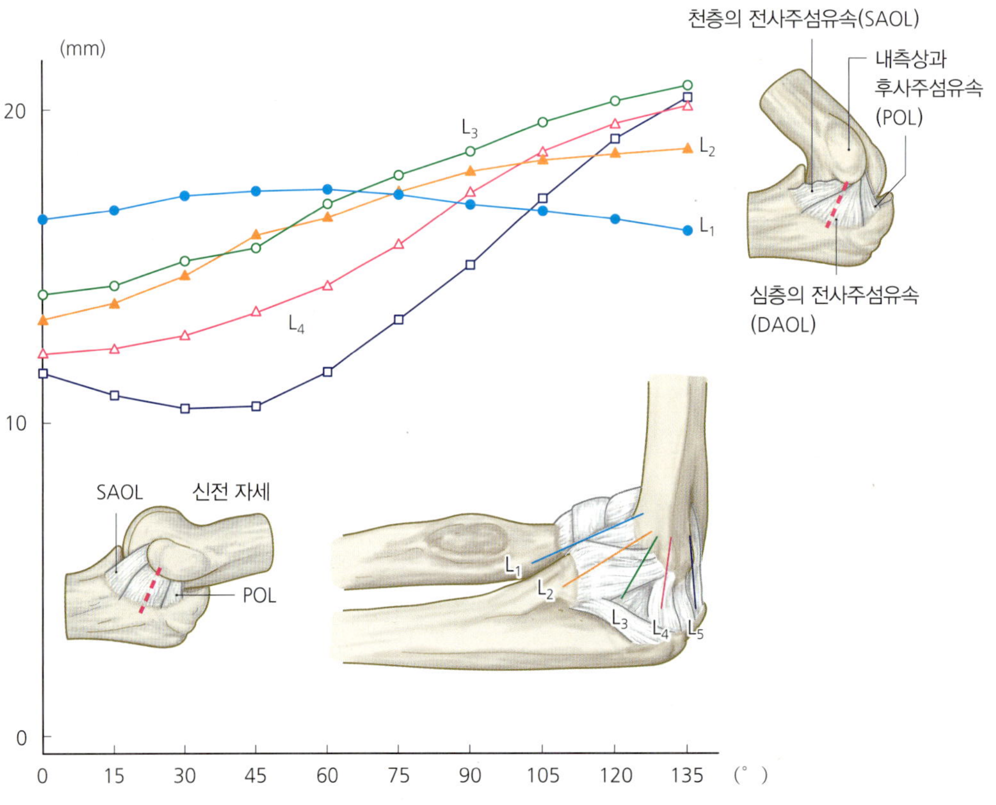

▶그림 2-6 관절 각도의 변화에 따른 내측측부인대(MCL)의 긴장 변화

■ 완요관절

완요관절의 관절 운동은 근위요척관절 가동범위 제한의 영향을 많이 받는다. 완요관절의 굴곡을 단독으로 제한하는 요인으로는 완요관절 후방에 위치한 **주근(anconeus muscle)** 및 심층 관절낭의 신장성이나 신전 운동 시 요골신경 주위의 활주성 문제가 있을 수 있다.

■ 근위요척관절

근위요척관절에서는 전완의 회내/회외 운동이 발생한다. 요골두의 위치가 변화하기 때문에 전완 회내/회외 운동뿐만 아니라 완요관절의 굴곡/신전에도 영향을 미친다. 앞서 언급했듯이, 전완의 회내 운동 시 요골두는 축회전에 따라 전방으로 이동하면서 원위 요측으로 병진한다. 주관절의 굴곡 운동 시에는 완요관절에서 요골두가 굴측으로 이동한다. 따라서 전완의 회내 제한(=요골두 굴측으로의 이동 제한)이 발생하면 완요관절의 굴곡도 제한되고, 전완의 회외 제한(=요골두 신측으로의 이동 제한)이 발생하면 완요관절의 신전도 제한된다. 그 때문에 주관절 굴곡/신전의 가동범위 제한과 전완 회내/회외의 가동범위 제한은 밀접한 관계가 있다.

근위요척관절의 가동범위 제한에 있어서는 요골윤상인대 주위의 결합조직이 중요해진다. 부동으로 인해 요골윤상인대 주위의 결합조직에 상태 변화가 발생하면 요골두의 운동이 제한된다. 따라서 요골윤상인대 주위에 존재하는 회외근, 총지신근, 원회내근, 상완이두근과의 사이에 위치한 결합조직이 문제가 되기 쉽다(▶**그림 2-7**). 또한, 상완이두근과 원회내근 주위의 결합조직에 상태 변화가 생기면 요골두가 굴측으로 이동하게 되어 회외가 제한된다. 이 때, 주관절의 굴곡 시 팔꿈치 전방에 충돌이 발생하기도 한다. 이처럼 관절 운동과는 다른 **요골두의 위치 변화(malalignment)**가 가동범위 제한을 일으키기도 한다.

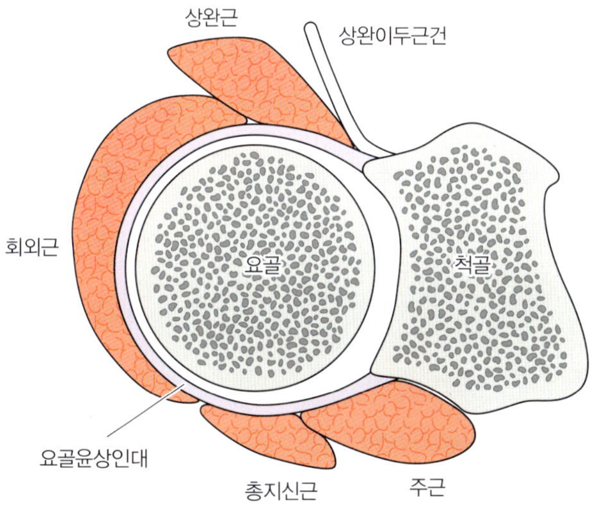

▶그림 2-7 요골윤상인대에 부착하는 근육

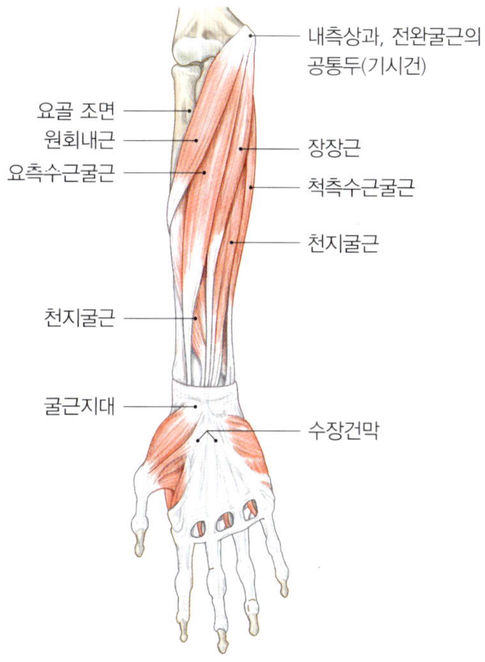

▶그림 2-8 전완회내굴근
전완굴근은 상완골 내측상과에서 기시한다.

(2) 주관절의 안정성 장애

a. 주관절의 안정성과 동적안정화기구

주관절은 완척관절의 골성 안정성이 높은 관절이다. 전후 방향의 안정성은 각각 주두와 구상돌기에 의한 골성의 제한 때문에 불안정성이 잘 생기지 않는다. 반면, 문제가 되기 쉬운 것은 측방 불안정성이며, 특히 외반 불안정성이 문제가 된다.

■ 외반 불안정성

외반 불안정성을 제동하는 것은 **내측측부인대**이며, 동적안정화기구로 **전완회내굴근**을 생각할 수 있다(▶**그림 2-8**). 내측측부인대는 전방의 섬유속이 가장 강하고, 주관절 신전 자세에서 더 긴장하여 굴곡/신전의 전체 가동범위에서 긴장을 유지하는 인대이다. 또한, 주관절에 강한 부하가 가해지는 투구 동작에서는 한 번의 **투구 동작**으로 내측측부인대의 파열 강도를 초과하는 부하가 가해진다. 따라서 팔꿈치 외반 불안정성에 대해서는 내측측부인대뿐만 아니라 동적안정화기구인 근육들의 기능이 중요해진다.

■ 내반 불안정성

➡ 외측척측측부인대
lateral ulnar collateral ligament : LUCL

내반 불안정성을 제동하는 **정적안정화기구**는 외측측부인대와 전완신근이다. 완요관절을 안정화시키는 **외측측부인대(radial collateral ligament)**는 상완골에서 요골로 뻗어나가는 것이 아니라 상완골에서 요골윤상인대로 연속된다(▶**그림 2-9**). **요골윤상인대(annular ligament of radius)**는 요골두를 덮도록 척골 절흔 주위에 위치한다. 즉, 외측측부인대는 완척관절을 안정화시키고, 근위요척관절을 통해 완요관절의 안정성을 높인다. 신전 자세에서는 외측측부인대, 굴곡 자세에서는 **외측척측측부인대**(LUCL)가 내반을 제동한다.

동적안정화기구로는 요골윤상인대와 인접한 회외근이나 외측측부인대에 연속되는 총지신근, 단요측수근신근의 장력이 중요해진다. 또한, 최근 내반 불안정성을 가진 증례에서 **주근**의 장력이 내반 불안정성을 경감시킨다는 보고가 있으며, 주근의 트레이닝도 내반 안정성에 있어서 중요하다.[3] 그러나 외반 불안정성에 비해 내반 불안정성이 문제가 되는 경우는 드물다.

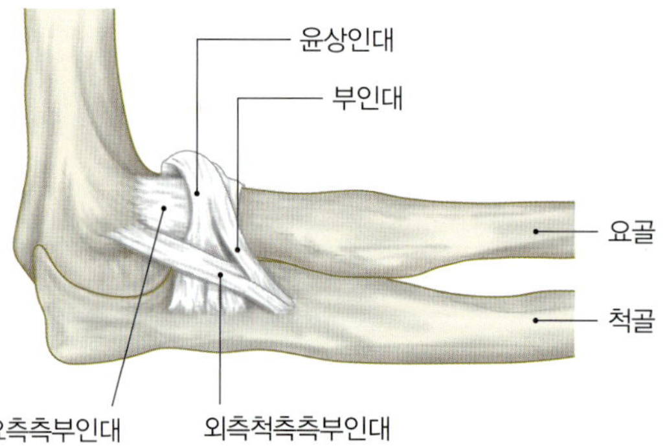

▶**그림 2-9** 외측측부인대(LCL)

요약

주관절은 3개의 관절 운동의 복합으로 굴곡/신전과 전완의 회내/회외 운동이 일어난다. 따라서 우선 각 관절의 구조가 중요하다. 또한, 주관절을 가로질러 존재하는 건이나 신경 · 혈관이 많기 때문에 그 주위 구조가 신장 · 활주할 수 있도록 소성결합조직의 상태를 고려해야 한다.

임상에서 문제가 되기 쉬운 것은 상완근과 관절낭 주위의 결합조직이나 정중신경, 요골신경, 상완삼두근과 그 심층에 위치한 지방층, 척골신경, 내측측부인대에 부착하는 요측수근굴근이나 원회내근, 천지굴근, 척측수근굴근이다.

가동성

완요관절은 근위요척관절의 영향을 받아 관절 가동범위 제한을 일으킨다. 따라서 근위요척관절에서 요골두의 운동에 영향을 미치는 회외근, 총지신근, 원회내근, 상완이두근도 문제가 된다.

안정성

안정성에는 외반 불안정성이 문제가 되는 경우가 많으며, 운동치료에서는 동적안정화기구인 요측수근굴근이나 원회내근, 천지굴근, 척측수근굴근의 장력을 높이는 것이 중요하다.

2 주관절의 기능 개선에 필요한 해부학

(1) 상완근과 내측측부인대

내측측부인대는 전사주섬유, 후사주섬유, 횡주섬유로 분류할 수 있다(▶**그림 2-10**). 최근 **상완근**의 정지건 내측부는 주관절의 관절낭 전부, 내측측부인대의 전사주섬유에 해당하는 부분과 연속되어 있음이 밝혀졌다.[4] 뿐만 아니라 내측측부인대에는 원회내근, 천지굴근의 기시건과 근간중격(interradicular septum)이 연속되는 것도 밝혀졌다.[4] 즉, 내측측부인대 전사주섬유에서 연장된 건막이 원회내근과 천지굴근 사이의 근간중격으로 되어 있고, 내측측부인대 후사주섬유에서 연속되는 건막이 천지굴근과 척측수근굴근 사이의 근간중격으로 되어 있는 것이다.

이는 **내측측부인대 손상**을 일으키는 **외반 부하**에 길항하는 중요한 근육이 해부학적으로 밝혀졌다고 할 수 있다.

a. 상완근 전면을 주행하는 신경 · 혈관(▶그림 2-11)

상완근의 전면에는 말초신경과 혈관이 주행하는 부위가 많다. 근위에서는 상완이두근과의 사이를 **근피신경(musculocutaneous nerve)**이 주행하고, 상완근을 지배한 후 외측으로 나와서 **외측전완피신경(lateral antebrachial cutaneous nerve)**이 된다. 상완근의 내측 전면에서는 **정중신경**이 **상완동맥**과 함께 주행한다. 보통 정중신경이 상완동맥보다 표층에 있지만, 상완동맥이 정중신경보다 천층을 주행하는 경우도 있다(**천상완동맥**). 상완근의 내측연은 상완삼두근 내측두와의 근간중격을 갖지만, 그 근간중격을 구성하는 건막 내를 **척골신경**이 원위로 주행한다(▶58p). 상완근의 외측 전면에는 **요골신경**이 주행하며, 완요골근의 심층에서 같은 근육에 지배신경을 내고 원위 회외근의 표층으로 향한다.

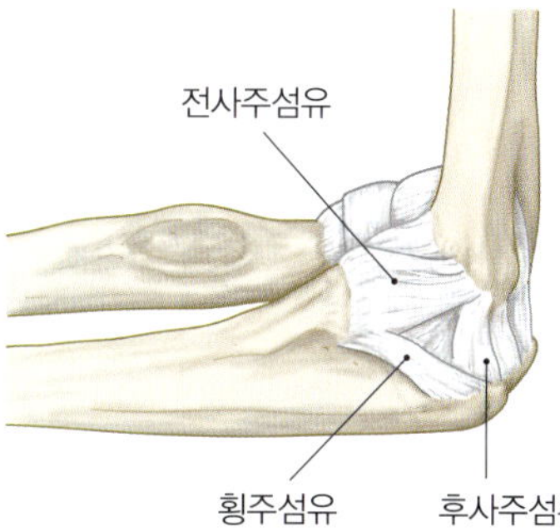

▶**그림 2-10** 내측측부인대(MCL)

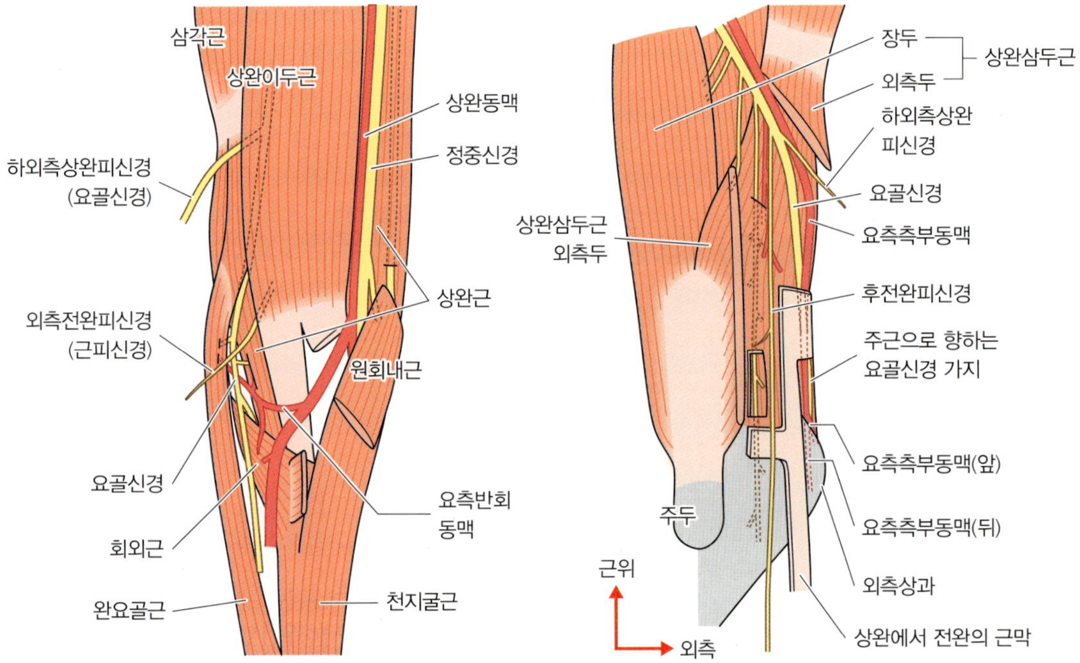

▶그림 2-11 상완의 동맥과 신경

요골신경은 상완근에 대한 지배신경을 내는 경우가 많으며,[5-7] 상완근은 근피신경과 요골신경의 이중신경 지배를 받는 경우가 많다. 상완근의 원위 외측부, 완요골근의 심층, 회외근의 표층이라는 부위는 위에서 설명한 바와 같이 요골신경이 주행할 뿐만 아니라, 요골동맥의 가지인 요측반회동맥이 가지를 내고 있다. **요측반회동맥(radial recurrent artery)**은 요측측부동맥(radial collateral artery)과 관절낭 근처에서 동맥망을 만든다. 신경과 혈관가지가 많은 이 부위가 주위의 소성결합조직도 많아지는 부위이며, 치료 대상으로 우선해야 할 부위이다.

b. 상완근 심층의 지방층(▶그림 2-12)

임상에서는 상완근의 심층에 지방층이 있는 것이 문제가 되지만, 해부학적으로 이 점을 밝힌 보고는 많지 않다. 이에 필자가 해부학 실습에서 실제로 상완근을 부검하여 관찰한 내용을 설명하고자 한다.

상완근의 기시는 상완골의 전면 전체가 아니라 삼각근 조면에서 삼각근의 정지건과 상완근의 기시건이 공동건인 경우가 많으며 그로부터 기시한다. 또한, 상완삼두근 내측두와의 내측·외측근간중격에서도 기시한다. 상완골체(body of humerus)에서 기시하는 것도 있으며, 그 부분의 근속은 상완근의 또 다른 부분이 될 수 있다. 정지는 척골의 구상돌기에서 척골조면(ulnar tuberosity)에 걸친 골막이나 관절낭으로 이행하면서 관절낭 전면에도 연속되어 있다. 상완근은 상완골체의 원위부에 부착되지 않은 부분이 있다.

즉, 상완근은 상완골 원위부에 부착되지 않고 약간 떠 있는 형태가 되는 것이다. 이는 팔꿈치의 굴곡 각도가 크고, 골성에 제한을 받을 때까지 굴곡하는 것과 관련이 있을 것으로 보인다. 상완골 원위에서 기시한다면 그것은 매우 짧은 근속이 되어 팔꿈치 신전 시에 제한 요인이 된다. 이를 방지하기 위해 근복 주위는 상완골 원위에서 부착되지 않아 관절

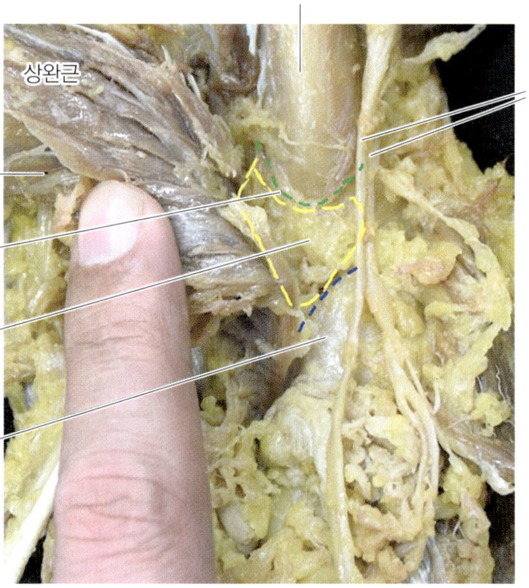

▶**그림 2-12　상완근의 심층**

낭의 전면을 긴장시킬 수 있도록 되어 있는 것이 아닐까 생각된다.

이처럼 근육이 뼈에서 떠 있는 곳에 소성결합조직이 들어가 많은 지방조직을 축적하고 있는 부위가 또 있다. 예를 들어 측두근이나 소둔근, 상완삼두근 내측두는 그 기시과 정지 사이에 뼈에서 떠 있고, 그 심층에 지방을 많이 포함하는 소성결합조직이 존재하는 경우가 많다. 이 지방층의 기능적 의의는 명확하지 않지만, 이 소성결합조직의 상태 변화가 상완근의 가동성과 관련될 가능성은 높다.

(2) 상완삼두근과 주근

상완삼두근의 원위부에서 상완골에서 기시하는 부분은 거의 내측두인데, 이 내측두의 외측단에서 원위에 위치하는 것이 **주근(anconeus muscle)**이다. 외측상과에서 기시하여 척골의 주두에서 척골 골간부의 배측에 정지하여 상완삼두근의 보조적인 작용을 하는 것으로 생각되나, 완척관절이 골격적으로 안정되어 있기 때문에 그 작용이 있다고 보기는 어렵다. 주근의 표층(배면)은 상완삼두근 정지건의 연장인 건막성 근막으로 덮여 있다. 척골이 수동적으로 회외하는 방향으로 움직일 때 당겨지는 것으로 생각되기 때문에, 특히 굴곡 자세에서 그 방향의 안정성에 기여할 수 있다. 주근의 천층에는 **요골신경천지(superficial branch of radial nerve)**가 원위로 주행한다. 또한, 그 천층에는 후전완피신경(posterior cutaneous nerve of forearm)이 주행한다. 또한, 주근으로 향하는 지배신경이 상완삼두근 내측두 근속을 관통해 도달한다. 주근의 심층에는 요측측부동맥에서 전후로 갈라져 외측상과 주위에 도달하는 가지가 분포한다.

상완삼두근 내측두는 원위부에서는 주관절의 후방 관절낭에도 부착하면서 주두의 골막으로 연장된다. 앞서 언급한 바와 같이 내측두 원위부에는 상완골로부터 떠 있는 부분이 존재하며, 상완골 원위부와 상완삼두근 내측두의 기시부 사이에 **지방층**이 존재한다. 지방층은 지방조직을 많이 포함하는 소성결합조직으로 볼 수 있다.

■ 주부관

척골신경은 내측근간중격을 구성하는 건막 내를 주행한 후 상완골 내측상과의 후면으로 주행한다. 그 부위에서는 **상완삼두근** 정지건의 내측단과 **척측수근굴근**이 만드는 건막의 심층을 주행한다(▶**그림 2-13**). 그 후 척골신경은 척측수근굴근의 심층에서 같은 근육에 지배신경을 내고 전완으로 향한다. 척골신경에는 상척측측부동맥, 하척측측부동맥 등이 가늘지만 동반 주행한다.

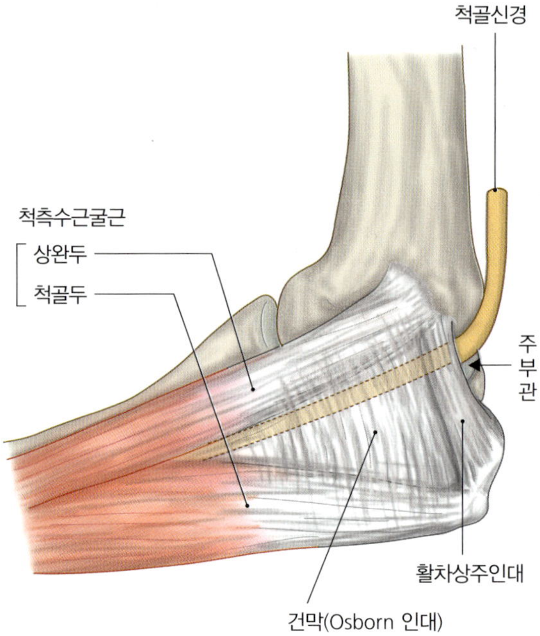

▶**그림 2-13 척측수근굴근과 주부관**

(3) 총지신근, 장 · 단요측수근신근, 회외근

요골신경은 완요골근과 상완근 사이로 나온 곳에서 완요골근에 대한 지배하는 신경을 내는데, 그 분지는 더 후방으로 뻗어 장 · 단요측수근신근에도 지배신경을 낸다. 즉, 회외근의 표층이자 완요골근과 장 · 단요측수근신근 사이의 층을 요골신경에서 나온 분지가 주행한다(▶**그림 2-14**). 또한, 회외근은 후방에서는 주근의 원위에 위치하는데, 주근의 심층으로 들어간 요측측부동맥의 후지가 회외근과 총지신근 사이의 층으로 나오게 된다. 그리고 회외근의 하연에서는 요골신경의 종지인 후골간신경(posterior interosseous nerve)이 나와 다른 신근(extensor muscle)으로 지배신경을 낸다. 후골간신경과 마찬가지로 후골간동맥도 회외근의 하연에서 나온다(▶**그림 2-15**).

즉, **회외근(supinator muscle)**은 수축하는 방향이 내측-외측 방향이며, 요골에 감겨있는 형태이지만, 그 표층에 있는 완요골근, 장 · 단요측수근신근, 총지신근은 모두 근위-원위 방향으로 수축하는 근육들이다. 그 회외근의 표층에 신경과 혈관이 주행하는 층이 존재한다. 즉, 그곳이 소성결합조직이 많은, 치료 대상이 되어야 할 층이라고 생각된다. 그 부위의 소성결합조직에 기질의 고갈 상태 등이 생기면 팔꿈치의 운동성에 큰 영향을 미칠 뿐만 아니라, 불편감이나 통증으로 이어질 가능성이 높다. 또한, 회외근의 심층으로 들어가는 후골간신경은 아마도 후방 관절낭 주위의 감각지를 낼 가능성이 높다. 따라서 회외근 주위의 치료가 중요할 것이다. 요골신경의 심지가 회외근을 통과하는 부위는 **Frohse's arcade**라고 하며, 그 주위에 신경장애나 통증과 같은 문제가 발생했던 부위이다. 신경압박 증상 외에도 그 주위의 소성결합조직에 문제가 있는 증례도 많을 것으로 생각된다.

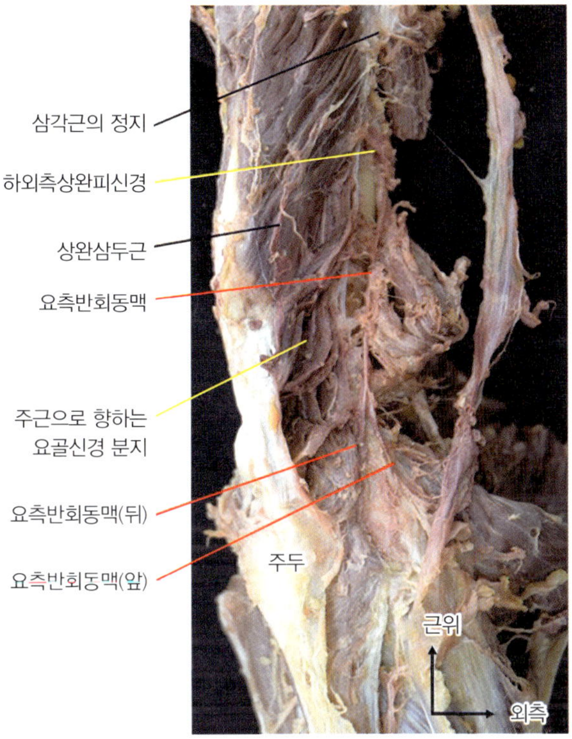

▶그림 2-14 외측상과 주위(회외근의 천층)

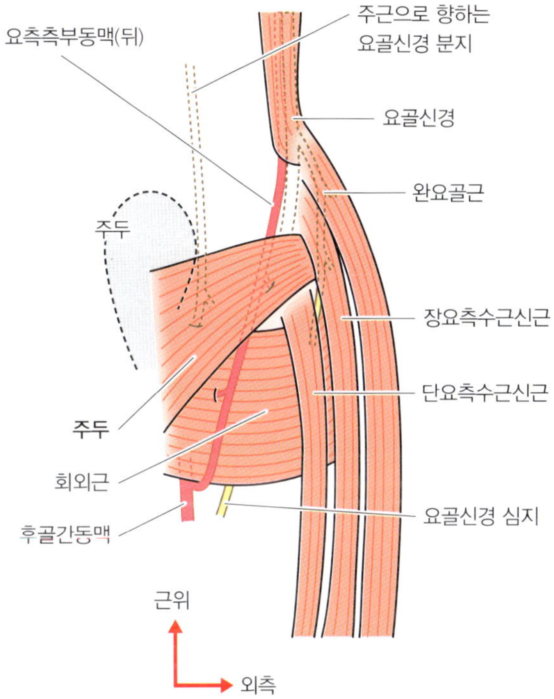

▶그림 2-15 주근

3 주관절의 기능을 개선시키는 초음파 유도하 접근

(1) 상완근 심층 지방층의 유연성을 높이는 접근

완척관절 전면에서 상완근의 심층에 존재하는 지방층을 포함한 소성결합조직에 상태 변화가 생기면 완척관절의 굴곡 시 주관절낭의 전방 부분을 끌어올릴 수 없게 된다.

상완근 심층에의 접근

상완근은 상완골 활차부까지 **표층**을 향해 내려가고, 상완골 활차를 넘어서면 척골조면을 향해 **심층**으로 향한다. 즉, 시상면상에서는 완척관절부에서 가장 볼록해진다. 따라서 완척관절 레벨의 상완근에는 주관절 굴곡/신전 운동 중에 가장 형태를 변화시키는 **점탄성**이 요구된다.

그래서 주관절을 신전 자세로 하면서 완척관절 레벨에서 상완근의 근복을 끼워 넣듯이 쥐고 원위 내측에서 근위 외측을 향해 압박함으로써 상완근이 신장된다(▶**그림 2-16**).

상완근은 완척관절 레벨에서는 원위를 향해 가늘어지므로 주관절을 신전하면 상완근의 굵은 근복 부분이 원위로 활주한다(▶**그림 2-16d**).

영상 a, b, c

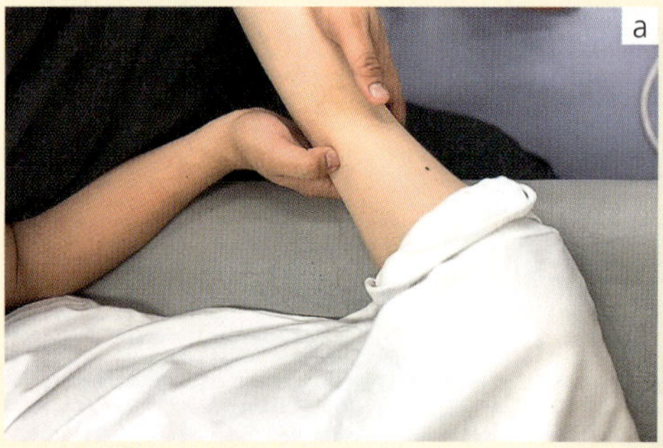

a. 도수치료

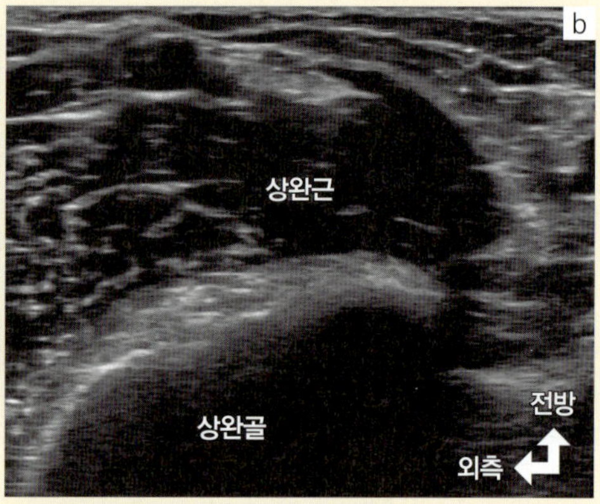

b. 주관절보다 근위의 초음파 영상

영상 d

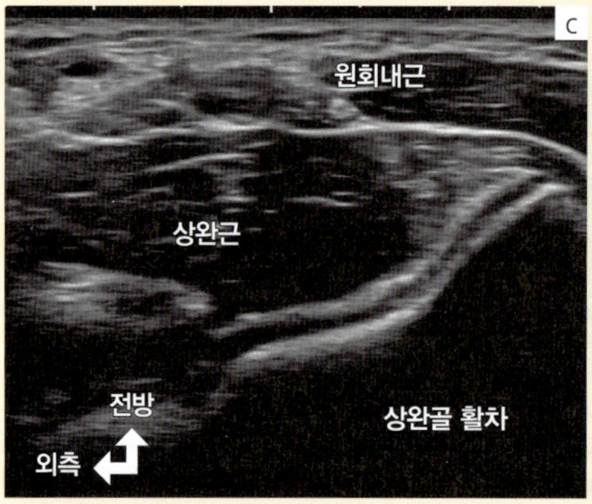

c. 주관절 레벨의 초음파 영상

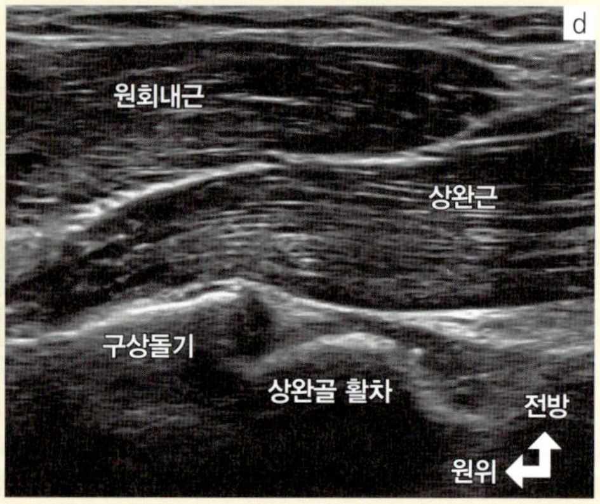

d. 주관절 신전 시 초음파 영상

▶**그림 2-16**

(2) 상완삼두근 심층 지방층의 유연성을 높이는 접근

상완삼두근은 주관절 신전 시 **주관절 후방 관절낭**을 끌어낸다. 주관절 신전에 따라 상완삼두근이 근위로 활주하면 상완삼두근의 심층에 있는 지방층이 근위 표층으로 당겨지고, 지방층과 함께 후방 관절낭이 당겨진다. 따라서 본 지방층의 상태 변화 등으로 상완삼두근 근위로의 활주가 억제되면 후방 관절낭을 끌어낼 수 없게 된다.

상완삼두근 심층에의 접근

주관절을 경도 굴곡 자세로 하여 상완삼두근 정지건의 심층 부분을 내측/외측에서 압박하고 주관절의 능동 굴곡/신전 운동을 시행한다(▶**그림 2-17**). 신전에 따라 상완골에서 **지방층**이 벗겨지도록 근위 천층으로 조작한다.

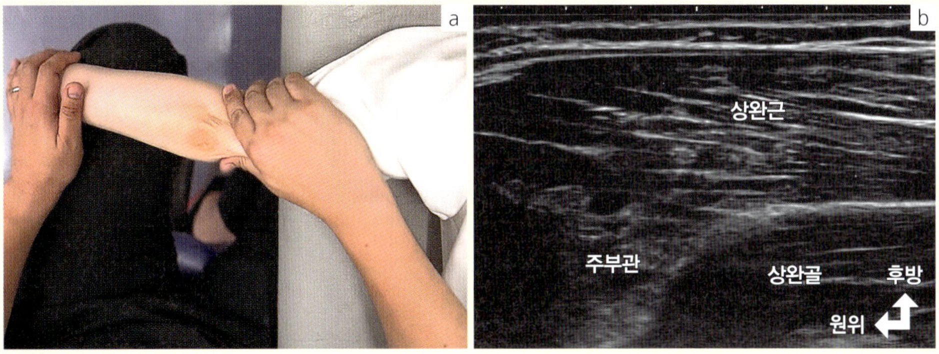

▶**그림 2-17**

영상

(3) 정중신경의 활주성을 촉진하는 접근

정중신경(median nerve)은 상완근의 내측을 통과하고, 주관절 굴측을 통과하며 원회내근을 통과한다. 따라서 상완근 내측의 소성결합조직, 원회내근의 관통부 주위 소성결합조직의 상태 변화를 예방·개선할 필요가 있다.

정중신경 신장 검사

주관절 신전 시, 같은 부위를 각각 압박했을 때 최종 가동범위에서의 신장감이 재현되는지 검사한다(▶**그림 2-18**). 또한, 경부를 반대쪽 측굴·회전하여 주관절 신전, 전완 회외, 수관절 배굴 자세로 하고 견관절을 외전시켜 정중신경을 신장시켰을 때 외전 각도의 좌우 차이를 측정한다(정중신경 신장 검사).[8] 좌우 차이가 있고, 주관절 부위에 신장감이 나타날 때 정중신경의 활주성 저하를 의심한다.

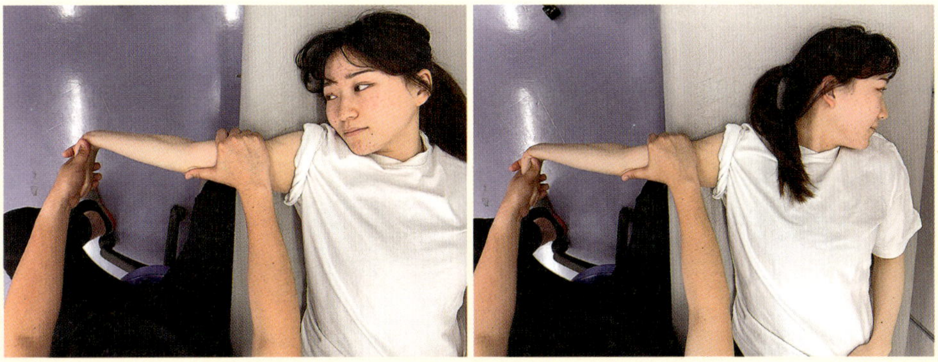

▶**그림 2-18**

정중신경 주위에 대한 접근

도수치료에서는 상완근 내측과 원회내근 입구 부위의 정중신경 주위 소성결합조직을 압박하면서 전완의 회외 운동을 실시하게 한다(▶**그림 2-19**).

또한, 정중신경의 활주성을 개선하기 위해 정중신경 신장 검사 자세에서 ① 경부의 측굴 · 회전 운동을 반복하여 정중신경 근위로의 활주를 촉진하는 방법과 ② 전완의 회내/회외 운동을 반복하여 정중신경 원위로의 활주를 촉진하는 방법이 있다(▶**그림 2-20**). 증상이 더 강하게 나타나는 방법을 선택하고, 증상이 강하게 나타나지 않는 운동 범위에서의 운동을 지도한다.

영상

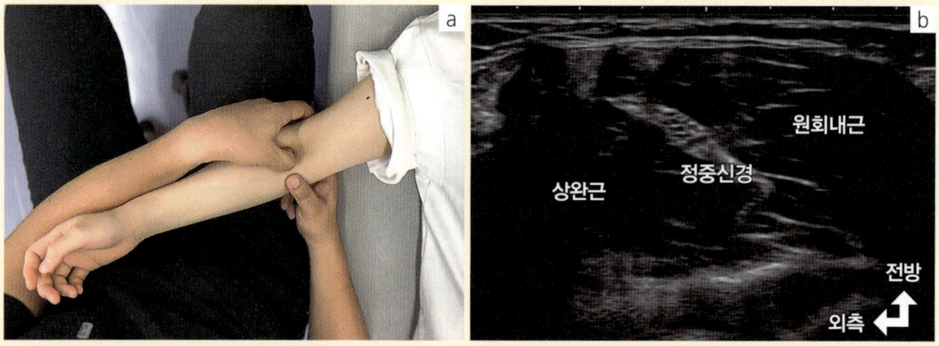

▶**그림 2-19** 정중신경 주위에 대한 접근

영상

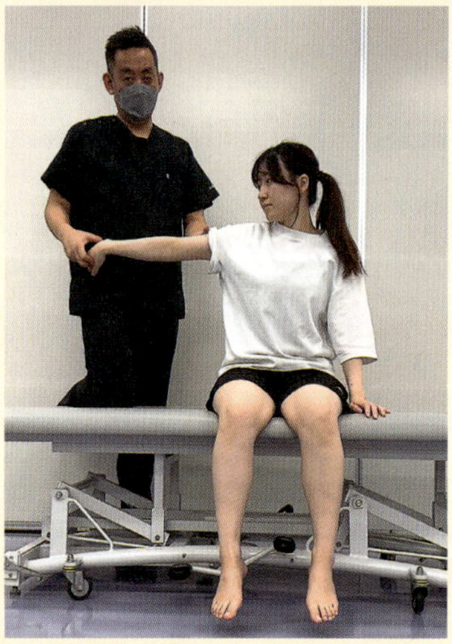

▶**그림 2-20** 정중신경 가동술

(4) 요골신경의 활주성을 촉진하는 접근

요골신경은 완요골근의 심층에서 상완근의 외측을 통과하는 부위, 회외근을 관통하는 부위에서 역학적 부하가 발생하기 쉽다. 따라서 그 부위에는 소성결합조직이 많이 존재한다. 그래서 이러한 소성결합조직의 상태 변화를 예방하고 개선한다.

요골신경 신장 검사

압통 소견과 함께 경부를 반대쪽 측굴 · 회전하고, 주관절 신전, 전완 회내, 수관절 장굴위에서 견관절을 외전시키고 요골신경을 신장시켰을 때 외전 각도의 좌우 차이를 측정한다(▶**그림 2-21**).[8] 좌우 차이가 있고, 주관절 부위에서 신장감이 나타날 때 요골신경의 활주성 저하를 의심한다.

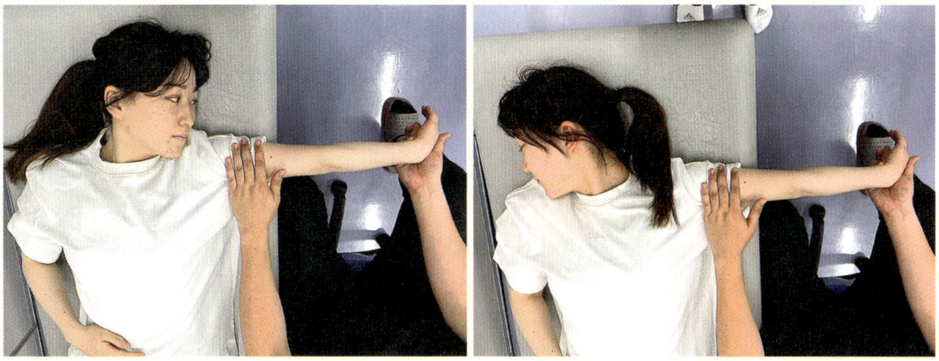

▶**그림 2-21**

요골신경 주위에 대한 접근

도수치료에서는 상완근 외측과 회외근 입구 부위의 요골신경 주위 소성결합조직을 압박하면서 전완의 회외 운동을 실시한다(▶**그림** 2-22). 또한, 요골신경의 활주성을 개선하기 위해 요골신경 신장 검사 자세에서 ① 경부의 측굴 · 회전 운동을 반복하여 요골신경 근위로의 활주를 촉진하는 방법과 ② 전완의 회내/회외 운동을 반복하여 요골신경 원위로의 활주를 촉진하는 방법이 있다(▶**그림** 2-23). 증상이 더 강하게 나타나는 방법을 선택하고, 증상이 강하게 나타나지 않는 운동 범위에서 운동을 지도한다.

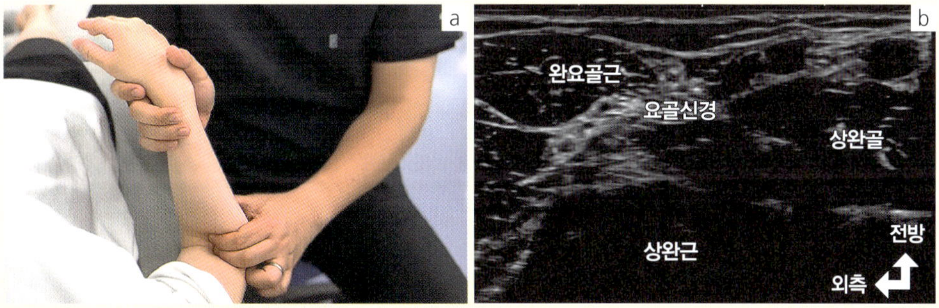

▶**그림 2-22** 요골신경 주위에 대한 접근

영상

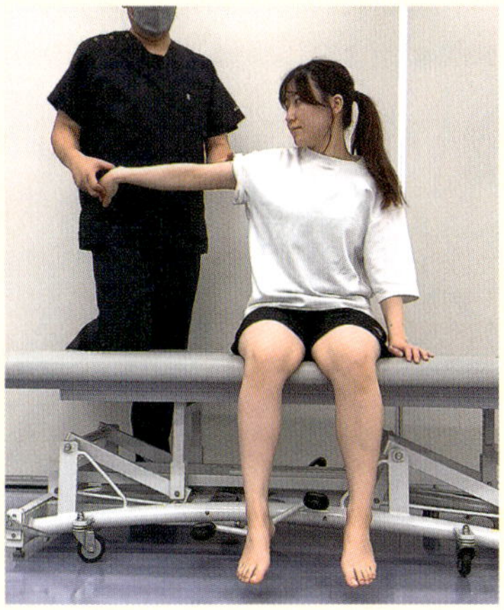

▶**그림 2-23** 요골신경 가동술

영상

(5) 척골신경의 활주성을 촉진하는 접근

척골신경은 **내측이두근구(medial bicipital groove)**에서 상완이두근과 상완삼두근 내측두 사이를 통과하는 부위, 상완골 내측상과 후면에서 척골신경구를 통과하는 부위(**주부관**), 그리고 척골수근굴근의 척골두와 상완두 사이에 존재하는 건막의 심층을 통과하는 부위(**Osborne 인대**의 심층)에서 포착되는 경우가 많다. 그 중에서도 내측이두근구와 Osborne 인대의 심층은 연부조직으로 구성된 터널이기 때문에 이 부위에서의 장애는 물리치료를 통해 쉽게 치료할 수 있다.

척골신경 신장 검사

척골신경의 주행에 따라 3부위의 압통과 척골신경을 신장시켰을 때 통증의 재현성을 확인한다(▶**그림 2-24**). 머리를 검사 측으로 회전한 자세에서 견관절을 외전하고, 주관절 굴곡, 전완 회내, 수관절 배굴한다. 이때 통증이 나타나는지 확인한다. 거기서 머리를 반대쪽으로 회전했을 때 통증이 증가하는지 검토한다.

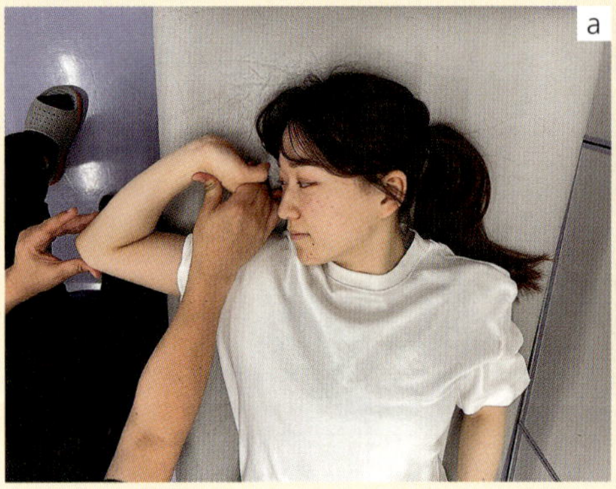
a

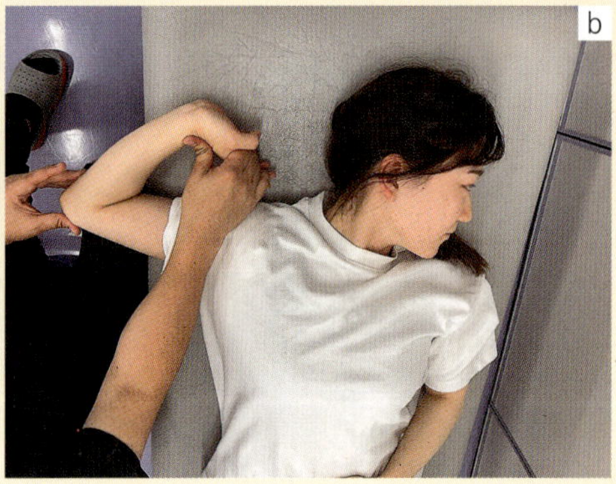
b

▶**그림 2-24**

척골신경 주위에 대한 접근

척골신경 주위에 대한 도수치료로 내측이두근구에서는 상완삼두근 내측두 표층의 근막에서 벗겨내듯이 척골신경을 전후 방향으로 이동시킨다(**▶그림 2-25**). 또한, Osborne 인대 부위에서는 척측수근굴근의 건막을 압박해 척골신경에 이르면, 전후 방향으로 어긋나게 움직인다(**▶그림 2-26**). 이러한 조작으로 척골신경의 수평면상에서의 가동성이 나타나면 척골신경 신장 검사 자세에서 주관절 굴곡에 따른 경부의 같은 쪽 회전, 주관절 신전에 따른 경부의 반대쪽 회전을 연속하여 척골신경의 활주성을 촉진시켜 나간다(**▶그림 2-27**).

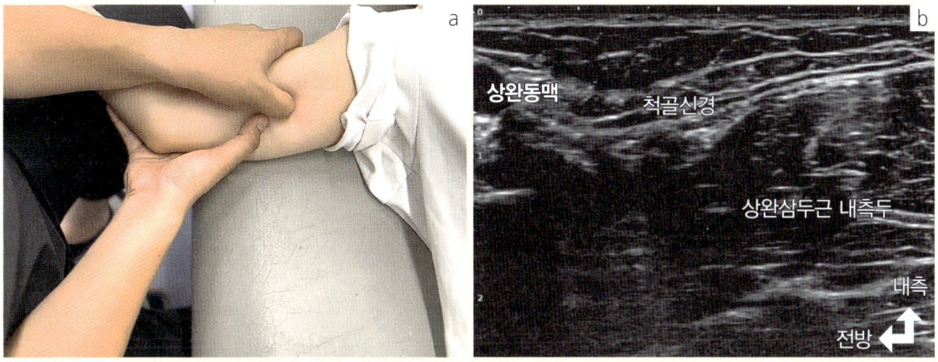

▶그림 2-25 내측이두근구에서의 접근

영상

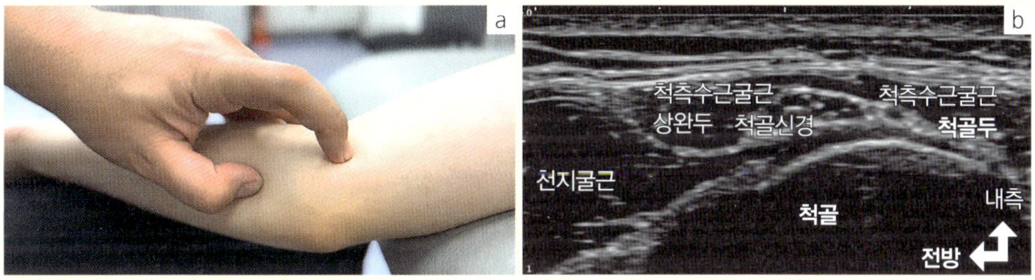

▶그림 2-26 Osborne 인대의 심층에서의 접근

영상

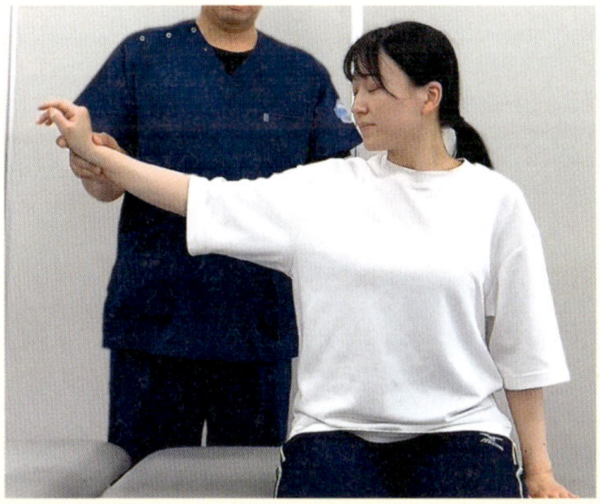

▶그림 2-27 척골신경 가동술

영상

(6) 전완 회내굴근의 신장성을 높이는 접근

전완 회내굴근의 신장성이 저하된 경우에는 각 근육의 스트레칭을 실시한다. 모든 근육은 주관절 굴곡, 전완 회내, 수관절 장굴에 작용한다. 따라서 주관절 신전, 전완 회외, 수관절 배굴 자세를 유지하면서 근육을 신장한다.

또한, **내측형 야구 엘보우**에서는 전완 회내굴근의 근파열이 발생되는 경우가 있다.[9] 이러한 경우에는 특정 근육을 신장시키기 위해 신장하고자 하는 근육을 직접 압박하는 다이렉트 스트레칭을 실시한다.

(7) 상완이두근 · 원회내근 · 회외근 부위의 소성결합조직에의 접근

상완이두근(biceps brachii muscle)의 정지건은 요골조면으로 향하는 부위에서 원회내근과 회외근 사이를 주행한다. 이 부위의 바로 외측에 요골신경, 내측에 정중신경과 상완동맥이 존재하며, 상완동맥에서 유래한 요골동맥의 분지도 다수 분지된다. 따라서 이 부위의 소성결합조직에 상태 변화가 생기면 정중신경과 요골신경의 활주성도 저하되어 주관절 신전 가동범위가 제한된다. 또한, 이 부위 소성결합조직의 상태 변화는 요골을 전방으로 변위시켜 주관절 굴곡 시 **전방 충돌**이 발생한다.

이 부위의 압통 소견을 가지고, **요골두의 후방 미끄러짐**을 촉진함으로써 굴곡 시 충돌이나 신전 제한이 개선되는지 확인한다. 최근의 체계적 검토에 따르면 팔꿈치 외측상과염에 대해 관절 운동을 동반한 관절 가동술이나 근막 이완에 의해 즉시 효과가 나타날 가능성을 지적하고 있다.[10)]

상완이두근 · 원회내근 · 회외근 부위에의 접근

상완이두근의 정지건이 요골조면으로 향하는 부위를 전방에서 압박하며 전완의 회외 운동을 실시한다(▶그림 2-28). 이 방법은 전완 회외 시 요골두의 후방 이동을 유도할 뿐만 아니라 이를 제한하는 근막을 포함한 소성결합조직에 접근함으로써 요골두의 후방 미끄러짐 운동이 발생하기 쉽게 한다.

영상

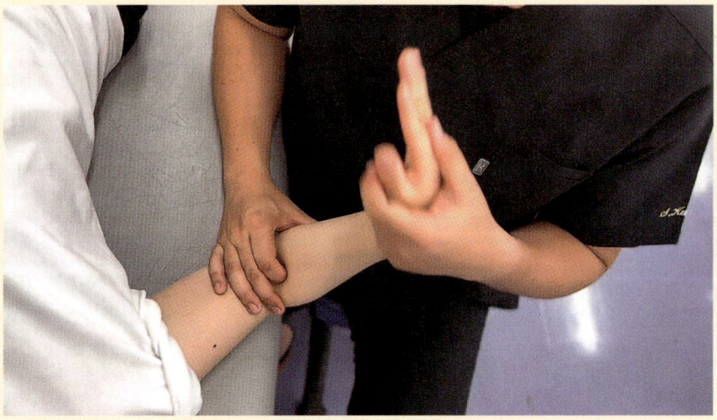

▶그림 2-28 상완이두근 · 원회내근 · 회외근 부위에 대한 접근

(8) 전완 회내굴근의 근력 트레이닝

전완 회내굴근의 근력은 주관절의 외반 불안정성을 보조한다. 그러나 전완 회내굴근의 근력 트레이닝에 의해 주관절 외반 안정성이 높아진다는 개입 연구는 없다. 따라서 전완 회내굴근의 근력 강화가 주관절의 안정화를 가져올 수 있는지에 대해서는 의문이 남는다. 그러나 전완 회내굴근의 긴장은 내측측부인대에 영향을 미치므로 임상에서는 많이 실시된다. 특히 투구 동작에서는 천지굴근이나 척측수근굴근의 근력 강화를 실시하는 경우가 많다.

전완 회내굴근의 근력 트레이닝

내측측부인대의 **전방**에 부착하는 제2 · 3지 천지굴근의 트레이닝으로는 제2 · 3지에 튜브를 건 상태에서의 수관절 장굴 운동이 있다(**▶그림 2-29**).

내측측부인대의 **후방**에 부착하는 천지굴근의 제4 · 5지와 척측수근굴근의 트레이닝으로는 제4 · 5지에 튜브를 건 상태에서의 수관절 장굴 · 척굴 운동이 있다(**▶그림 2-29**).

또한, 주상골(scaphoid bone)이 장측 회전에 의한 정렬 이상을 갖는 경우에는 수근부에 튜브나 도수에 의한 저항을 걸어 주상골의 배측 회전을 촉진하면서 장굴 운동을 실시한다.

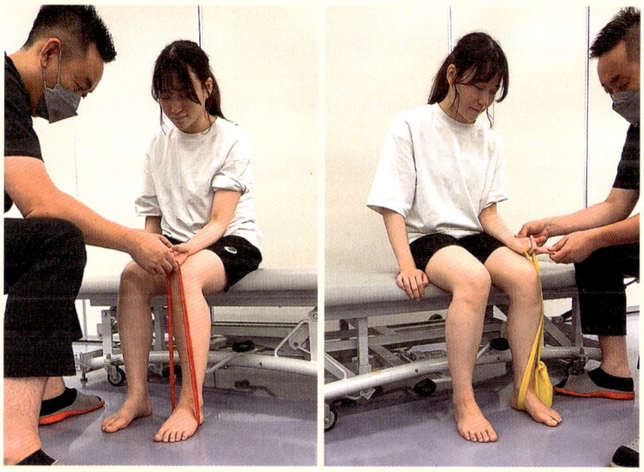

a. 천지굴근의 트레이닝 b. 척측수근굴근의 트레이닝

▶그림 2-29

영상 a

영상 b

(9) 전완신근의 근력 트레이닝

팔꿈치 외측상과염에 대한 체계적 검토[11, 12]에서 **전완신근의 원심성 수축** 효과가 보고되었다. 전완신근에 원심성 수축을 시행할 때는 충분한 주관절의 가동범위를 확보해야 한다. 특히 주상골의 장측 회전이 발생하면 수관절 장굴 시 전완신근에 과도한 신장 부하가 가해진다. 따라서 주상골의 장측 회전을 제어한 상태에서, 통증의 범위 내에서 원심성 수축을 촉진한다(▶**그림 2-30**).

영상 a

영상 b

영상 c

전완신근의 근력 트레이닝

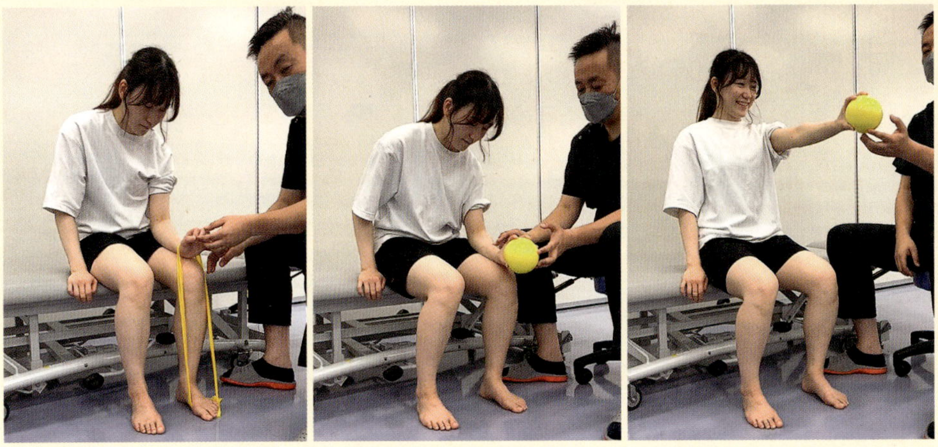

a. 전완신근의 단독 수축 운동

b. 전완굴근 수축하에서의 전완신근 복합 운동

c. 견관절 주위 근육과의 복합 운동

▶**그림 2-30**

◈ 참고문헌

1. Goto A, et al : In vivo elbow biomechanical analysis during flexion : three-dimensional motion analysis using magnetic resonance imaging. J Shoulder Elbow Surg 13 : 441-447, 2004
2. 風間清子, 他 : 回内・回外における橈骨-尺骨間運動の三次元生体内解析. 臨床バイオメカニクス 36 : 17-22, 2015
3. Badre A, et al : Role of the anconeus in the stability of a lateral ligament and common extensor origin-deficient elbow : an in vitro biomechanical study. J Shoulder Elbow Surg 28 : 974-981, 2019
4. Hoshika S, et al : Medial elbow anatomy : A paradigm shift for UCL injury prevention and management. Clin Anat 32 : 379-389, 2019
5. Marathe R, et al : Communication between radial nerve and medial cutaneous nerve of forearm. J Neurosci Rural Pract 1 : 49-50, 2010
6. Cho H, et al : Topographical anatomy of the radial nerve and its muscular branches related to surface landmarks. Clin Anat 26 : 862-869, 2013
7. Sawyer FK, et al : The Branching and Innervation Pattern of the Radial Nerve in the Forearm : Clarifying the Literature and Understanding Variations and Their Clinical Implications. Diagnostics (Basel) 10 : 366, 2020
8. Schmid AB, et al : Reliability of clinical tests to evaluate nerve function and mechanosensitivity of the upper limb peripheral nervous system. BMC Musculoskelet Disord 10 : 11, 2009
9. Ikezu M, et al : Sites of flexor-pronator muscle injury and relationship between ulnar collateral ligament injury and flexor-pronator muscle injury in baseball players : A retrospective cohort study. J Shoulder Elbow Surg 31 : 1588-1594, 2022
10. Girgis B, et al : Physical therapy for tendinopathy : An umbrella review of systematic reviews and meta-analyses. Phys Ther Sport 46 : 30-46, 2020
11. Cullinane FL, et al : Is eccentric exercise an effective treatment for lateral epicondylitis? A systematic review. Clin Rehabil 28 : 3-19, 2014
12. Ortega-Castillo M, et al : Effectiveness of the eccentric exercise therapy in physically active adults with symptomatic shoulder impingement or lateral epicondylar tendinopathy : A systematic review. J Sci Med Sport 19 : 438-453, 2016

3 수관절 · 수부

수관절은 요골과 근위수근열, 관절원판으로 만들어지는 **요골수근관절**과 근위수근골열과 원위수근열 사이에 위치한 **수근중앙관절**, 그리고 **두상삼각골관절**로 구성되어 장굴/배굴 운동 및 요굴/척굴 운동을 가능하게 한다.

수관절의 근위에는 요골의 척골 절흔과 척골두, 관절원판으로 이루어지는 **원위요척관절**이 있으며, 근위요척관절과 함께 전완의 회내/회외 운동을 가능하게 한다. 원위요척관절은 요골수근관절과 공통의 관절낭 안에 있으며, 관절원판으로 구분된 근위가 원위요척관절이고, 관절원판의 원위가 요골수근관절이다.

수부의 관절은 수근골, 중수골, 지골(근위지골, 중위지골, 원위지골)로 구성되며, **수근중수(CM)관절**, **중수지절[M(C)P]관절**, **근위지절간(PIP)관절**, **원위지절간(DIP)관절**로 나뉜다. 중수지절관절은 굴곡/신전, 내전/외전 운동을 가능하게 하고, 근위 · 원위지절간관절은 굴곡/신전 운동이 가능하다. **무지CM관절**은 이축성 안장관절(saddle joint)이다.

➡ **수근중수관절**
carpometacarpal joint : CM joint

➡ **중수지절관절**
metacarpophalangeal joint : M(C)P joint

➡ **근위지절간관절**
proximal interphalangeal joint : PIP joint

➡ **원위지절간관절**
distal interphalangeal joint : DIP joint

1 수관절의 가동성과 안정성의 병태 포인트

(1) 수관절 · 수부의 가동성 장애

a. 정상 수부 운동

■ **요골수근관절 · 수근중앙관절 · 두상삼각골관절**

수관절 운동은 요골수근관절과 수근중앙관절의 복합 운동이다(▶**그림 3-1**).

요골수근관절은 이축성의 타원관절(ellipsoidal joint)로, 요골에 대해 근위수근열이 장측/배측으로 회전하여 시상면상(장굴/배굴)과 관상면상의 운동(요굴/척굴)이 가능해진다.

수근중앙관절은 8개의 수근골이 근위열과 원위열로 나뉘어 견고하게 연결되어 있다. 그 운동 방향은 일축성의 **다트 던지기 운동** 방향인 것으로 알려져 있다(▶**그림 3-2**).[1] 요골수근관절의 가동성을 개선하기 위해서는 다트 던지기 운동 방향과 반대되는 움직임(**역다트 던지기 운동**)을 취함으로써 요골수근관절을 우위로 움직이는 것이 필요하다고 생각된다. 이들 관절의 복합적인 운동에 의해 수관절 운동이 이루어지기 때문에 가동성 장애가 요골수근관절과 수근중앙관절 중 어느 쪽의 문제인지 평가하는 것이 중요하며, 두 관절의 3차원적인 운동 영상이 필요하다.

두상삼각골관절은 삼각골과 두상골로 구성된 평면 관절로, 느슨한 관절낭에 싸여 있고 다른 수관절과는 독립된 관절강을 가진다. 두상골(pisiform bone)은 척측수근굴근의 정지건 내에서 발생하는 **종자골(sesamoid bone)**이다. 수관절의 운동이나 척측수근굴근의 운동에 따라 종자골이 약간 움직인다.

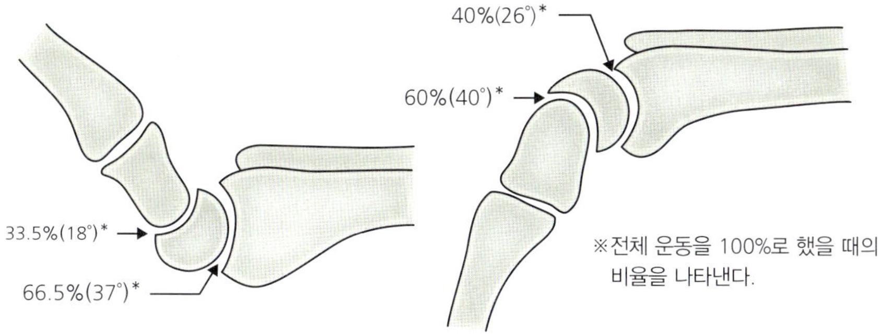

a. 배굴/장굴 운동

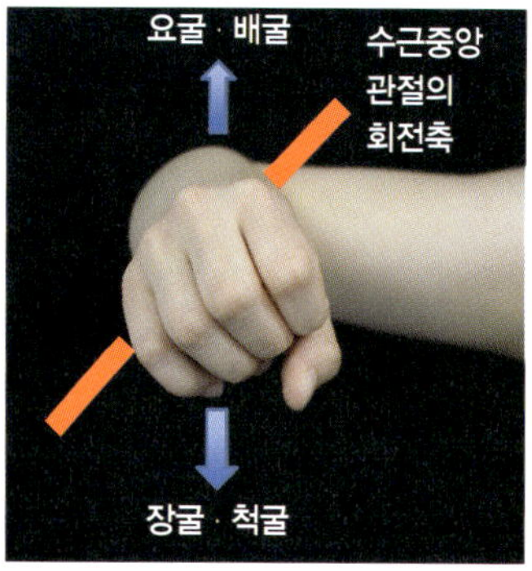

a. 전면

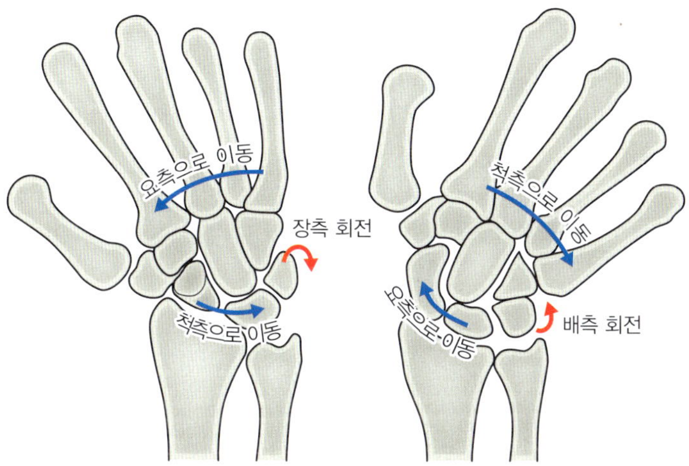

b. 요굴/척굴 운동

▶**그림 3-1** 수관절의 복합 운동

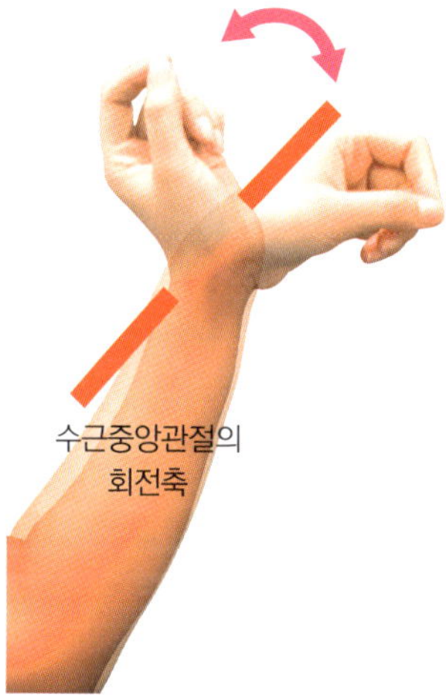

b. 측면

▶**그림 3-2** 다트 던지기

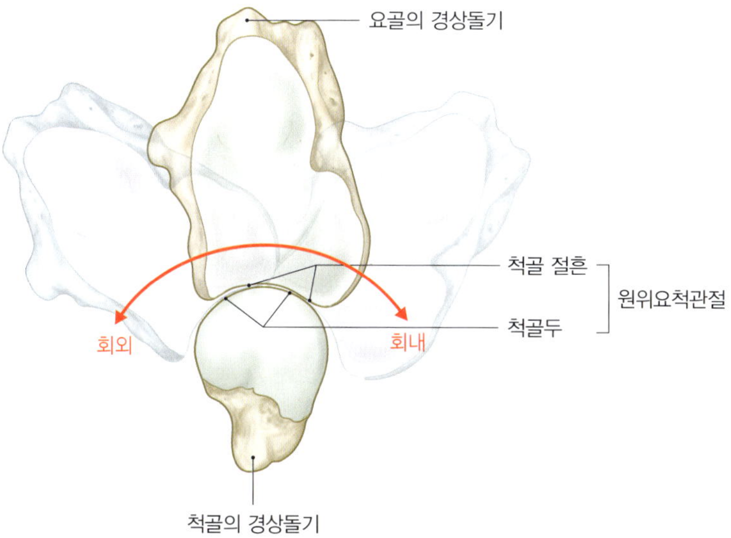

▶**그림 3-3** 원위요척관절

요골이 척골두 주위를 회전 · 병진하여 전완의 회내/회외 운동이 발생한다.

■ 원위요척관절

전완의 회내/회외 운동에 따라 요골의 척골 절흔은 척골두의 장측·배측으로 회전, 병진한다(▶그림 3-3). 요골의 장측 회전 운동에 따라 전완 중앙에서는 척골 골간부에 대해 요골 골간부가 교차하고, 근위에서는 요골두가 2mm 정도 외측·근위로 이동한다.[2)]

원위요척관절은 근위요척관절과 복합적으로 전완의 회내/회외 운동에 관여한다. 회외 운동 시에는 골간막의 긴장도 및 전완 복측의, 회내 운동 시에는 전완 배측의 근육이나 주행하는 신경·혈관 주위의 신장성 저하가 문제가 된다.

■ CM관절, MP관절, PIP관절, DIP관절

무지CM관절은 대능형골과 제1중수골 바닥으로 구성되어 있으며, 제1중수골은 관절면 상을 회전하며 운동한다. 굴곡(장측 외전), 신전, 내전, 외전(요측 외전) 운동이 가능하며, 이를 통해 복합적인 3차원적 대립 운동이 가능하다(▶**그림 3-4**). 임상에서는 대립 운동이나 장측·요측 외전 운동의 제한이 문제가 되는 경우가 많다.

MP관절은 굴곡 운동에 따라 중수골두에 대해 기절골 바닥이 장측 방향으로 굴러 미끄러지기 때문에 MP관절 배측면 구조의 신장성이 필요하다. 또한, MP관절 내전/외전 운동

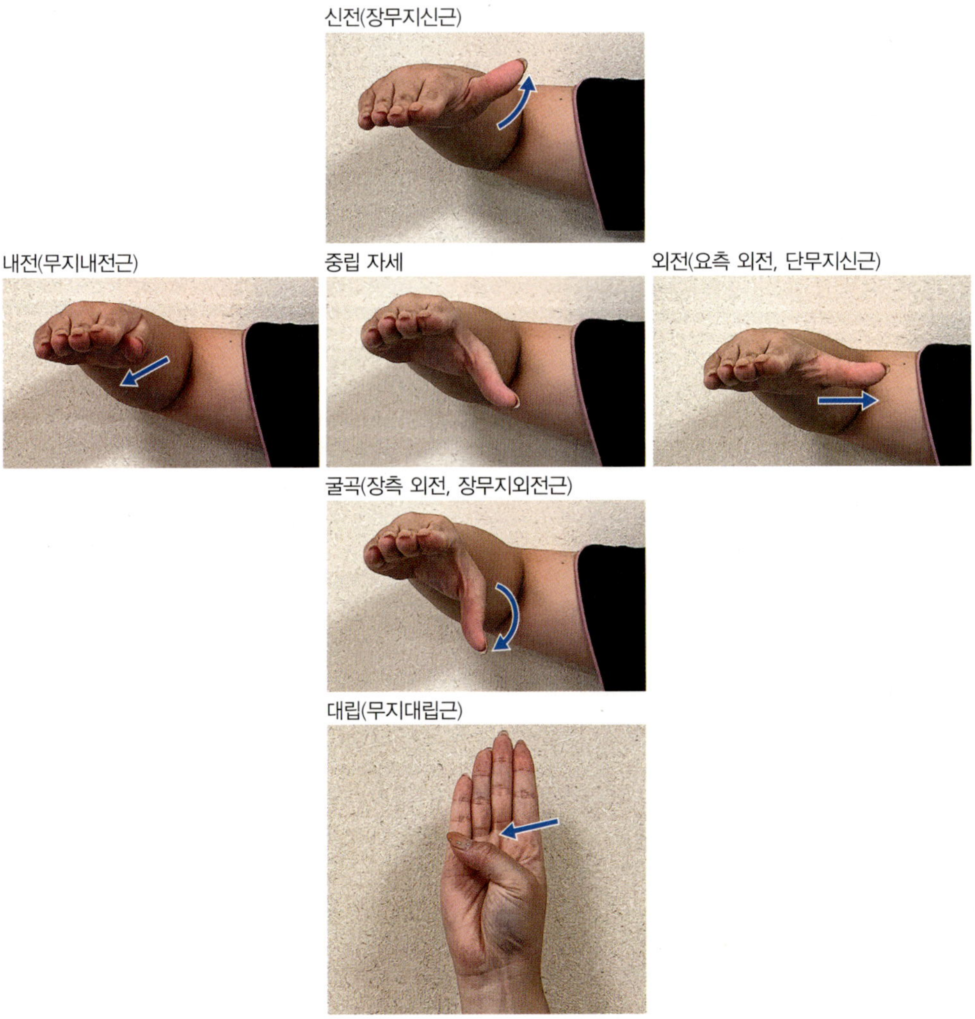

▶그림 3-4　제1지(무지)의 운동 유도

에 따라 기절골 바닥은 외전 시에 요측으로, 내전 시에 척측으로 굴러 미끄러지므로 운동 방향과 반대쪽 관절면을 구성하는 구조에 신장성이 필요하다.

PIP관절(근위지골두-중위지골 바닥), **DIP관절**(중위지골두-원위지골 바닥)은 경첩관절의 운동으로 굴곡 운동에서는 배측의, 신전 운동에서는 장측의 신장성이 필요하다.

b. 가동성 장애의 포인트가 되는 구조

■ 수관절

- 장측 : 수관절 장측에 위치하며, 가동성 저하로 인해 배굴 시에 문제가 되는 구조로 전완굴근과 방형회내근의 원위에서 골간막 사이에 위치한 지방층(**방형회내근 지방체** 또는 요골장측연 지방체[3)])이 있다(▶**그림 3-5**). 굴근 중에서도 **천지굴근**, **심지굴근**, **장무지굴근**은 중절골 · 말절골에 정지하므로 수지 신전 자세에서의 배굴 운동 시 건의 활주 이동 거리가 길어진다. 따라서 전체적으로 신장성이 필요하게 된다. 또한, 방형회내근 지방체는 요골 원위단에서 지굴근 건초가 활주할 때 바닥을 구성하는 것으로 생각되며, 지굴근건의 활주에는 본 지방체의 가동성이 필요하다.
- 배측 : 수관절 배측에 위치하며, 가동성 저하로 인해 장굴 시에 문제가 되는 구조로 전완신근이 있다. **단요측수근신근**은 **상완골 외측상과염** 시 문제가 되며, **단무지신근**과 **장무지외전근**은 **de Quervain 건초염** 시 문제가 된다. 전완신근은 마찰 부하나 신장 부하를 받기 쉽기 때문에 수관절 척굴/장굴의 제한 요인이 되기 쉽다.

또한, 단무지신근과 장무지외전근은 척골 근위에서 무지를 향해 비스듬히 주행한다. 두 근육의 심층을 장 · 단요측수근신근이 요골의 장축을 따라 원위로 주행한다. 이 근건의 **교차부**는 마찰 부하가 발생하기 쉽다(▶**그림 3-6**). 또한, 단무지신근과 장무지외전근의 표층에는 **요골신경천지**와 **외측전완피신경**이 원위로 주행하고 있어, 마찰 부하에 따른 위 근육의 교차부 및 신경 주위 소성결합조직의 상태 변화가 문제가 될 수 있나.

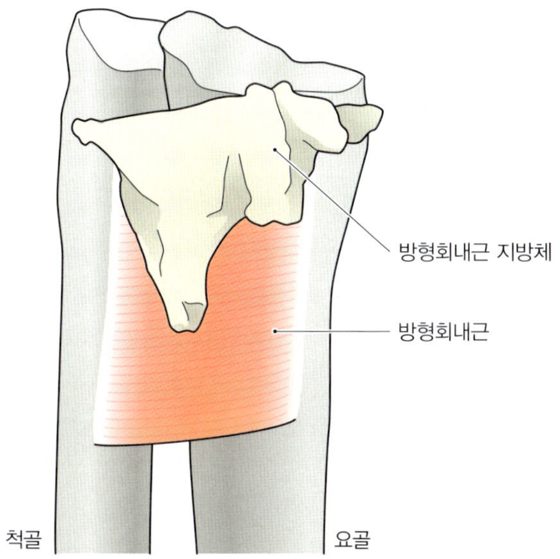

▶**그림 3-5 방형회내근 지방체**
굴근건 심층에서 방형회내근의 원위 표층에 지방체가 있다. 굴근건 심층에서 활주면을 형성한다고 생각된다.

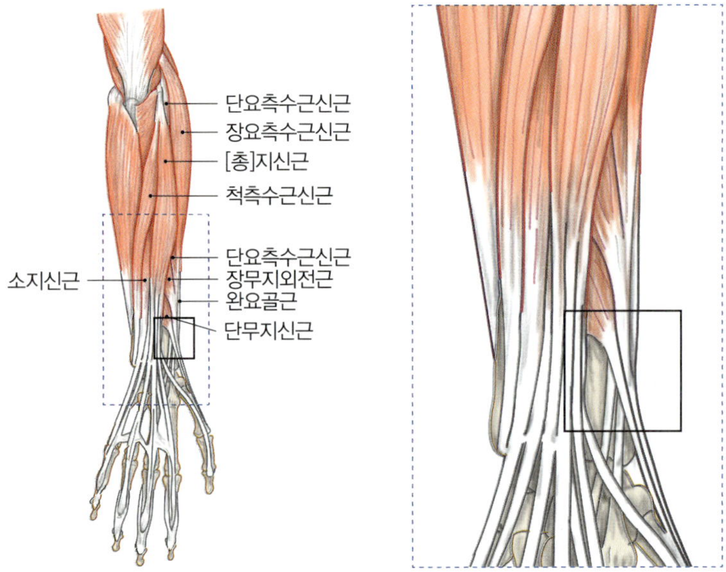

▶**그림 3-6 단무지신근, 장무지외전근과 장 · 단요측수근신근의 건 교차부**

단무지신근건, 장무지외전근건의 심층을 장 · 단요측수근신근건이 주행한다. 이 부위(□)는 마찰 부하를 받기 쉽고 통증의 호발 부위이다.

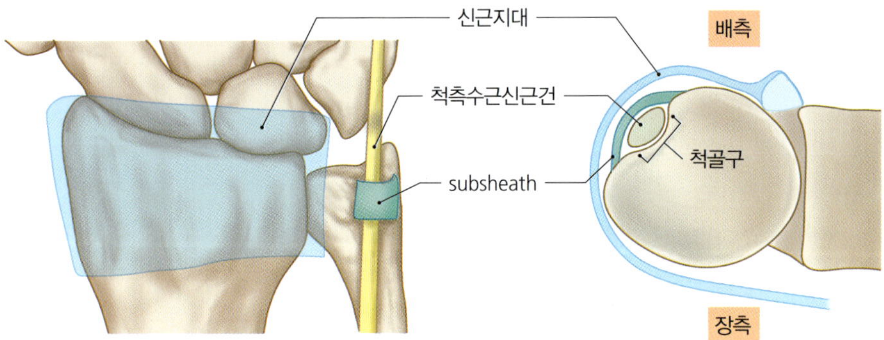

▶**그림 3-7 척측수근신근의 subsheath**

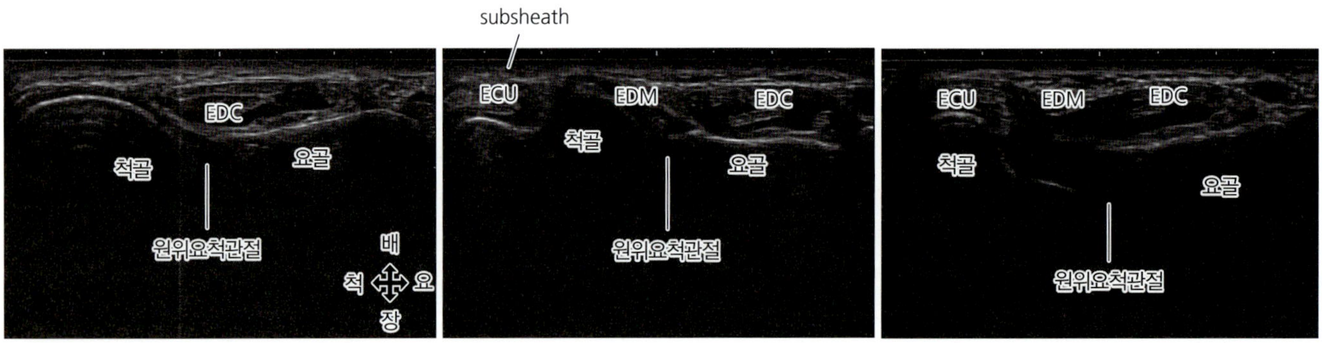

a. 회내 b. 중립 c. 회외

▶**그림 3-8 척측수근신근의 초음파 영상**

EDC : 총지신근, ECU : 척측수근신근, EDM : 소지신근

원위요척관절을 중심으로 회내/회외 상태를 관찰하면, 회내 자세에서는 ECU가 척측으로 이동하여 원위요척관절을 중심으로 촬영한 초음파 화면에서 벗어난다. 중립 자세와 회외 자세에서는 척골두가 회전하면서 장측으로 이동하고 ECU는 요측으로 이동한다.

■ 원위요척관절

전완의 회내 시 문제가 되는 구조로 회외근, 수관절 배측의 관절낭이 있다. **단무지신근**과 **장무지외전근**은 그 주행이 다른 신근보다 회외근의 방향에 가까워 회내 제한의 요인으로 생각된다.

전완의 회외 시 문제가 되는 구조로 원회내근, **척측수근신근**이 있다. 수관절 신근지대의 심층에는 척측수근신근 건초부를 고정하는 **subsheath**라는 섬유성의 밴드가 존재하며,[4] **협착성 건초염(stenotic tendovaginitis)**의 원인으로 여겨진다(**▶그림 3-7**). 전완 회외 시 척측수근신근건은 척골두와 접촉하여 요측으로 당겨지면서 subsheath와 마찰이 발생한다(**▶그림 3-8**). 이 상태가 반복되면 압박 · 마찰 부하가 건초에 가해져 건초염 상태를 유발한다. 근육의 신장성 저하에 따른 과도한 압박 · 마찰 부하로 인해 subsheath 주위의 신경이나 혈관 주위의 소성결합조직에 문제가 발생할 수 있다.

■ 수부

- **무지** : 임상에서 수지의 운동 시 통증 중에서도 무지CM관절 통증에 대한 호소가 많다. 무지CM관절증은 관절 구성체에 손상이 발생하는 경우가 많아 일반적인 보존치료는 소염 진통이나 보조기치료이며, 도수치료는 거의 시행되지 않는 것으로 생각된다. 그러나 무지CM관절은 **외측전완피신경**, **정중신경 장지**, **요골신경 천지**가 그 지각을 담당하고 있으며,[5] 이러한 신경 주위 소성결합조직의 상태 변화에 기인하는 CM관절 주위의 통증이라면 도수치료의 적응증이 될 수 있다.
- **시지~소지** : 수지의 PIP · DIP관절 신전에 작용하는 근육에는 총지신근 외에 충양근, 배측 골간근, 장측 골간근이 있다. 이 3가지 근육은 모두 수관절보다 원위에 기시하기 때문에 **수부 내재근**이라고 한다. 한편, 수관절을 가로질러 수지의 운동에 관여하는 근육을 **수부 외재근**이라고 하는데, PIP · DIP관절의 신전에는 외재근인 총지신근 · 시지신근 · 소지신근이 작용하는 경우가 있고, 내재근이 작용하는 경우가 있다. 이는 외재근과 내재근의 근건이 수지 레벨에서 합류하여 교차하는 복잡한 구조로 되어 있기 때문이다.

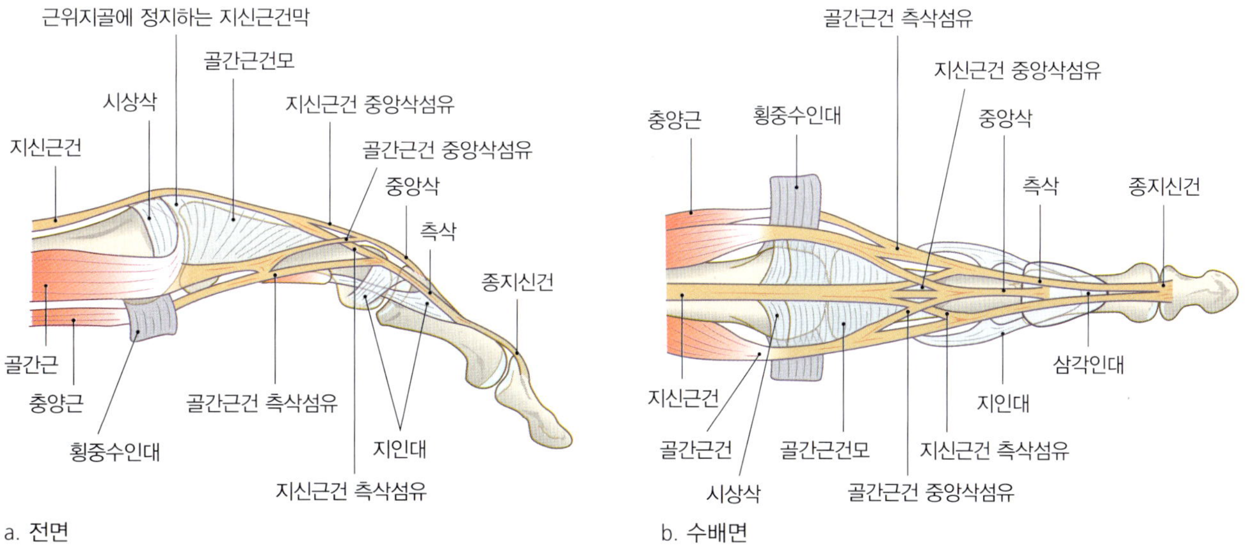

▶그림 3-9 PIP · DIP관절의 신전 기구

PIP · DIP관절의 신전 기구가 정상적으로 기능하고 있는지를 확인할 필요가 있다(▶**그림 3-9**).[6] 수관절 · 수부의 장측이나 배측에는 외재근의 건이 많이 존재하며, 그 건을 감싸는 **건초**도 위치한다. 건초의 마찰 완화 작용은 중요한 기능이며, 이 기능이 저하되면 수지의 가동성 저하와 건초염의 원인이 된다. **심횡중수인대**의 장측에는 충양근과 함께 **총장측지동맥 · 정맥**과 **총장측지신경**이 주행하며, 그 주위는 지방이 많은 소성결합조직이다. 또한, 중수골의 골절이나 MP관절의 부동에 따라 장측 · 배측 골간근 주위의 유연성이나 심횡중수인대 주위의 소성결합조직에서의 유연성이 저하되면 MP관절의 신전 제한이나 PIP · DIP관절의 굴곡 제한이 발생한다.

(2) 수관절 · 수부의 안정성 장애

a. 수관절의 안정성과 동적안정화기구

■ 장측 · 배측의 안정성

수관절 장측 · 배측의 **관절낭**이 요골수근관절과 수근중앙관절의 장굴/배굴 및 요굴/척굴 운동을 제동한다. 전완굴근 및 신근은 수관절 레벨에서는 건이 되는 근육이 많으며, 근육의 수축 · 이완에 따라 건에 의한 수관절 장측, 배측의 안정성에 기여한다.

■ 요측 · 척측의 안정성

수관절의 척굴 운동에 따라 근위수근열은 요측으로 이동하고, 배측 회전한다. 이때, 외측측부인대와 장측의 관절낭이 요배측 방향의 운동을 제동한다. 수관절 요굴에 따라 근위수근열은 척측으로 이동하고, 장측 회전한다. 이때, 내측측부인대와 배측의 관절낭이 장척측 방향의 운동을 제동한다.

➡ **삼각섬유연골복합체**
triangular fibrocartilage complex : TFCC

또한, 요골수근관절 척측 간격에는 **삼각섬유연골복합체**(TFCC)가 존재하며 척측의 안정성과 요골수근관절로의 축압 부하에 대한 완충 작용을 한다. 삼각섬유연골복합체의 일부는 **관절원판**으로 구성되어 있다.

b. 원위요척관절의 안정성과 동적안정화기구

원위요척관절 장측의 정적안정화기구로는 삼각섬유연골복합체, 원위 골간막, 수관절의 관절낭, 동적안정화기구로 방형회내근이 있다.

➡ **삼각섬유연골**
triangular fibrocartilage : TFC

삼각섬유연골복합체는 요골, 월상골, 삼각골 척측 사이에 존재하며, 삼각섬유연골(TFC), 배측 · 장측요척인대, 메니스커스 유사체, 척골월상골인대, 척골삼각골인대로 구성된다(▶**그림 3-10**). 삼각섬유연골복합체 내에는 교원섬유가 밀집된 강인성 결합조직 부분이나 관절원판이 되는 섬유연골이 존재하지만, 소성결합조직 성분도 관찰되는 것으로 보고되고 있다.[7] 삼각섬유연골복합체 내의 소성결합조직은 신경과 혈관을 통과시키는 역할을 한다. 또한, 삼각섬유연골복합체와 강인성 결합조직으로 이루어진 관절낭과 함께 압박 부하나 전단 부하에 대한 완충작용을 하는 것으로 생각된다. 소성결합조직의 상태 변화는 완충작용을 저하시켜 통증을 유발할 뿐만 아니라 주위 구조의 손상을 유발할 수 있다.

전완의 회외 운동 시, 삼각섬유연골복합체의 일부를 담당하는 장측요척인대와 원위 골간막, 관절낭의 장측면이 척골두에 대한 요골의 배측 회전을 제동한다. 회내 운동 시, 배측요척인대, 배측관절낭이 척골두에 대한 요골의 장측 회전을 제동한다. 이 때, 골간막의

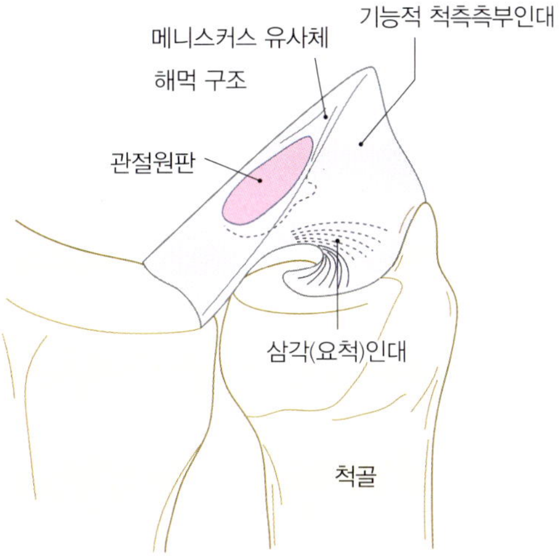

▶**그림 3-10 삼각섬유연골복합체(TFCC)**

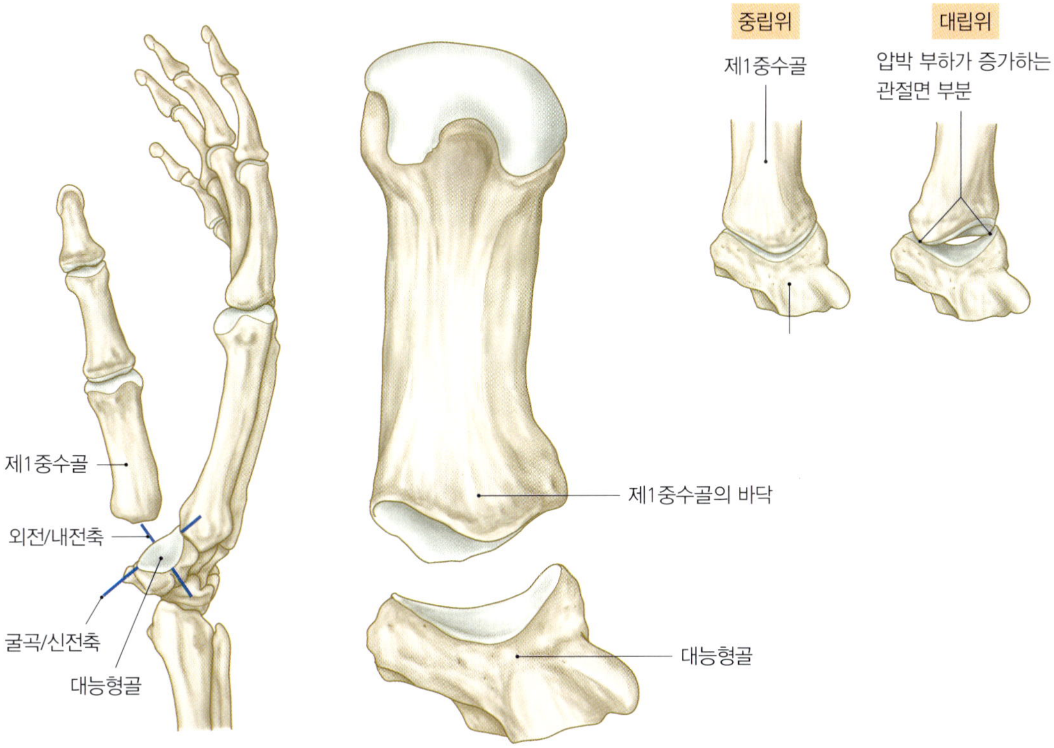

▶**그림 3-11 무지CM관절**

긴장도가 저하되어 요척관절의 안정성이 저하된다. 회내 운동 시, 방형회내근은 골간막에 의한 제동력을 보완하는 형태로 원위요척관절의 벌어짐(separation)을 제동한다.

또한, 삼각섬유연골복합체에 분포하는 말초신경은 **척골신경 수배지**(100%), **내측전완피신경**(91%), **척골신경 장측지**(73%), 전골간신경(27%), 후골간신경(18%), 정중신경의 장측지(9%)로 보고되었다.[8)]

c. 수지의 안정성과 동적안정화기구

■ 무지CM관절의 안정성

무지CM관절의 3차원적인 운동에 대해 특정 방향의 느슨한 관절낭이 제동 요인이 된다(▶**그림 3-11**). 대능형골과 제1중수골에 관련된 인대는 16개이며, 이 중 5개 인대가 무지CM관절의 안정성에 기여한다.[9] 특히 배측요측인대(DRL)는 대립 동작에서 주요한 정적 지지조직이다.[10]

➡ **배측요측인대**
dorsoradial ligament : DRL

■ 시지(검지)~소지의 측방 안정성

MP · PIP · DIP관절의 정적안정화기구로 외측 · 내측측부인대가 있다. **측부인대**는 MP관절에서는 심굴곡범위에서, PIP · DIP관절에서는 10°~15° 정도의 굴곡범위에서 가장 긴장하여 관절 측방의 불안정성을 제동한다.

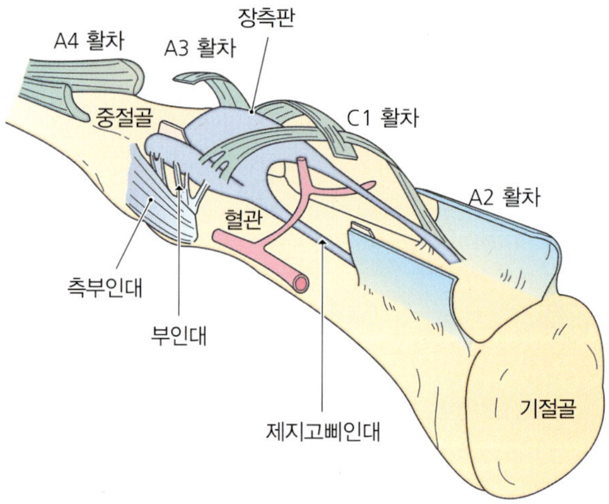

▶**그림 3-12** 제지고삐인대 · 부인대

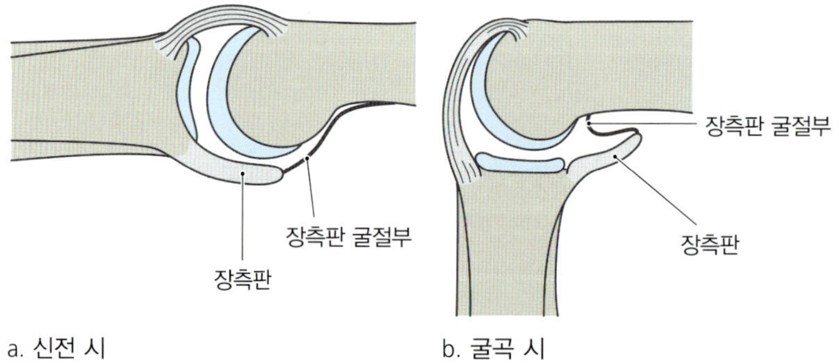

▶**그림 3-13** PIP관절 운동

■ 시지~소지의 장측/배측 안정성

MP · PIP · DIP관절은 배측에 지신근건과 그에 따른 지배건막, 관절낭이 있어 굴곡 운동 시 100° 이상의 관절 운동을 허용하면서 배측의 안정성을 유지한다. 한편, 관절 장측에는 **장측판(volar plate)**, 관절낭, 측부인대, **부인대**가 존재하여 신전 운동 시에 장측의 관절 안정성을 유지한다(▶**그림 3-12**). 신전 시에 장측판은 측방으로 확대되면서 관절 장측을 안정화시킨다.[11] PIP관절에는 근위지골과 장측판을 연결하는 **제지고삐인대(check rein ligaments)**가 있으며, 신전 시에 장측판을 근위로 끌어당겨 장측의 불안정성을 제동한다(▶**그림 3-13**).

Memo

부인대
측부인대의 근위 성분으로 장측판에 정지한다.

요약

▮ 가동성

수관절 장측의 가동성에는 방형회내근의 원위에 있는 지방층, 천지굴근과 심지굴근, 배측의 가동성에는 단요측수근신근, 단무지신근, 장무지외전근 주위에 존재하는 구조의 가동성이 중요하다. 원위요척관절의 가동성에는 회외근, 단무지신근, 장무지외전근, 척측수근신근 주위의 가동성이 중요하다. 수부의 가동성에서 무지는 외측전완피신경, 정중신경 장지, 요골신경 천지 주위, 시지~소지에서는 건초 주위나 내재근 주위의 가동성이 중요하다.

▮ 안정성

안정성에는 수관절 관절낭의 장력이 중요하며, 삼각섬유연골복합체의 장력이나 주위 가동성은 원위요척관절과 수관절 척측의 안정성이 중요하다. 무지CM관절은 대립 운동 시에 배측요측인대(DRL)의 장력이 중요하며, 시지~소지는 측부인대와 장측판의 장력에 의해 측방과 장측의 안정성을 얻을 수 있다.

2 수관절 · 수부의 기능 개선에 필요한 해부학

(1) 방형회내근과 원위 지방층

방형회내근(pronator quadratus muscle)은 기본적으로 두 개의 층으로 나뉘어진 근육이다(▶**그림 3-14**).[12-14] 이 두 층은 모두 후방에서 정중신경 분지(전골간신경)의 지배를 받는다.[15] '어떤 기능적 차이에 의해 두 층으로 나뉘어져 있는 것이 아닐까'라고 생각되지만, 이 두 층의 근육의 기능적 차이는 명확하게 밝혀져 있지 않다. 그러나 심층의 근육층이 골간막에 가깝고, 또 원위 지방층의 바로 근위에 위치하고 있다는 점은 흥미롭다.

그 원위에 있는 **지방층**(▶**그림 3-15의 ***)은 방형회내근 심층부 바로 원위에 있으며, 요골수근관절의 관절낭이 시작되는 부위까지의 사이를 메우고 있다. 이 지방층의 바로 심층은 골간막에서 요골수근관절의 관절낭으로 연속되는 **치밀결합조직**이다. 지방층의 바로 천층에는 심지굴근이 위치하며, 요측에는 장무지굴근이 위치한다(▶**그림 3-15**). 각 근육의 활액초가 지방층과 어떤 관계인지는 명확하지 않지만, 소성결합조직으로 연속되어 있는 것으로 생각된다.

(2) 수근관과 요측수근굴근, 천지굴근, 심지굴근

수근관(carpal canal)은 대능형골결절(tubercle of trapezium)과 유구골구(hamulus of hamate bone) 사이에 뻗어 있는 굴근지대의 심층으로, 각 수근골 장측면의 골막에서 관절낭이 되는 부분이 바닥면을 차지한다. 수근관의 근위부는 방형회내근과 그 원위 지방층이 바닥면을 구성하고, 전면은 전완근막이다. **전완근막(antebrachial fascia)**은 점차적으로 교원섬유가 치밀해져 굴근지대로 이행한다. 이 **굴근지대(flexor retinaculum)**에는 장장근건에서 이행하는 것이 있다. 즉, 엄밀히 말하면 굴근지대가 되는 레벨에서는 장장근건, 전완근막의 원위부, 굴근지대는 연속적인 구조로 되어 있다(▶**그림 3-16**).

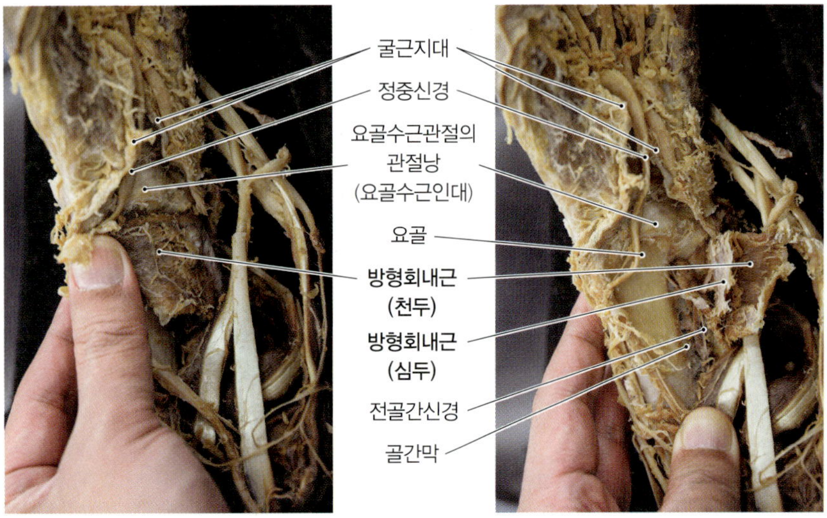

▶**그림 3-14** 방형회내근과 그 주위

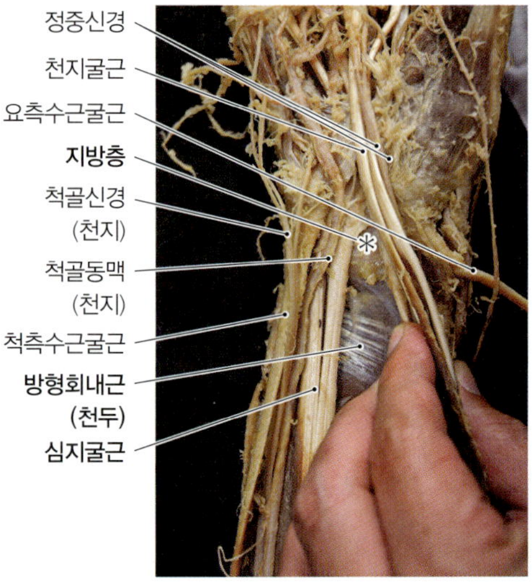

▶**그림 3-15** 방형회내근과 심지굴근의 위치 관계

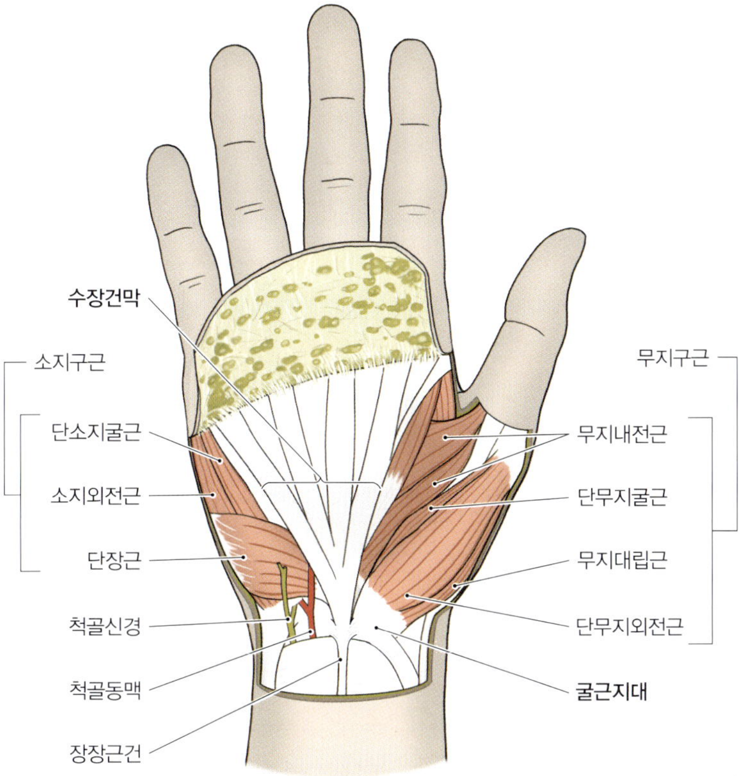

▶**그림 3-16** 굴근지대와 수장건막

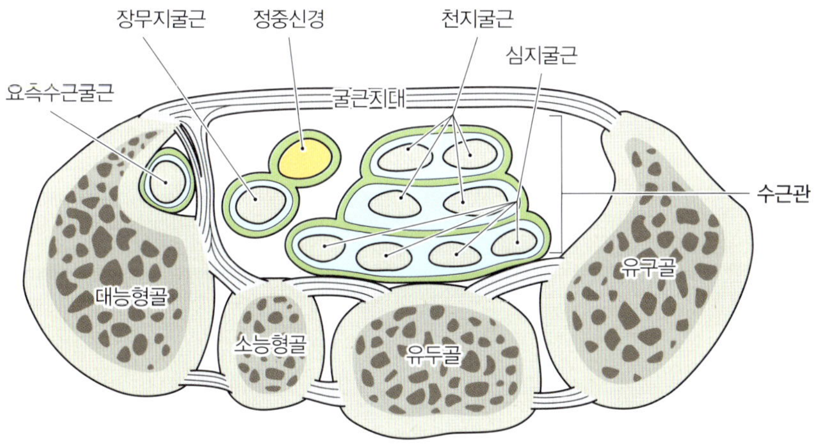

▶**그림 3-17** 수근관

그러나 요측수근굴근은 수근관 중에서 별도의 건초를 통과한다. 요측수근굴근 수근관에서의 위치를 자세히 관찰한 필자의 경험에 의하면, 요측수근굴근건은 수근관과는 별개의 섬유초로 싸여 있는 구조로 되어 있었다. 즉, 임상에서 문제가 되는 정중신경이나 척골신경이 주행하는 관과는 별개의 위치에 있다고 할 수 있다.

수근관 내에는 천층에 **천지굴근(flexor digitorum superficialis muscle)**이 위치하며, 그 심층·내측에 정중신경이 위치한다(▶**그림 3-17**). 정중신경의 약간 심층, 외측에 **심지굴근(flexor digitorum profundus muscle)**이 위치하며, 더 외측에 장무지굴근이 위치한다.

각각의 건에 활액초가 있지만 앞서 언급한 수근관 내의 건은 모두 활액초에 연속성이 있다고 볼 수 있다. '활액초의 활막강이 연속되어 있다'는 것은 아니다. 활막강이 연속적이지 않더라도 활막강을 덮고 있는 활막은 소성결합조직으로 주위의 소성결합조직과 느슨하게 연속성을 가진다. 즉, 활액초로서 활막강이 연속성을 갖는 것도 중요하지만, 도수치료의 대상으로서는 '그 주위의 활막이 수근관 내의 소성결합조직이나 정중신경의 외막과 느슨하게 결합된 상태인 것이 정상이다'라는 것이 더 중요하다.

(3) 정중신경, 척골신경 · 동맥, 요골동맥의 주행

■ 정중신경

정중신경(median nerve)은 원회내근의 상완두와 척골두 사이를 동근에 지배신경을 내면서 심층으로 주행하고, 천지굴근과 심지굴근 사이를 원위로 주행한다. 이때, 정중신경은 원회내근과 천지굴근 사이의 근간중격을 관통한다.[16] 그리고 원위에서는 장피지(ramus cutaneus palmaris)를 내고 수근관 내로 들어간다(▶**그림 3-18, 19**).

■ 척골신경관

최근 필자들은 근위부에서의 척골신경의 주행에 대해 조사하였다. **척골신경(ulnar nerve)**은 근위에서는 상완삼두근 정지건, 내측근간중격, 내측측부인대의 후부 섬유로 만들어진 건성의 관 내를 주행하고, 원위에서는 천지굴근과 척측수근굴근의 공동기시건 후방, 척측수근굴근건의 전방을 주행하고 있다(▶**그림 3-18, 19**). 천지굴근과 척측수근굴근

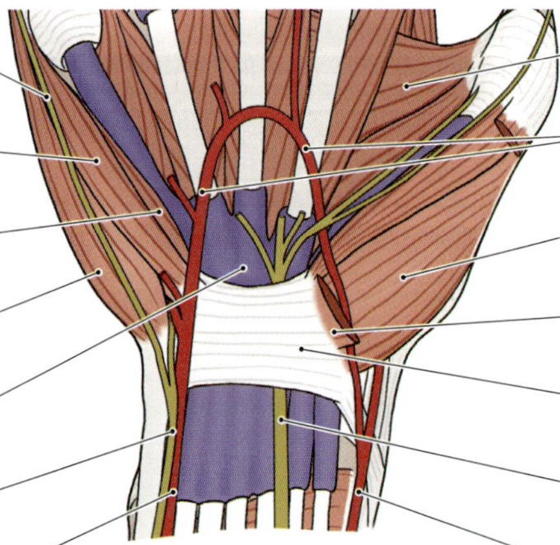

▶**그림 3-18 굴근의 활액초**

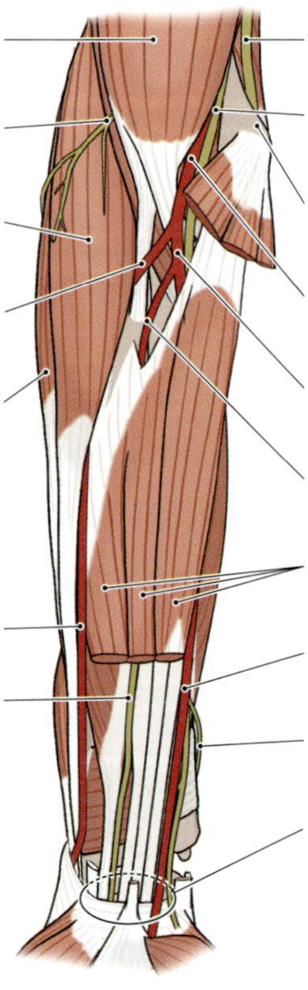

▶**그림 3-19 전완 전방의 국소해부학**

의 공동기시건은 내측측부인대의 전부섬유에서 연속하고, 척측수근굴근은 주두와 내측측부인대의 사주섬유에서 기시되었다. 즉, 척골신경 근위에서의 주행부는 내측측부인대로부터 연속된 치밀결합조직으로 덮여 있는 것으로 나타났다.

■ 척골동맥 · 신경

척골신경에는 총골간동맥에서 분지된 **척골동맥**이 함께 원위로 주행한다. 전완 원위부에 **수배지**를 내고, 척측수근굴근의 심층에서 배면으로 나와 수배의 내측으로 향한다(▶**그림 3-20**). 이후 '수근부에 장지가 분지한다'고 기재된 책들이 많지만, 실제 사체에서는 거의 확인할 수 없다. 필자는 장지가 명확하지 않은 분지가 아닐까 생각한다.

척골신경은 수근관으로 들어가지 않고 내측 전방으로 나와 **척골신경관(Guyon관)** 내를 주행한다(▶**그림 3-21**). 최근 척골신경관은 척측수근굴근의 정지건에서 연속된 건막으로 구성되어 있음이 밝혀졌다.[17] 즉, 척골신경 주위의 가동성 향상에는 척측수근굴근 주위 근막과의 관계를 무시할 수 없다.

■ 요골동맥

요골동맥은 상완동맥에서 분지된 후 척골동맥과 달리 천층을 주행한다. 즉, 원회내근의 천층을 외측으로 주행하여 완요골근의 심층을 원위로 주행한다. 이때 팔꿈치에서 요측반회동맥(radial recurrent artery)과 주위 근육으로 근지를 낸다. 원위에서는 요측수근굴근의 외측을 지나(**맥박 촉지 부위**) 수근부에 도달한다. 수근부에서는 천장지(superficial palmar branch)를 낸 후 제1중수골의 외측에서 수배면으로 돌아간다. 이때에 장무지외전근과 단무지신근의 심층으로 들어간다. 즉, **해부학적 코담배갑(anatomical snuffbox)**의 심층이다. 이후 제1배측골간근의 기시 두 갈래 사이에서 손바닥으로 빠져나와 골간근의 장측면에서 **심장동맥궁(deep palmar arch)**이 된다(▶**그림 3-22**). 천장지는 천장동맥궁(super-

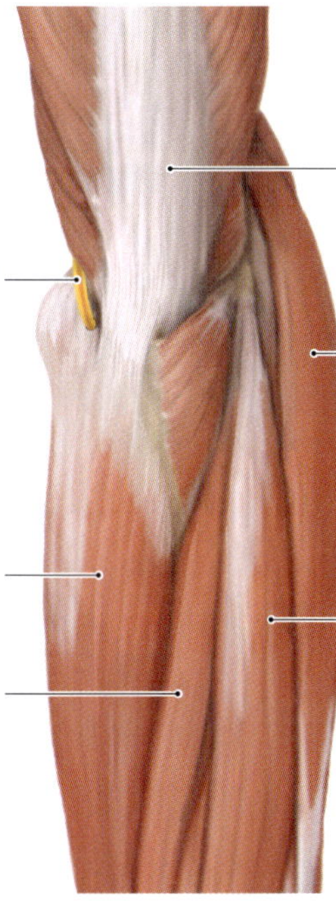

▶**그림 3-20** 전완신측 척골신경 진입부

ficial palmar arch)을 이룬다. 심장동맥궁은 척골신경 심지와 동반된다. 요골동맥 주위의 결합조직에는 촉지가 가능한 부위가 많기 때문에 임상적으로 중요하다.

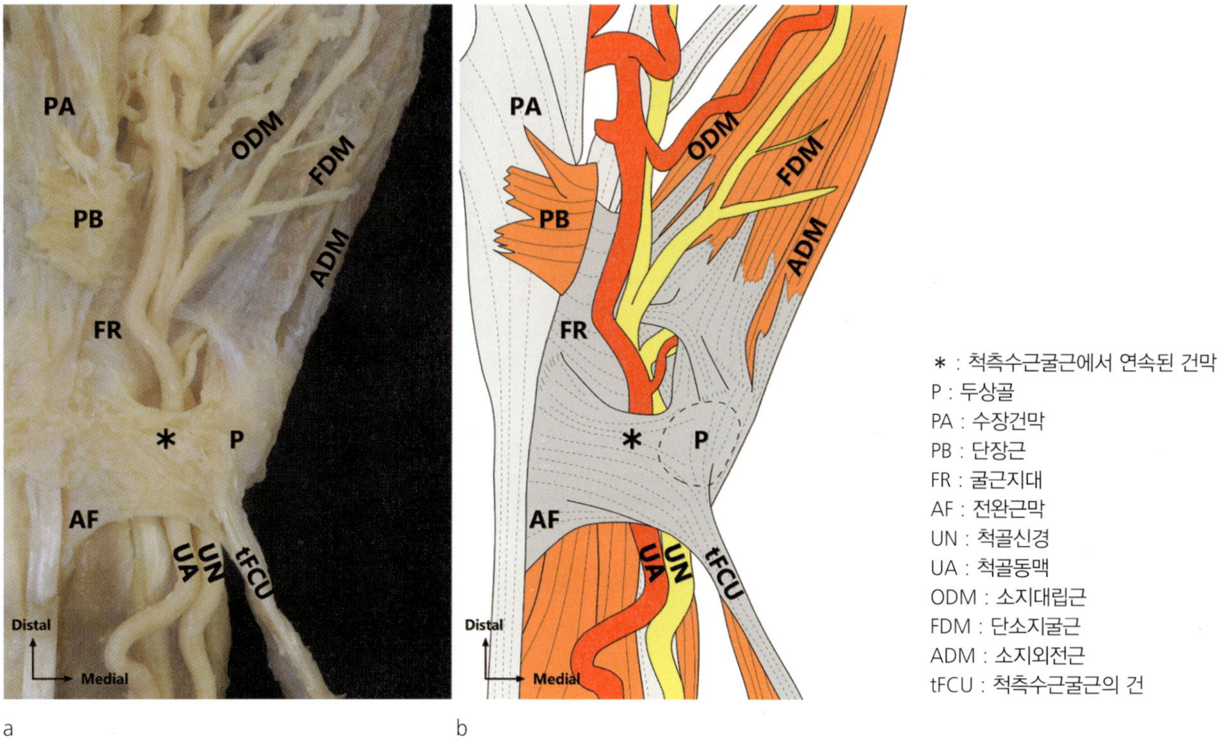

▶그림 3-21 척골신경관

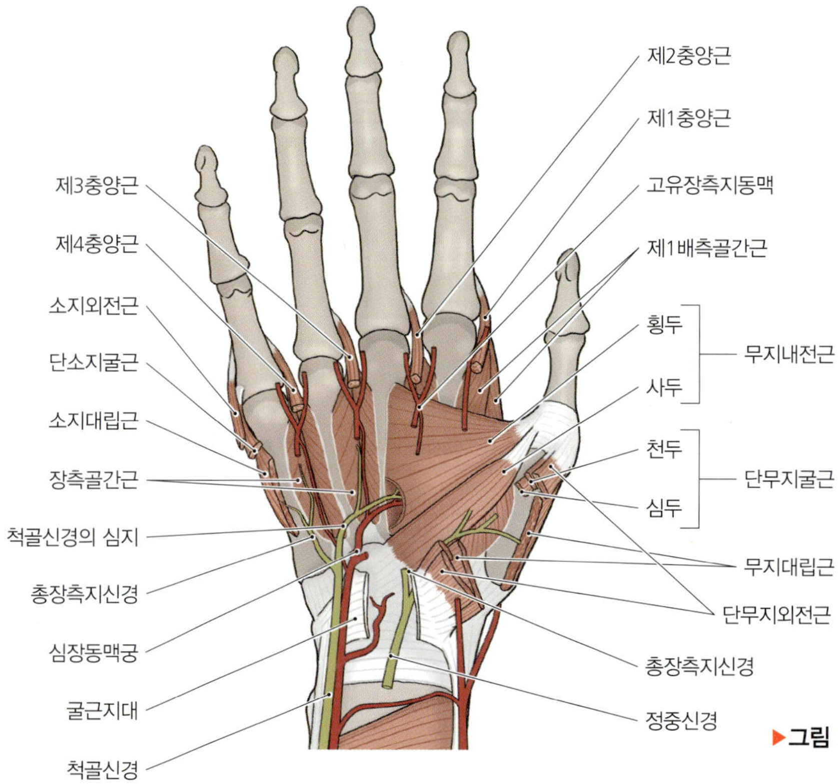

▶그림 3-22 수장부의 심층

(4) 외측전완피신경, 요골신경 천지의 주행(▶그림 3-23)

외측전완피신경(lateral antebrachial cutaneous nerve)은 근피신경의 마지막 가지로, 상완이두근과 상완근 사이에서 외측으로 나온다. 완요골근의 천층을 요측피정맥과 원위로 동반 주행하여 무지의 기저부 부근까지 분포한다.

요골신경은 상완근의 전외측을 주행한 후 완요골근의 심층으로 들어가 지배신경을 낸 후 천지와 심지로 나뉜다. **천지**는 완요골근의 심층에서 원위로 진행하고 장무지외전근, 단무지신근의 천층을 통과하여 신근지대의 천층에서 손등으로 나온다. **심지**는 회외근을 관통해 심층으로 나와(후골간신경), 전완신근의 지배신경이 된다.

국소해부학적인 포인트는 **완요골근의 정지건 부근**이다. 수배측에 신근지대 제1관이 존재하며, 외측전완피신경이 하행한다. 수장측에는 요골동맥이 근위에서 주행하며, 완요골근의 심층, 신근지대 제1관을 이루는 근육(장무지외전근과 단무지신근)의 심층을 통과한다. 요골신경 심지는 완요골근의 심층에서 복측으로 주행한다. 모든 동맥에는 정맥이 동반 주행하며 말초신경과 함께 소성결합조직의 외막으로서 느슨하게 연속되는 것이 정상으로 완요골근, 신근지대 제1관 근육의 건 주위 소성결합조직은 활막과도 연속된다. 앞

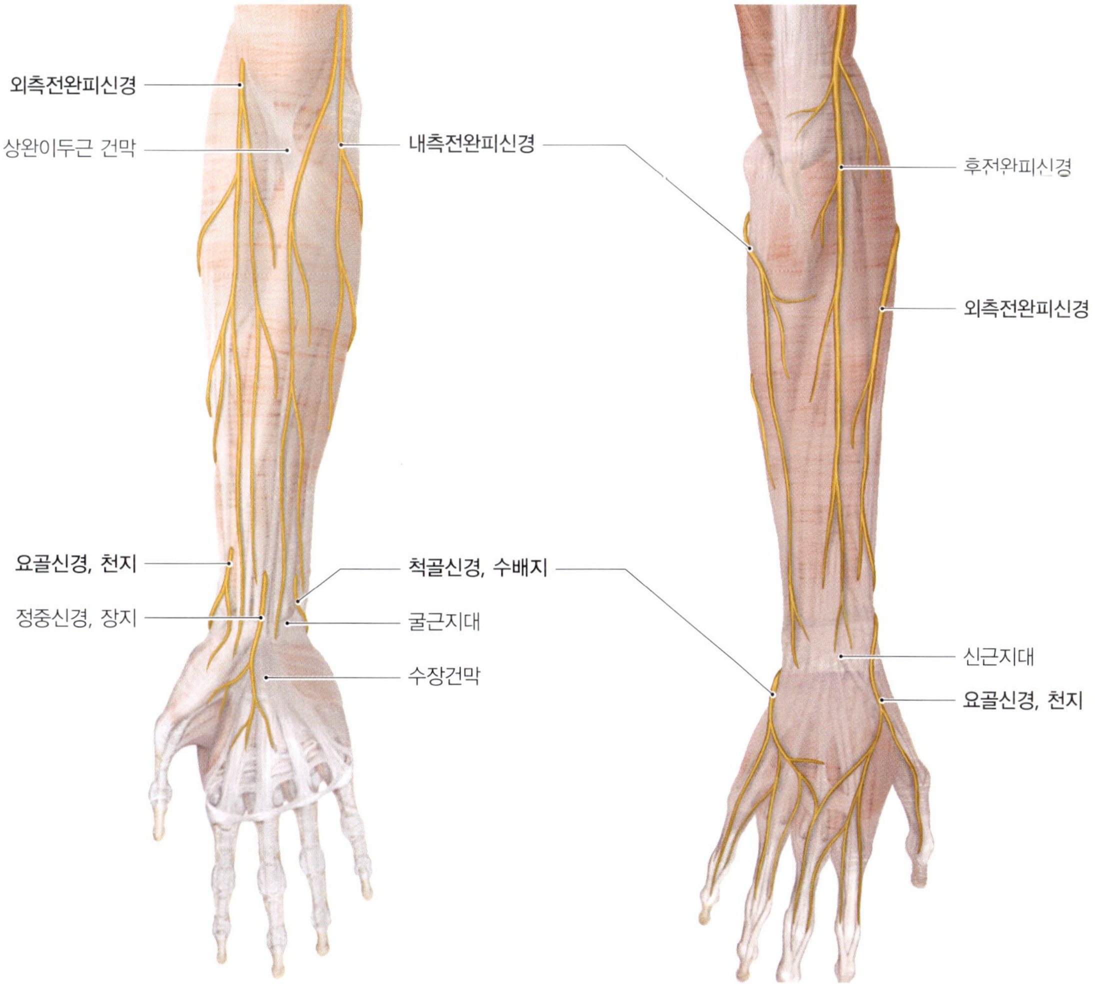

a. 손바닥면 b. 손등면

▶**그림 3-23** 전완에서의 수관절 피신경

에 설명한 소성결합조직 사이의 가동성 확보는 완요골근 정지건 부근의 도수치료에서 중요한 의미를 갖는다.

(5) 내측전완피신경, 척골신경 수배지의 주행

내측전완피신경(medial brachial cutaneous nerve)은 상완신경총의 내측 신경속에서 나와 상완에서는 척골신경의 천층 즉, 내측근간중격의 천층을 하행한다. 내측상과 부근에서 장측지와 척측지로 나뉘어 원위로 향하며, 척측수근굴근의 근막 표면에 해당되는 부위에 넓게 분포한다.

척골신경 수배지는 전완 원위부에서 분지되어 손등으로 나와 신근지대의 가장 내측 표면에서 원위로 주행하여 제5중수골 바닥 레벨에서 완전히 배면으로 나온다.

이 두 피신경 모두 전완에서 수관절 부위에 이르는 중요한 구조는 **척측수근굴근(flexor carpi ulnaris muscle)**이다. 내측전완피신경은 척측수근굴근의 천층 · 전면으로 분포한다. 수배지를 내는 척골신경은 척측수근굴근의 심층에 위치하며, 수배지 자체는 본래 근육의 심층에서 배면으로 나와서 수지의 피신경이 된다. 즉, 척측수근굴근 주위의 소성결합조직과 근 주위 신경의 외막이 느슨하게 결합된 상태를 유지하는 것이 포인트가 될 것이다.

3 수관절 · 수부의 기능을 개선시키는 초음파 유도하 접근

(1) 방형회내근 심층 지방층에의 접근

방형회내근(pronator quadratus muscle) 심층의 지방층은 요골 원위의 장측연에서 방형회내근의 원위에 위치하며, 지방층의 근위에는 방형회내근이, 원위 심층에는 관절낭이 위치한다.[3] 이 지방층의 장측에는 심지굴근건, 장무지굴근건이 있으며, 지방층의 표층에서 이들 건이 활주한다.

방형회내근 지방체에의 접근

지방층 표층과 지굴근 건초 사이에 위치한 소성결합조직에 변화가 발생해 가동성이 저하되면 건의 활주장애나 수관절의 배굴 가동범위 제한으로 이어질 수 있다.

깁스 고정 기간 동안에는 장무지굴근과 심지굴근의 수축을 이용해 부동을 예방하고, 방형회내근 지방체와 주위 근건과의 활주성을 촉진한다(▶**그림 3-24**).

수관절을 촉지할 수 있는 경우, 표층에서 장무지굴근건 · 심지굴근건과 지방체 사이를 벌리면서 도수로 압박을 가한다(▶**그림 3-25**).

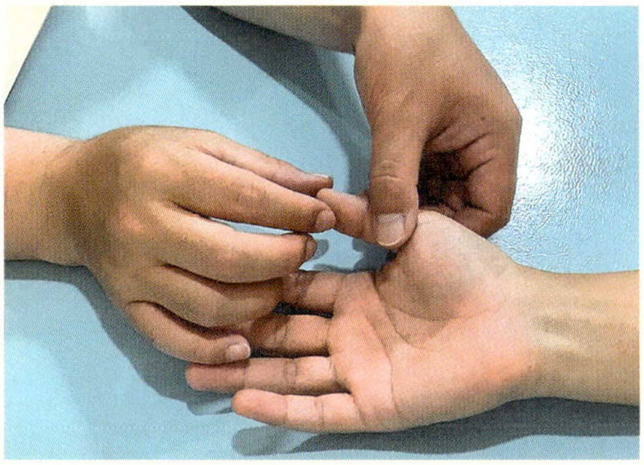

a. 능동 운동에 의한 접근

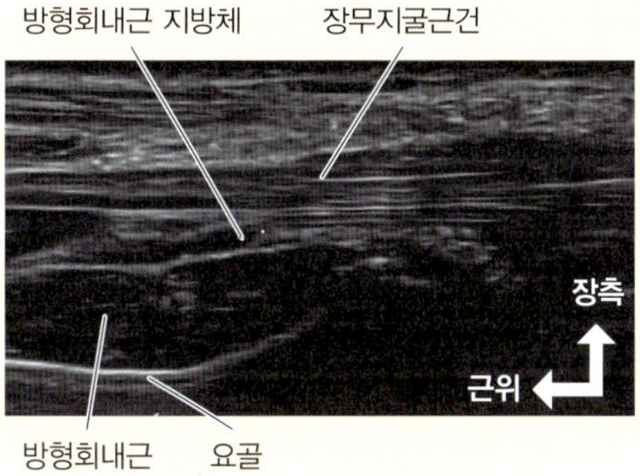

b. 장무지굴근과 지방체와의 활주성

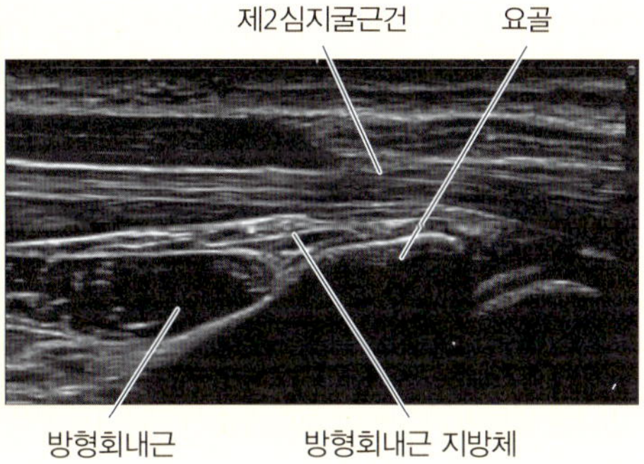

c. 제2심지굴근건과 지방체와의 활주성

▶**그림 3-24**

영상

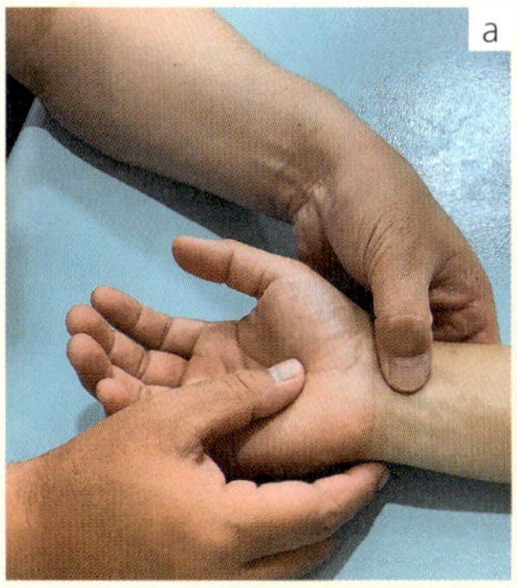

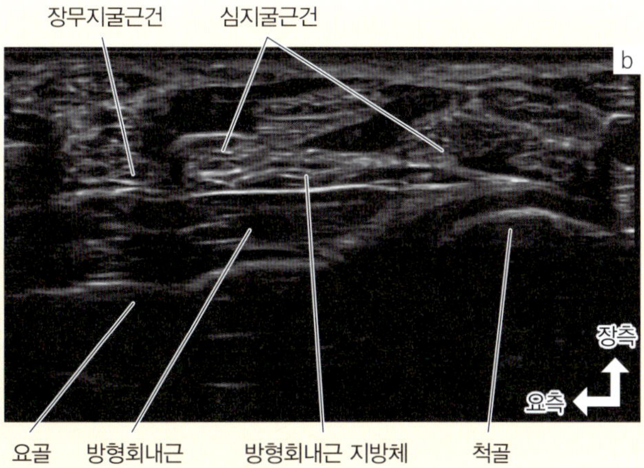

▶**그림 3-25　건과 지방체 사이의 직접적인 압박에 의한 접근**

영상

(2) 천지굴근, 심지굴근, 장무지굴근에의 접근

천지굴근, 심지굴근, 장무지굴근에의 접근

천지굴근은 내측상과에 기시하므로 주관절 신전 자세, 전완 회외, 수관절 배굴 자세에서 MP 관절, PIP관절을 신전시키면 신장성을 얻을 수 있다(▶**그림 3-26a**).

심지굴근을 선택적으로 신장시키려면 천지굴근을 느슨하게 한 주관절 굴곡 자세에서 시행한다. 주관절 굴곡 자세, 전완 회외, 수관절 배굴 자세에서 MP · PIP · DIP관절을 신전시킴으로써 신장성을 얻을 수 있다(▶**그림 3-26b**).

장무지굴근은 요골 중앙과 전완골간막에 기시하므로 전완 회외, 수관절 배굴 자세에서 무지 전체를 신전시켜 신장성을 얻는다(▶**그림 3-26c**).

영상 a

영상 b

영상 c

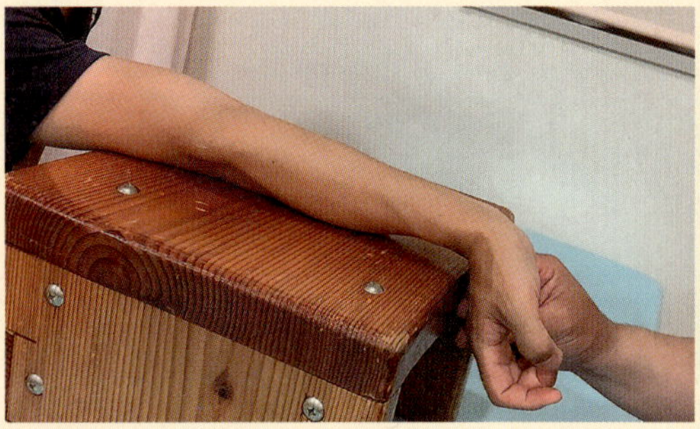

a. 천지굴근 스트레칭

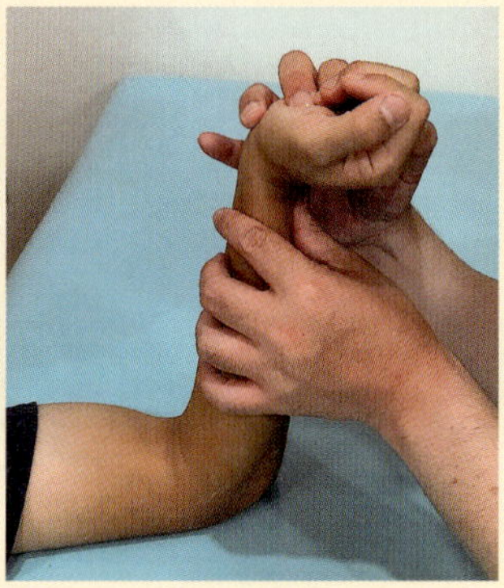

b. 심지굴근 스트레칭

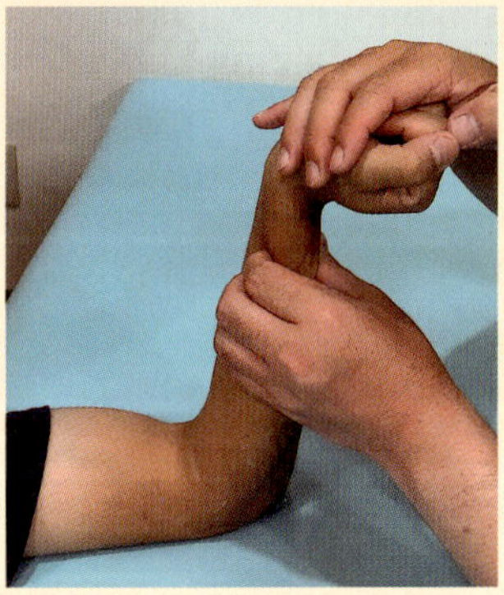

c. 장무지굴근 스트레칭

▶**그림 3-26**

심지굴근과 정중신경 · 척골동맥 · 척골신경에의 접근

심지굴근 장측 · 척측연에는 정중신경, 더 내측에는 척골동맥 · 신경이 주행한다. 수술 후 초기나 통증으로 인해 수관절 운동을 할 수 없는 경우, 수지의 능동 운동과 직접적인 근육의 압박에 의해 부동에 따른 혈관 주위 소성결합조직의 상태 변화를 막는 것이 중요하다(▶**그림 3-27**).

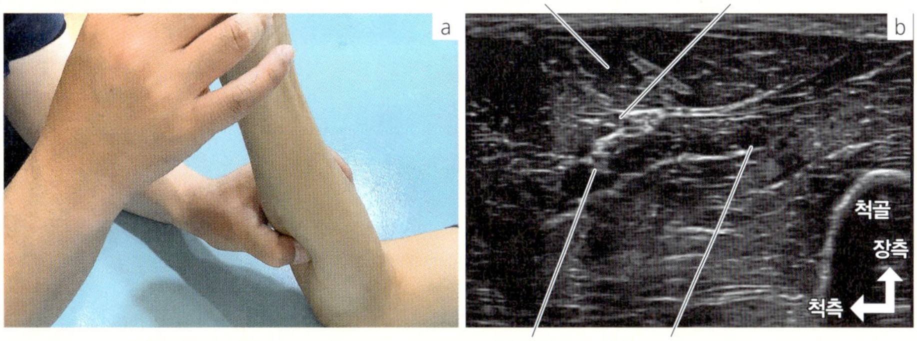

▶**그림 3-27** 심지굴근의 직접적 압박에 의한 접근

영상

(3) 단요측수근신근에의 접근

단요측수근신근은 신근지대 제2관 내에서 활액초를 가지며, 신근지대를 나와 바로 원위에 정지한다. 단요측수근신근의 유연성 저하는 수관절의 장굴 제한이나 기시부에서의 외측상과염을 유발한다.

단요측수근신근에의 접근

단요측수근신근은 수축 시 총지신근과 함께 근복이 척측으로 이동한다. 초음파 유도하에서 수축 운동을 할 때는 이 동태를 이용한다. 또한, 스트레칭 시에는 단요측수근신근의 기시부를 요측 방향으로 손가락으로 고정하고, 척굴 · 장굴을 가하여 신장시킨다(▶**그림 3-28**).

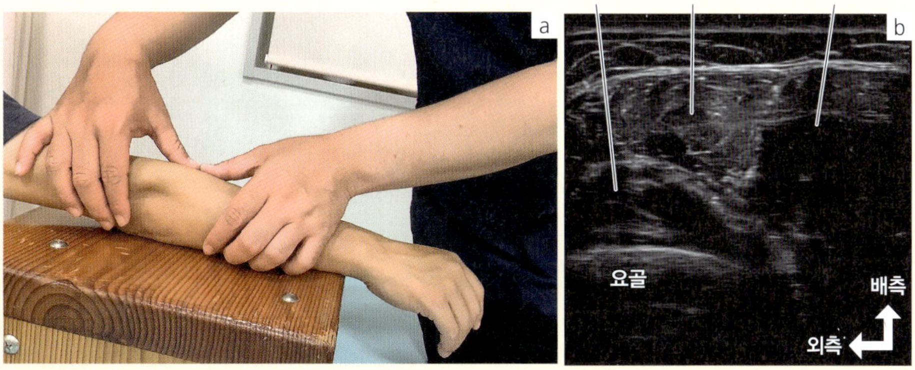

▶**그림 3-28**

영상

(4) 회외근에의 접근(⇒ '2장 주관절' ▶66p)

(5) 장무지외전근, 단무지신근, 요골신경 천지에의 접근

장무지외전근과 단무지신근의 스트레칭(▶그림 3-29)

장무지외전근은 주관절 굴곡, 전완 회내, 수관절 척굴위에서 무지CM관절 척측 내전을 가하면 신장성을 얻을 수 있다.

단무지신근은 전완 중립 자세에서 약간 회내 자세 · 수관절 척굴위 · 무지 CM관절 반대 자세에서 MP관절 굴곡을 가하면 신장성을 얻을 수 있다.

영상

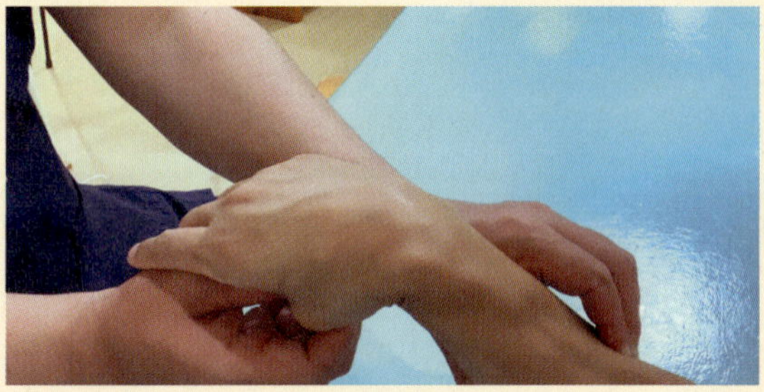

▶**그림 3-29**

요골신경 천지에의 접근

요골신경 천지에 대해서는 초음파 유도하에 요골신경 천지를 찾고, 전완 약간 회내 자세로 수관절을 척굴 · 장굴시켜 신경 주위의 활주성 개선을 도모한다(▶**그림 3-30**).

또한, 이들 근건과 장 · 단요측수근신근 사이의 교차부에 문제가 있는 경우, 교차부를 압박하면서 수관절을 장굴하여 장 · 단요측수근신근을 원위로 활주시킨다.

영상

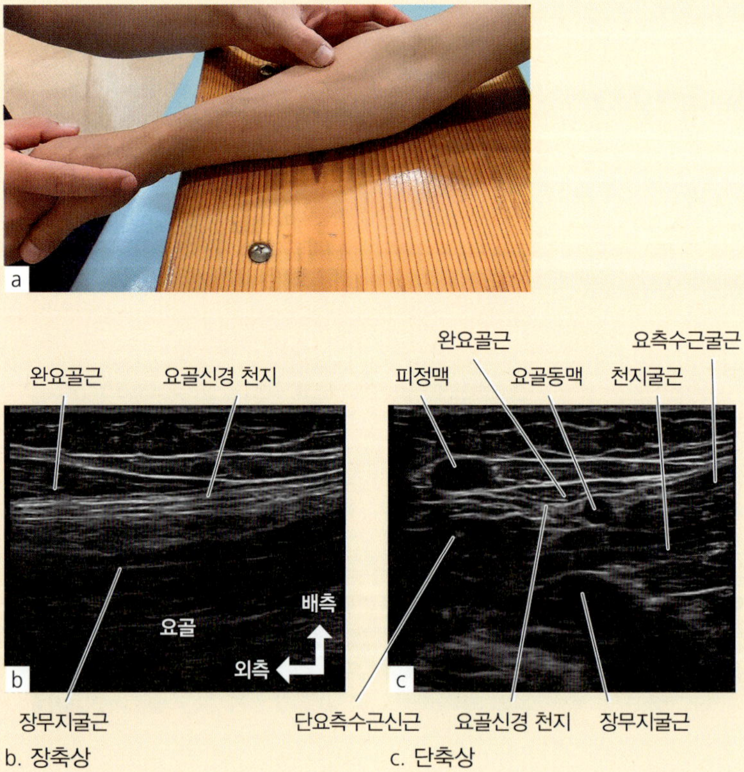

b. 장축상 c. 단축상

▶**그림 3-30**

(6) 척측수근신근에의 접근

척측수근신근은 주관절 굴곡 자세, 전완 회외 자세, 수관절 요굴 자세에서 척굴시키면 신장성을 얻을 수 있다.

척측수근신근 · 신근지대와 subsheath 사이의 활주성을 촉진하는 접근

피하조직과 신근지대 사이의 활주성 저하는 subsheath 내의 척측수근신근건, 척골동맥에 대한 내압의 상승을 초래할 수 있다. 척골 단축술 후 등 절개 부위의 활주 제한이 있는 경우 신근지대와 피하조직의 활주성을 개선시킨다(▶그림 3-31).

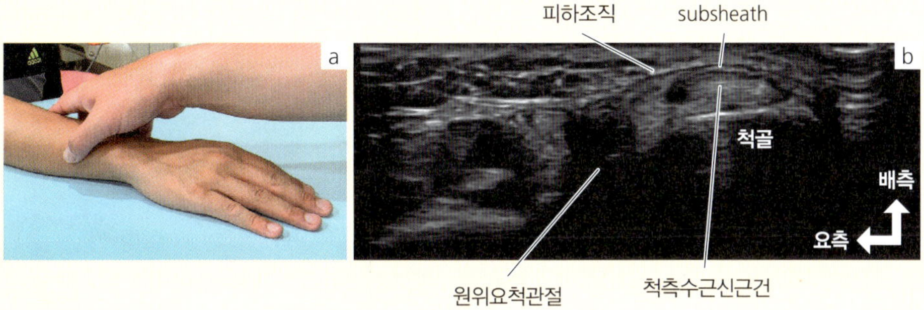

▶그림 3-31

영상

(7) 외측전완피신경에의 접근

외측전완피신경은 완요골근의 표층을 주행하며 무지 기저부로 향한다.

외측전완피신경에의 접근

요측피정맥을 랜드마크로 외측전완피신경을 찾고, 원위에 프로브를 스캔한다. 가는 신경으로 원위로 갈수록 잘 보이지 않으므로, 전완 근위의 레벨에서 신경을 식별하고 신경 주위의 압박과 이완을 반복한다(▶그림 3-32).

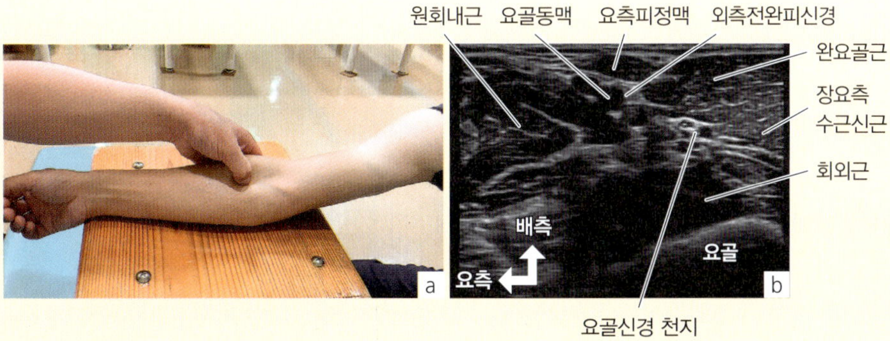

▶그림 3-32

영상

(8) 정중신경 장지에의 접근

정중신경 장지는 방형회내근 원위 레벨에서 정중신경으로부터 나와 수근관의 표층을 주행한다. 또한, 수근관의 표층 부위에서 무지로 향하는 가지와 손바닥으로 향하는 가지로 나뉜다.

정중신경 장지에의 접근

CM관절을 약간 신전 자세로 하고 수근관 레벨에서 신경 주위를 압박하며, 수관절 요굴 · 배굴 운동으로 소성결합조직의 상태 개선을 꾀한다(▶그림 3-33).

영상

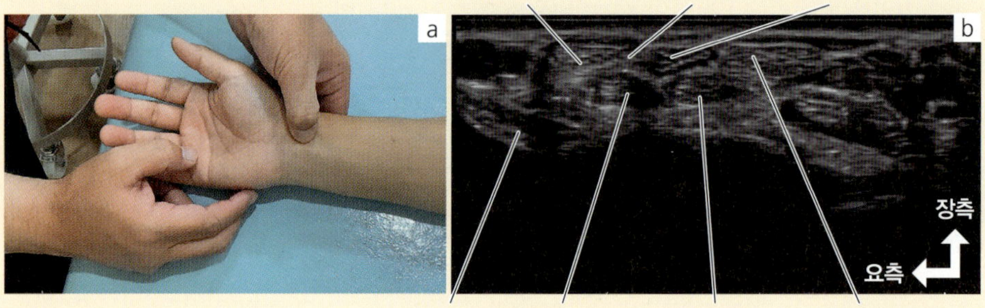

▶그림 3-33

(9) 건초 · 내재근에의 접근

손바닥에는 장무지굴근 건초(요측 활액낭)와 총지굴근 건초(척측 활액낭) 및 지건초가 있다. **장무지굴근 건초**와 **총지굴근 건초**는 수관절에서 손바닥까지 뻗어 있는 활액낭으로 장무지굴근건, 천지굴근건과 심지굴근건을 각각 감싸고 수근관으로 들어간다. 총지굴근 건초의 장측은 정중신경이나 천장동맥궁이 주행한다. **지건초(tendon sheath of digits of hand)**는 소지의 건초가 총지굴근 건초에서 연속적이지만 시지 · 중지 · 환지에는 독립적인 개개의 건초가 있다. 천지굴근, 심지굴근의 전체 둘레를 둘러싸고 있는 활액초는 MP관절의 약간 근위에서 시작되어 원위지골 바닥까지 이어진다.

손등에서는 **신근지대**가 6개의 구획으로 나뉘어져 있고, 그 터널을 신근건이 별도로 통과한다. 구획 내의 각 건에는 건초가 존재하며, 신근지대의 1~1.5cm 근위에서 중수골 바닥에 이른다. 굴근의 섬유초는 **A1~A5**, **C1~C3**로 구분된다.

Six pack exercise

건초에 대한 치료는 치밀결합조직인 섬유초가 아닌 소성결합조직인 **활액초**를 대상으로 한다. 수관절, 수부는 광범위하게 활액초로 덮여 있기 때문에 깁스 고정 등에 의한 부동기간 중이나 수술 후 초기에는 활액초 내의 건 활주를 촉진하여 어떻게 부동 상태를 만들지 않는지가 중요하다. 능동 운동에 의한 건 활주에는 six pack exercise가 효과적이다(▶**그림 3-34**).

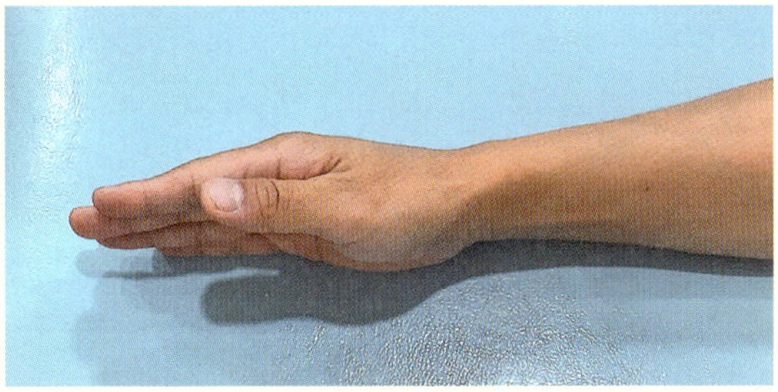

▶**그림 3-34**

영상

(10) 수관절 관절낭에의 접근

수관절은 관절낭으로 덮여 있다. 관절낭 안에는 콜라겐이 밀집되어 비후한 관절낭인대가 된다. 그 주위에는 소성결합조직이 존재하며, 신경 · 혈관이 주행한다. 비후한 관절낭인대는 뼈와 뼈 사이를 견고하게 연결한다. 원래 신장성이 부족하여 구축의 원인으로 보기는 어렵다. 부동에 의해 관절낭인대 주위 소성결합조직의 상태가 악화되면 제한 요인이 될 수 있다.

수관절 관절낭에의 접근

다트 던지기 운동, 역다트 던지기 운동을 각각 유도함으로써 수근중앙관절(mediocarpal joint)과 요골수근관절(radiocarpal joint)에 존재하는 소성결합조직의 상태를 개선할 수 있다. 또한, 요골수근간 · 수근골간 간격을 촉지하고 도수적으로 움직여 부동 상태를 억제한다(▶**그림 3-35**). 초음파로 장측에서 관절낭을 찾고, 요골수근관절에 배측에서 압박을 가해 요골 · 월상골 사이를 움직임으로써 관절낭 내의 가동성 개선을 도모한다.

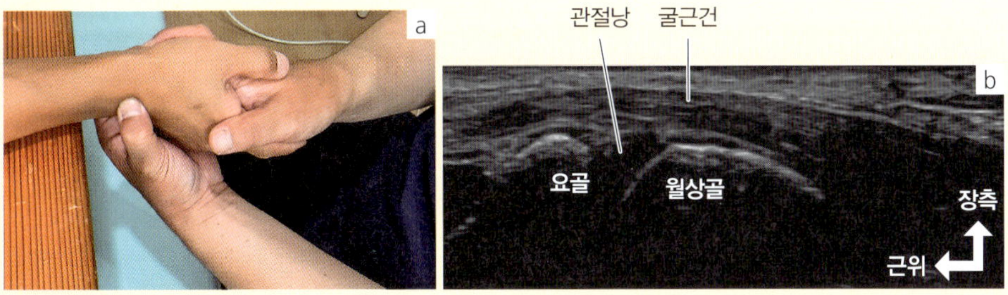

▶**그림 3-35**

영상

(11) 삼각섬유연골복합체에의 접근

삼각섬유연골복합체(TFCC) 내에 위치한 것으로 알려진 소성결합조직은 역다트 던지기 운동에서 요골에 대해 근위수근열(proximal carpal row)을 움직여 부동 상태를 만들지 않도록 하는 것이 중요하다.

TFCC에의 접근

척골신경의 수배지, 내측전완피신경 주위 소성결합조직의 상태 변화를 개선함으로써 TFCC 유래의 통증을 개선할 수 있을 것으로 생각된다(▶**그림 3-36**).

영상

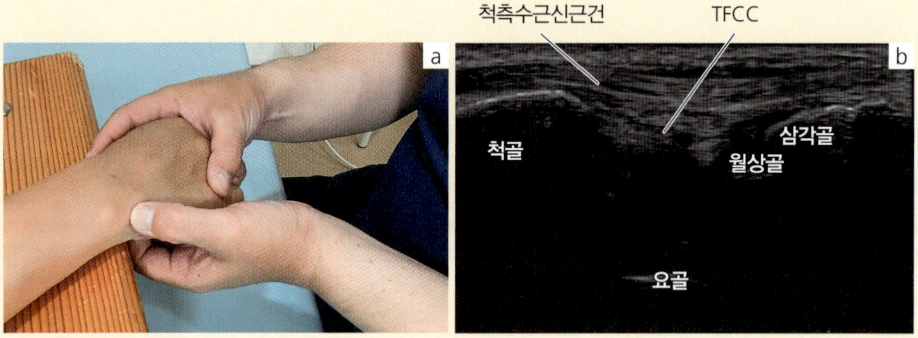

▶**그림 3-36**

척골신경 수배지에의 접근

척측수근굴근의 근건 이행부 약간 원위에서 척골신경으로부터 분지되어 수관절 척배측에서 수배로 주행한다. 척골신경 주 줄기에서 분지된 레벨의 수배지를 초음파로 찾고, 손가락으로 압박 · 이완을 반복하여 신경 주위 소성결합조직의 상태를 개선한다(▶**그림 3-37**).

영상

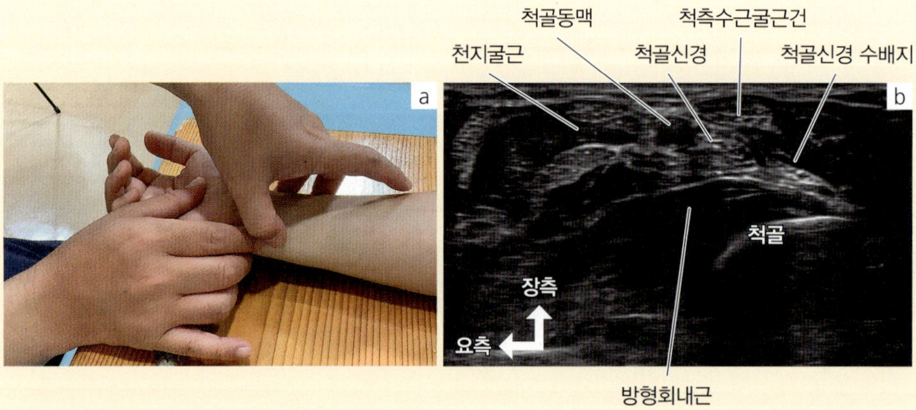

▶**그림 3-37**

내측전완피신경에의 접근

척측피정맥을 랜드마크로 전완내측피신경을 찾고, 프로브를 원위로 스캔한다. 척측수근굴근 · 심지굴근 · 피정맥 사이에 존재하는 전완내측피신경을 확인하고, 아주 가벼운 압박과 이완을 반복하여 신경 주위 소성결합조직에 접근한다(▶**그림 3-38**).

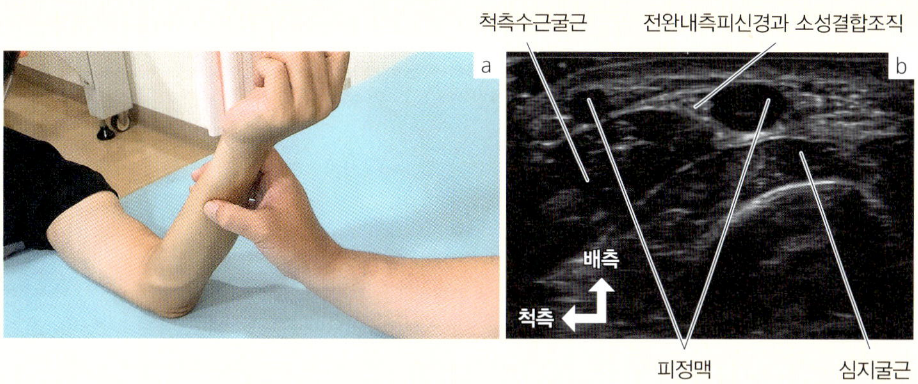

영상

▶**그림 3-38**

(12) 장측판에의 접근

장측판이란 섬유초로서 존재하는 A1~A5, C1~C3 중 교차하지 않은 A1~A5의 바닥면을 가리킨다.

장측판에의 접근

원위의 섬유연골 성분에 대해 도수적 개입은 쉽지 않으며, 가동성을 개선하기 위해서는 근위 성분에 접근한다. PIP관절 장측을 만지면 딱딱한 조직이 촉지되지만, 바로 근위에는 유연성이 있다. PIP관절을 잡은 채로 신전시키면 딱딱한 조직이 근위로 당겨진다. 도수로 개입할 수 있는 것은 장측판 근위의 관절낭 성분과 제지고삐인대, 부인대 주위의 소성결합조직이라고 생각된다. 초음파로 장측판을 찾고, 굴근건의 측방에서 장측판 근위를 직접 도수적으로 문지르듯 움직인다(▶**그림 3-39**).

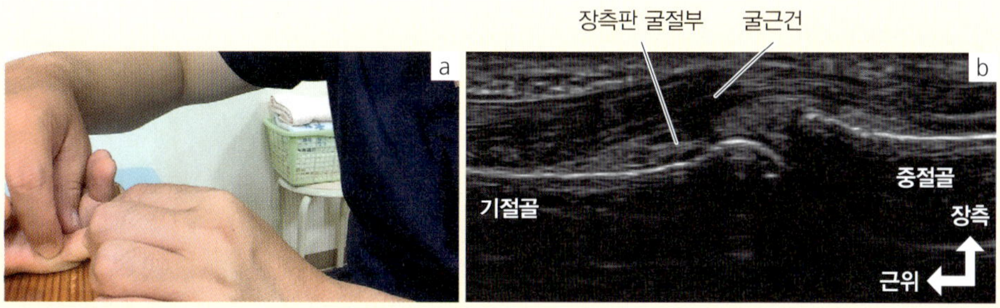

영상

▶**그림 3-39**

◈ 참고문헌

1. Moritomo H, et al : International federation of societies for surgery of the hand 2013 committee's report on wrist dart-throwing motion. J Hand Surg Am 39(7) : 1433-1439, 2014
2. 工藤慎太郎：上腕骨外側上顆炎. 工藤慎太郎(編著)：運動器疾患の｢なぜ？｣がわかる臨床解剖学. p70, 医学書院, 2012
3. 清水弘毅：橈骨遠位端掌側部の屈筋腱滑動床. 日手会誌28(6)：643-646, 2012
4. Maffulli N, et al(eds) : Tendon injuries : basic science and clinical medhisine. pp142-146, Supringer, 2005
5. Sami H, et al : Selective Thumb Carpometacarpal Joint Denervation for Painful Arthritis : Clinical Outcomes and Cadaveric Study J Hand Surg Am 44(1) : 64.e1-64.e8, 2019
6. 森田竜治：手関節, 手. MKPT 研究会, 工藤慎太郎(編集)：機能解剖と触診. p114, 羊土社, 2019
7. Nakamura T, et al : Histological anatomy of the triangular fibrocartil age complex of the human wrist. Ann Anat 182(6) : 567-572, 2000
8. LaPorte DM, et al : Sensory innervation of the triangular fibrocartilage complex : a cadaveric study. J Hand Surg Am 39(6) : 1122-1124, 2014
9. Bettinger PC : Functional ligamentous anatomy of the trapezium and trapeziometacarpal joint (gross and arthroscopic) . Hand Clin 17(2) : 151-168, 2001
10. James D Lin, et al : Trapeziometacarpal joint stability : the evolving importance of the dorsal ligaments. Clin Orthop Relat Res 472(4) : 1138-1145, 2014
11. 上羽康夫：手 その機能と解剖. 第6 版, p144, 金芳堂, 2017
12. Johnson RK, et al : The pronator quadratus in motions and in stabilization of the radius and ulna at the distal radioulnar joint. J Hand Surg Am 1 : 205-209, 1976
13. Koebke J, et al : The quadrate pronator muscle--a morphological and functional analysis. Anat Anz 157 : 311-318, 1984
14. Stuart PR : Pronator quadratus revisited. J Hand Surg Br 21 : 714-722, 1996
15. Sakamoto K, et al : An anatomic study of the structure and innervation of the pronator quadratus muscle. Anat Sci Int 90 : 82-88, 2015
16. Hoshika S, et al : Medial elbow anatomy : A paradigm shift for UCL injury prevention and management. Clin Anat 32 : 379-389, 2019
17. Yamamoto R, et al : The ulnar nerve is surrounded by the tendon expansion of the flexor carpi ulnaris muscle at the wrist : an anatomical study of Guyon's canal. Anat Sci Int 96 : 422-426, 2021

4 경추

경추는 7개의 추골로 구성되며, 제1경추는 **환추**, 제2경추는 **축추**, 제7경추는 **융추**라고도 한다. 후두골의 후두과와 제1경추의 상관절와는 **환추후두관절(atlanto-occipital joint)**을 형성하여 두부의 굴곡/신전과 약간의 측굴 운동을 한다. 제1~2경추 사이의 **정중환축관절(median atlanto-axial joint)**과 **외측환축관절(lateral atlanto-axial joint)**, 제2~7경추의 **추간관절(zygapophysial joint)**에서 굴곡/신전 운동, 측굴 운동, 회전 운동이 일어난다.

임상에서는 퇴행 변성과 자세 불량에 따른 경추증으로 인한 신전 제한, 사고 등의 외상으로 인한 굴곡 · 신전 · 회전 제한이 문제가 되는 경우가 많다.

1 경추의 가동성과 안정성의 병태 포인트

(1) 경추의 가동성 장애

a. 정상 경추의 굴곡 · 신전, 회전 · 측굴 운동

■ 환축관절(C1-2)

환축관절은 환추의 전궁 내면 · 환추 횡인대와 축추의 치돌기로 구성된 **정중환축관절**과 환추 하관절돌기 아랫면의 관절면과 축추 상관절돌기 윗면의 관절면으로 구성된 **외측환축관절**과의 **복합관절**이다.

이 복합관절은 **치돌기(dens)**가 외측환축관절의 회전 중심이 됨으로써 큰 회전 운동을 가능하게 한다(**▶그림 4-1**). 실제 회전 가동범위는 35~40°이지만, 경추 전체의 회전 가동범위는 65~75°이므로 약 50%가 이 복합관절에서 발생하게 된다.[1, 2] 따라서 배측 부위의 신장성이 필요하게 된다(**▶그림 4-2**). 또한, 굴곡 5°+신전 10°=총 15°로 측굴은 거의 발생하지 않는다.

■ 추간관절(C2-7)

제2~7경추의 추간관절은 관절면이 수평면에 대해 45° 외측 하방으로 기울어져 있으며, 하위 경추로 갈수록 기울기가 심해진다.

- 굴곡/신전 운동 : 굴곡 운동에서는 인접한 상위 추체의 하관절돌기가 하위 추체의 상관절돌기에 대해 전상방으로, 신전 운동에서는 반대로 후하방으로 미끄럼 운동이 일어난다. 따라서 굴곡 운동에서는 추골 배측부, 신전 운동에서는 복측부에 위치한 구조의 가동성이 필요하다. 가동범위는 굴곡 35~40°+신전 55~60°=총 90~100°로, 신전 가동범위가 더 크다. 또한, 굴곡 각도는 C5-6이 최대이며, 신전 운동은 C6-7 사이가 최대이다.[3]

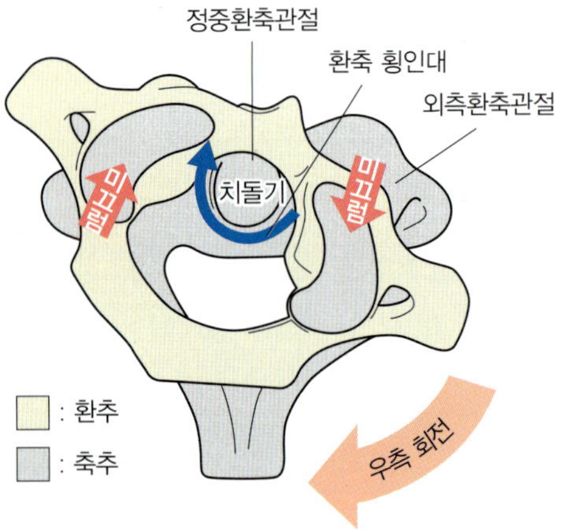

▶그림 4-1　복합관절로서의 회전 운동

그림은 우측 회전을 나타낸다.

치돌기를 회전 중심으로 우외측환축관절은 후내측 방향으로, 좌외측환축관절은 전내측 방향으로 미끄럼 운동이 일어난다.

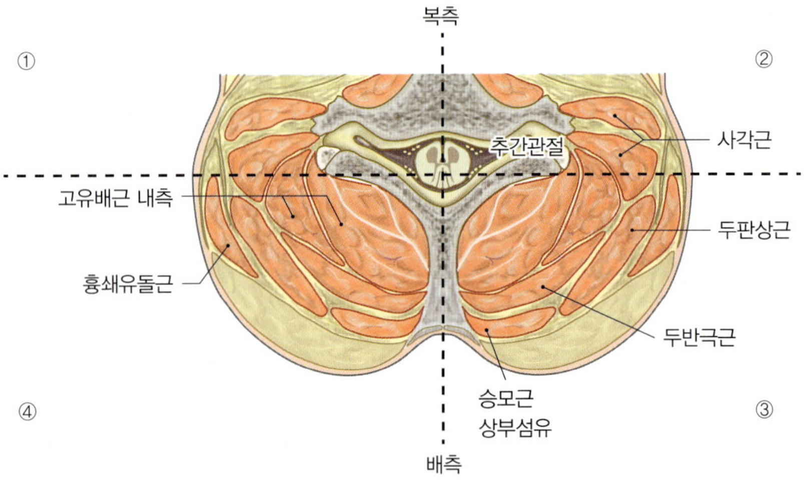

▶그림 4-2　C2 레벨의 수평단면

대략적인 작용 ①② : 경추 굴곡
③④ : 경추 신전
①④ or ②③ : 경추 측굴
⑤ : 경추 회전

* 흉쇄유돌근은 양측의 근수축에 의해 경추 굴곡에 작용한다.

- **측굴 운동** : 우측 측굴 운동의 경우 우측 추간관절에서 하위 경추가 후내측 하방으로, 좌측 추간관절은 하위 경추가 전외측 상방으로 미끄럼 운동을 일으킨다. 따라서 우측 측굴 운동의 경우는 추골 좌측의 신장성이 필요하다. 좌측 측굴 운동에서는 반대의 미끄럼 운동이 일어나기 때문에 우측의 신장성이 필요하다(**▶그림 4-2**). 가동범위는 30~35°이다.
- **회전 운동** : 우측의 회전 운동(상위 구조를 시계방향으로 회전시키는 운동)에서는 우측 추간관절의 상위 경추는 내측 하방으로, 좌측 추간관절의 상위 경추는 외측 상방으로 미끄럼 운동이 일어난다(**▶그림 4-3**).[4] 좌측의 회전 운동(상부 구조를 반시계방향으로 회전시키는 운동)은 반대의 미끄럼 운동이 일어난다. 따라서 후외측부의 신장성이 필

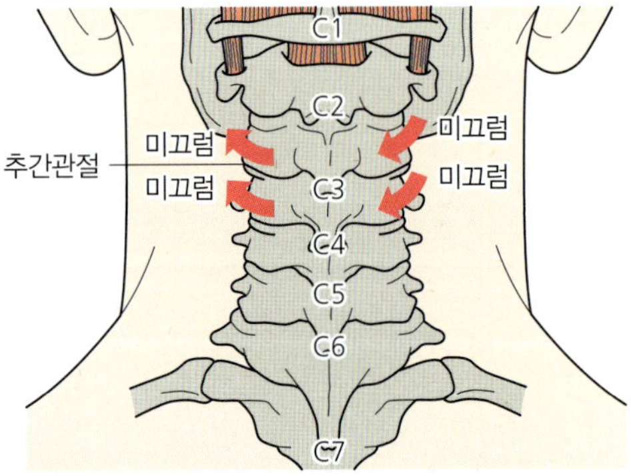

▶그림 4-3　추간관절의 회전

그림은 우측 회전 시 추간관절을 나타낸다.

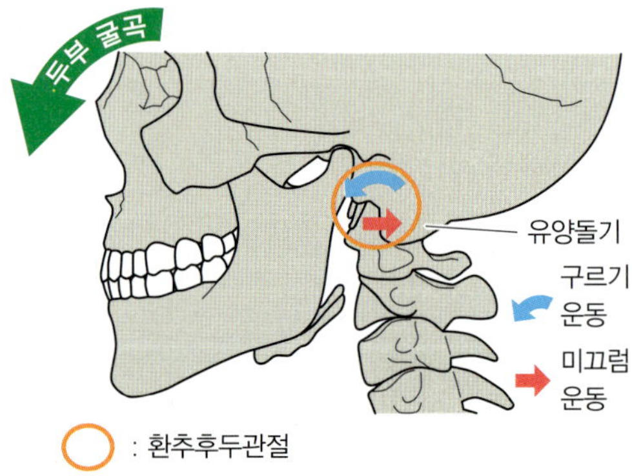

▶그림 4-3　환추후두관절의 관절낭 내 운동

두부 굴곡 시에는 후두과의 볼록한 면이 전방으로 굴러가면서 후방으로 미끄럼 운동이 일어난다. 그 결과 운동축이 일정하게 유지된다.

요하다(▶**그림 4-2**). 운동범위는 30~35°이다.

측굴 및 회전 운동은 모두 추간관절 후하방·전상방의 미끄럼 운동이 일어나기 때문에 순수한 측굴 운동이 일어나지 않는다. 이 측굴에 따른 같은 쪽 회전을 **커플링 모션(coupling motion)**이라고 한다.[5, 6)]

■ 환추후두관절

환추후두관절은 후두과(occipital condyle)가 볼록한 면, 환추의 상관절면이 오목한 면을 이루는 타원관절(ellipsoidal joint)로, 주로 두부의 굴곡/신전 운동이 일어난다. 측굴은 거의 일어나지 않는다.

굴곡 운동에서는 볼록한 면의 후두과가 오목한 면의 상관절면에 대해 전방으로 굴러가면서 후방으로 미끄럼 운동이 일어난다. 신전 운동에서는 반대로 후방으로 굴러가면서 전방으로 미끄럼 운동이 일어난다(▶**그림 4-4**). 따라서 굴곡 운동 시에는 추골의 후부, 신전 시에는 전부의 가동성이 필요하다. 운동범위는 굴곡 5°+신전 10°=총 15°이다.

■ 보충 : 구상관절(Luschka joint)

제3~7경추의 추체 외측에는 **구상돌기**라고 하는 융기가 있으며 상위 추체의 외측 하연과 관절을 형성한다. **구상관절** 또는 **Luschka관절**이라고 하며, 제2~3경추 사이부터 제6~7경추 사이의 측방 안정성, 특히 회전 운동의 안정성에 기여한다.[7)]

Luschka관절에 과부하가 가해지면 퇴행성 관절증과 골극 형성으로 이어지며, 종종 **경추증성 신경근증**의 원인이 되기도 한다.

b. 가동성 장애의 포인트가 되는 구조(●표 4-1)

■ 환추후두관절

- **환추후두관절의 배부** : 환추후두관절은 타원관절이므로 기본적으로 시상면상의 굴곡/신전 운동만 일어난다. 운동범위는 굴곡 5°·신전 10°로 작지만 경추와 연동하여 움직이는 경우가 많기 때문에 두경부의 복합 운동으로 파악하는 것이 중요하다. 두부로부터의 중심선은 환추후두관절의 전방을 통과하기 때문에 중력하에서는 두경부의 복합적인 굴곡이 일어나기 쉽다. 그러나 두경부의 복합적인 굴곡 자세에서는 전방으로의 시야를 확보할 수 없기 때문에 결과적으로 두부·상위 경추를 복합적으로 신전시키게 되고, 하위 경추는 굴곡 상태가 되기 쉽다. 이 상태를 **두부 전방 변위**라고 하며, 두부·상위 경추의 굴곡 제한을 유발한다.

■ 환축관절(C1-2)

- **외측환축관절의 후외측부** : 우측 회전 시 문제가 되는 구조로 좌측 두·경판상근, 두·경최장근이 있다. 또한, 후두하근인 좌측 대·소후두직근, 우측 상·하두사두근 주위의 가동성도 필요하다. 표층에서는 우측 흉쇄유돌근 주위의 가동성도 중요하다. 견갑골이 고정되어 있는 경우에는 우측 승모근 상부, 좌측 견갑거근 주위의 가동성도 중요하다. **후두하삼각**(대후두직근, 상·하두사근)의 심층에는 추골동맥과 함께 그 하방을 **후두하신경**이 주행하고, **대후두신경(greater occipital nerve)**은 하두사근의 하방에서 상방으로 주행해 흉쇄유돌근 상항선의 기시건 부근에서 후두동맥과 동반 상행한다(▶**그림 4-12, 107p**).[8, 9)] 따라서 후두하근 및 흉쇄유돌근에 대한 만성적인 과부하는 후두하신경과 대

후두신경, 동반되는 혈관의 근육 내 · 근육 사이 결합조직에서의 활주성을 저하시킬 수 있다.

■ 추간관절(C2-7)

- **추간관절의 배부** : 경추 굴곡 시 문제가 되는 구조로 양측의 **두 · 경판상근**과 **두 · 경최장근, 두 · 경반극근**이 있다. 경부에는 두반극근(semispinalis capitis muscle)이 천층에, 경반극근이 심층에 위치하며, 그 간격은 **소성결합조직**에서 **항인대**까지 연속되는 비교적 단단한 구조이다. 만성적인 두부 전방 변위와 같은 불량한 자세는 본 소성결합조직의 상태 변화를 초래하여 본 소성결합조직 내를 주행하는 신경과 혈관의 활주성을 저하시킨다. 반극근의 표층에는 두 · 경판상근, 그리고 그 천층에는 **승모근 상부 근속**이 위치한다. 이러한 근육의 신장성에 심층 구조의 신장성 저하가 영향을 미칠 것으로 충분히 생각할 수 있다. 또한, 본 부위 주변의 혈관을 강하게 압박함으로써 이른바 어깨 결림이나 두통을 발생시킬 가능성이 있다고 알려져 있다.[10]
- **추간관절의 전부** : 신전 시 문제가 되는 구조로 **전 · 중 · 후사각근**과 **흉쇄유돌근, 경장근, 두장근**이 있다. 전사각근과 중사각근 사이 공간은 **사각근 공간**이라고 하며, 상완신경총과 쇄골하동맥이 통과한다(▶**그림 4-5**). 또한, 전사각근의 전방에는 쇄골하정맥, 횡격신경, 갑상경동맥에서 나온 견갑상동맥, 경횡동맥 등이 횡주한다(▶**그림 4-6**).[11]

●표 4-1 두경부 주위 대표적인 근육의 작용

			기시	정지	작용	지배신경
고유배근	외측	두판상근	C4-T3 극돌기	상항선 외측, 유양돌기	양측 : 두 · 경부 신전 편측 : 같은 쪽 측굴 · **같은 쪽 회전**	척수신경 후지 외측지
		경판상근	T3-6 극돌기	C1-3 횡돌기 후결절		
		두최장근	C4-7 관절돌기	유양돌기		
		경최장근	T1-6 횡돌기	C2-6 횡돌기 후결절		
	내측	두반극근	C3-T6 횡돌기	상항선과 하항선 사이	양측 : 두 · 경 · 흉부 신전 편측 : 같은 쪽 측굴 · **반대쪽 회전**	척수신경 후지 내측지
		경반극근	T1-6 횡돌기	C2-7 극돌기		
후두하근	대 · 소후두직근		C2 극돌기 C1 후결절	하항선 중간 1/3 하항선 내측 1/3	양측 : 두 · 경부 신전 편측 : 같은 쪽 회전	후두하신경
	상 · 하두사근		C1 횡돌기 C2 극돌기	하항선 중간 1/3 상부 C1 횡돌기	양측 : 두 · 경부 신전 편측 : 반대쪽 회전	
추전근	흉쇄유돌근		흉골두 : 흉골병 상연 쇄골두 : 쇄골 내측 1/3	유양돌기, 상항선 외측	양측 : 두 · 상위 경추 신전 하위 경추는 굴곡 편측 : 같은 쪽 측굴 · **반대쪽 회전**	부신경 · 경신경
	전 · 중 · 후사각근		C3-6 횡돌기 C2-7 횡돌기 C4-6 횡돌기	제1늑골 전사각근 결절 제1늑골 쇄골하동맥구의 후방 제2늑골 외측면	늑골 : 끌어올림 경부 : 양측성은 굴곡 편측성은 같은 쪽 측굴	경신경 전지
기타	승모근 상부 근속		외후두융기 항인대	쇄골 외측 1/3 상연	견갑골 : 거상 · 상방 회전 경부 : 같은 쪽 측굴 · **반대쪽 회전**	부신경 · 경신경
	견갑거근		C1-4 횡돌기 후결절	견갑골 상각	견갑골 : 거상 · 하방 회전 경부 : 같은 쪽 측굴 · **같은 쪽 회전**	견갑배신경

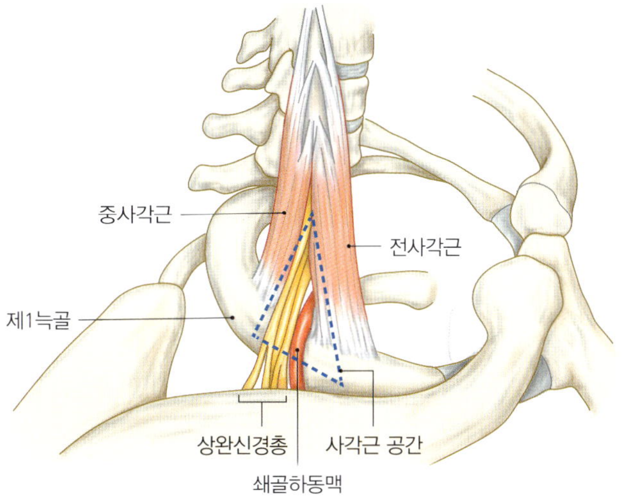

▶**그림 4-5** 사각근 공간

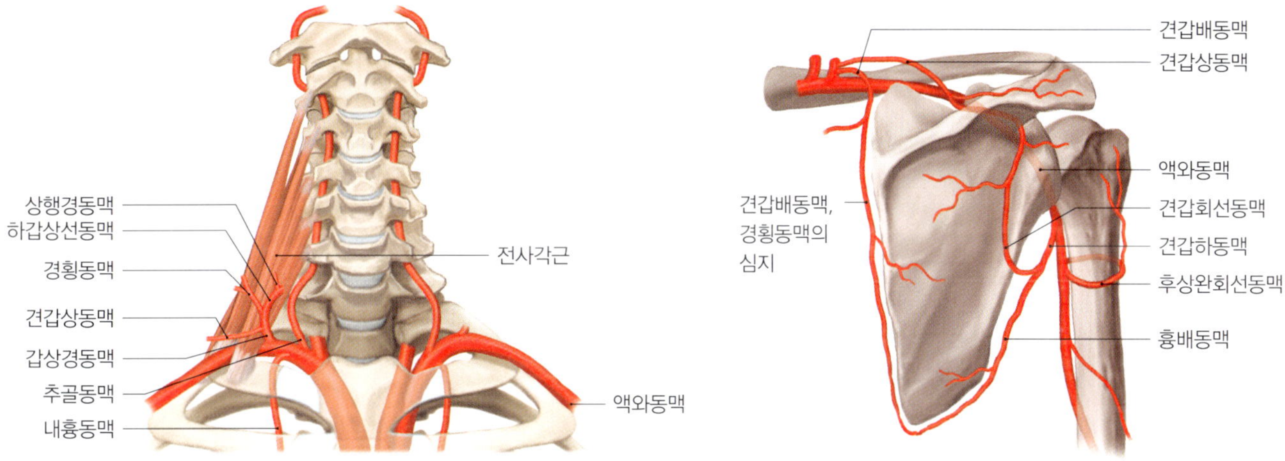

a. 전면

b. 후면

▶**그림 4-6** 견갑상동맥과 경횡동맥의 분지

전·중사각근의 표층에는 앞의 신경, 혈관을 덮듯이 흉쇄유돌근이 위치한다. 따라서 상위 경추 신전·하위 경추 굴곡의 두부 전방 변위 자세는 흉쇄유돌근과 전·중사각근 주위 구조의 활주성 저하를 초래하고, 소성결합조직이 연속되어 신경과 혈관이 주행하는 길목인 견갑골 주위 근육의 기능까지 영향을 미칠 수 있다.

• 추간관절의 외측부 : 측굴 시 문제가 되는 구조로 **흉쇄유돌근**, **사각근**, **고유배근 외측의 판상근**, **경최장근**, **장늑근과 내측의 반극근**, **다열근**, **장·단회전근**이 있다. 이들 근육은 같은 쪽에 대한 측굴 작용을 하기 때문에 측굴 시 반대쪽 구조에 가동성이 필요하다. 또한, **승모근 상부**와 **견갑거근** 주위의 가동성도 필요하다. 심층의 견갑거근과 천층의 승모근 사이에는 복측에서 돌아 들어온 **경횡동맥**이 상행지와 하행지로 분지하면서 승모근을 향해 주행한다. 또한, 경부의 피신경과 함께 승모근의 지배신경인 **부신경**도 주행한다. 따라서 두부 전방 변위에 따른 견갑골 거상의 불량한 자세는 견갑거근과 승모근 사이의 활주성 저하를 초래하는 동시에 경횡동맥과 말초신경의 활주성 또한 저

하시킨다. 두 근육 모두 견갑골의 거상·경추의 같은 쪽 측굴의 작용을 가지고 있기 때문에 견갑골을 고정한 후 반대쪽으로 측굴하면 신장되는 것을 이용하여 접근한다(뒤에 설명).

(2) 경추의 안정성 장애

a. 경추의 안정성과 동적안정화기구

■ 상위 경추의 안정성

두경부 안정성의 역할은 추체 사이의 추간원판, 추골 내를 주행하는 추골동맥, 추골 사이를 빠져나가는 척수신경, 그리고 동맥과 신경 분지 등의 손상을 피하며 **두부의 무게를 조절**하는 데 있다.

상위 경추부의 환추후두관절, 환축관절, 상위 추골의 추간관절에 안정성을 제공하는 구조로 각 관절의 관절낭이 있다. 그러나 실제로는 두부 무게보다 작은 힘으로도 안정성은 붕괴된다.[4] 따라서 두경부에 존재하는 각 근육의 협응성이 중요하다(**▶그림 4-7**). 이러한 근육의 협응에 의한 작용은 최대로 두부 무게의 20배 이상의 역학적 하중에도 견딜 수 있으며, 두경부의 안정성에 기여한다.[12]

■ 하위 경추의 안정성

두경부 근육의 상호작용에 의한 안정성은 와이어 시스템에 의해 강화된다고 알려져 있다.[4, 13] **와이어 시스템**은 텐트를 사방에서 밧줄로 잡아당겨 안정화시키는 것과 같은 역학적 원리를 말한다. **전방 와이어**는 흉쇄유돌근과 전사각근, **후방 와이어**는 두반극근과 견갑거근으로, 두부 무게가 전후좌우에서 견인되어 중앙에 가까운 부위일수록 안정성이 높아지는 구조이다.

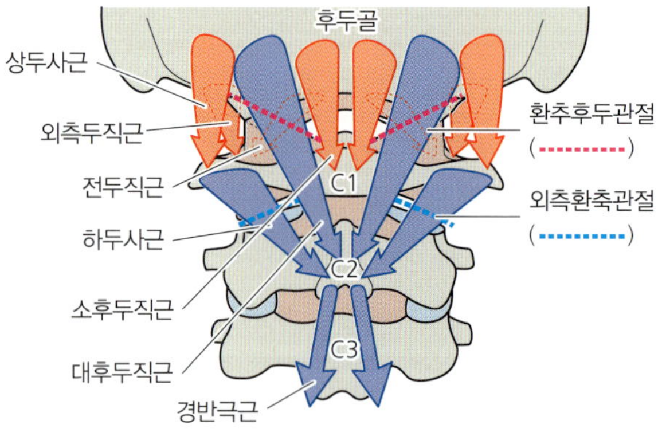

▶그림 4-7 두경부 근육의 상호작용

후두하근의 대후두직근·하두사근의 압박력을 경반극근이 이어받아 하위 경추에 안정성을 제공한다.

그러나 두부는 전방 변위되기 쉽다. 두부 전방 변위의 자세는 두경부 근육의 상호작용을 저하시키는 동시에 후방 와이어의 부담을 증가시켜 두경부의 동적 안정성의 손상을 초래한다(▶ **그림 4-8**).

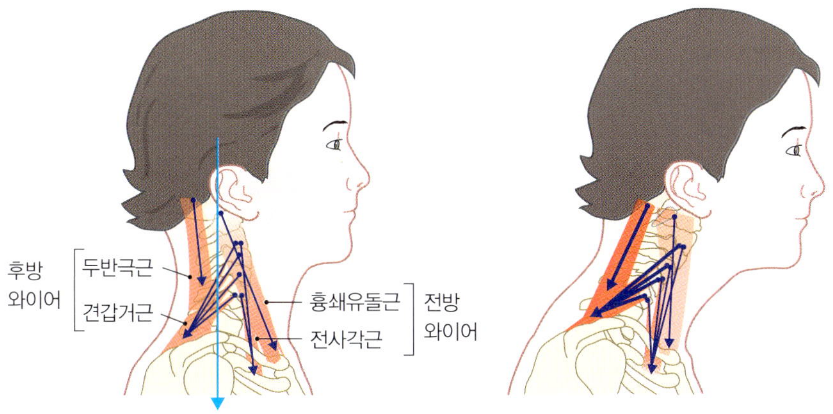

a. 이상적인 자세　　　b. 만성적인 두부 전방위 자세

▶그림 4-8　경부의 와이어 시스템
b 자세로는 후방 와이어에 대한 부담이 커진다.

b. 경추의 가동성과 안정성의 병태 포인트

■ 항인대

항인대는 승모근의 부착부로 알려져 있지만, 고유배근(외측 : 판상근, 내측 : 반극근)의 근막도 극상인대 · 극간인대를 통해 항인대에 합류한다(▶ **그림 4-9a**). 즉, 경부를 효과적으로 신전시키는 구조로 되어 있으며 C4 레벨에서 가장 명확해진다(▶ **그림 4-9b**).[14, 15] 또한, 항인대는 외후두융기(external occipital protuberance)에도 부착부를 갖기 때문에 무게가 있는 두부를 신전시킬 수 있다.

➡ **항인대**
nuchal ligament

두부와 상위 경추는 항중력 위치에서 굴곡 모멘트가 발생하기 때문에 항인대를 통한 두경부의 신전근 활동은 두경부의 안정성에 기여한다.

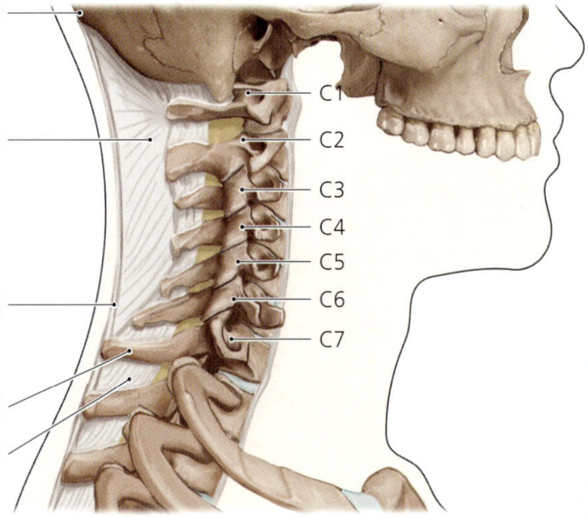

a. 시상면

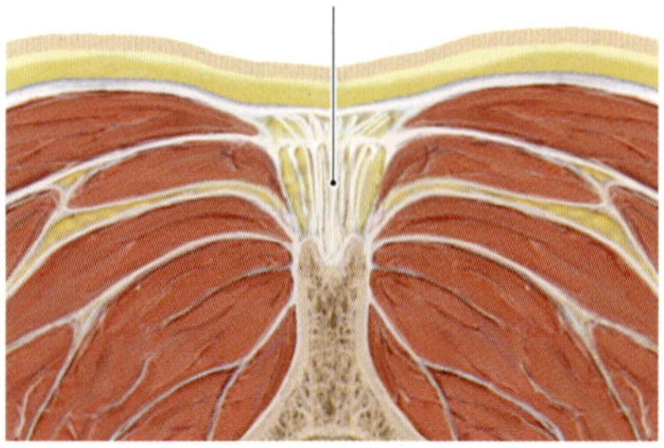

b. 수평면(축상면)

▶**그림 4-9** 항인대

요약

가동성

경추는 체중의 약 1/10을 차지하는 두부를 제어하며, 광범위한 가동범위를 갖는다. 이는 두경부의 안정성이 확보된 후에 이루어지는 가동성이므로 후두하근, 흉쇄유돌근 · 사각근, 반극근 · 견갑거근 등의 협응된 상호작용과 함께 가동성이 필요하다.

안정성

두부의 위치는 근육의 협응에 의한 상호작용에 큰 영향을 미친다. 따라서 ADL에 있어서 자세의 관리는 필수적이다.

2 경추의 기능 개선에 필요한 해부학

(1) 항인대

■ 항인대는 '인대'인가?

항인대는 '인대'라고 명명되어 있지만, 관절낭은 아니다. 피하조직(소성결합조직)의 일부가 층을 이루어 항근막이 되고 경부 후방의 근육 주위에 존재하는 것으로 그 근막이 **극상인대**, **극간인대**로 연속된다. 그 연속된 것을 **항인대**라고 부른다(▶**그림 4-10a**).

즉, 경부 후면에서는 피하조직의 소성결합조직이 비교적 단단해져 피하조직이나 근막과 극간인대와의 경계가 불분명하다. 항인대는 **교원섬유**가 많고, 극간인대를 향해 비스듬히 주행하는 섬유가 많은 것 외에 **탄성섬유**도 많이 포함한다(▶**그림 4-10b**).[16] 경부 후면은 피하조직이 매우 단단하기 때문에 실제 해부 시 경부 후면의 근육이나 신경, 혈관을 박리하는 것은 손가락이 매우 힘든 작업이 되는 경우가 많다.

■ 엎드려 잘 때와 누워 잘 때, 자국이 남는 때는?

엎드려서 자다가 베개 커버나 팔소매의 자국(압흔)이 안면, 특히 전두부에 생긴 경험이 있는가? 책상 위에 엎드려 자고 난 후 전두부에 손목시계 자국이 생긴 적은 없는가? 이것은 전두부를 포함한 안면 피하조직(소성결합조직)의 교원섬유가 적기 때문에 **기질이 이동하기 쉽다**는 것을 의미하는 것이 아닐까 싶다(▶**그림 4-11a**).

반대로 등을 대고 누웠을 때 후경부에 그런 자국이 생기는 일은 없다. 나무 베개 등은 경부 후면에 압흔을 만들었을지 모르지만, 강한 압흔은 아니었을 것이다(▶**그림 4-11b**). 필자는 이것이 경부 후면의 피하조직이 비교적 단단하고, 교원섬유를 많이 포함하고, 탄성섬유도 많은 것과 일치하는 현상이라고 생각한다.

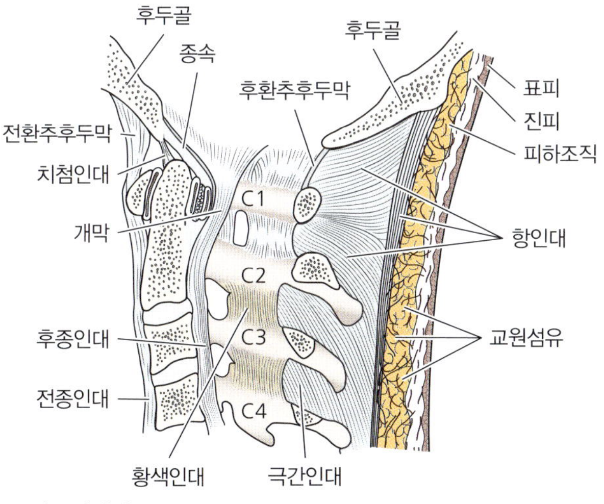

a. 정중시상면

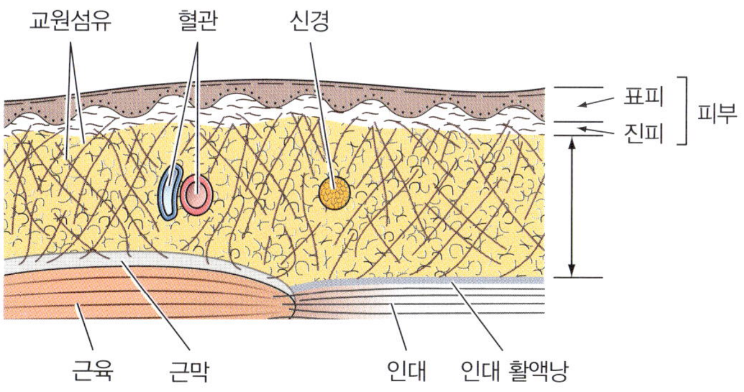

b. 피하조직과 교원섬유

▶그림 4-10 경추와 후두골 사이의 인대
C1~C4 : 제1~4경추

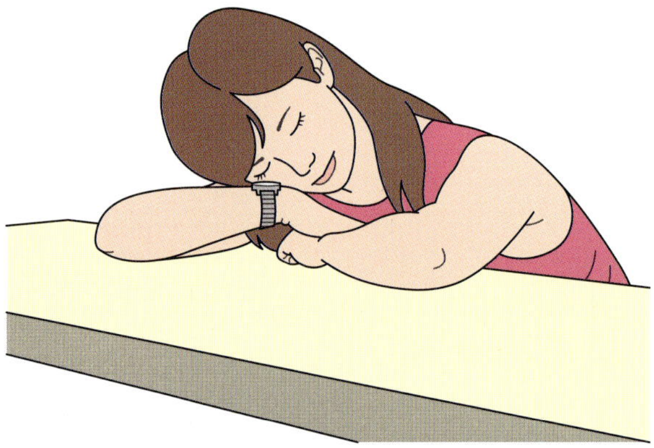

a. 엎드려 잘 때

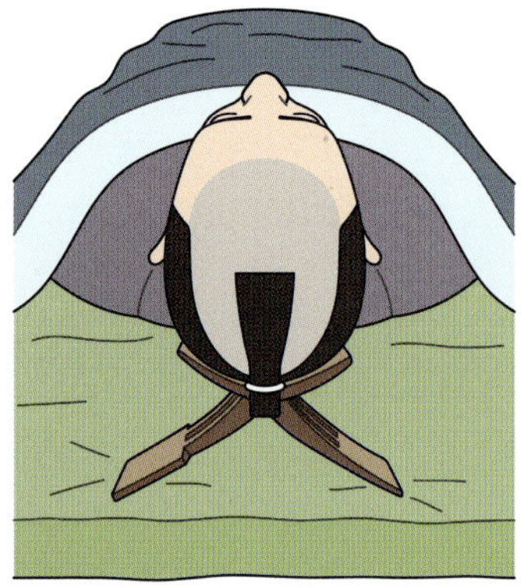

b. 누워 잘 때(나무 베개)

▶**그림 4-11　엎드려 잘 때와 누워 잘 때**

■ 항인대의 특성을 살린 접근

항인대는 피하조직이나 근육 주위의 근막이 되는 **소성결합조직과 연속성이 강하기** 때문에 경부의 피하조직에 대한 접근은 신체의 다른 부위와는 조금 다르다. 경부 후면의 피하조직에 신장을 가함으로써 근육 사이의 결합조직을 강하게 당길 수 있으며, 이는 극간인대를 당기는 것과도 관련이 있다.

근육 사이의 결합조직에는 뒤에 설명할 척수신경 후지의 피신경(대후두신경, 제3후두신경)이나 환추의 후면으로부터 상방에서는 추골동맥, 또한, 그 상방을 주행하는 후두하신경 등도 존재한다(▶**그림 4-12**). 즉, 이러한 신경을 직접 촉지하지 않더라도 항인대를 통한 운동을 도입하거나, 압박하는 부위를 고려한 운동을 하거나, 자세를 조정하는 것이 다른 부위와 비슷한 치료 효과를 가져올 수 있을 것으로 생각된다.

(2) 척수신경 후지와 후두동맥의 분지

대후두직근, 상두사근, 하두사근으로 둘러싸인 삼각형을 **후두하삼각(suboccipital triangle)**이라고 하며, 그 중 환추의 추궁 상방에 **추골동맥(vertebral artery)**이 위치한다(▶**그림 4-12**).

■ 척수신경 후지

추골동맥과 환추의 추궁 사이에서 척수신경의 **제1경신경 후지인 후두하신경(suboccipital nerve)**이 나와 대·소후두직근, 상·하두사근에 지배신경을 낸다. 제1경신경의 후지가 피신경을 내는 경우는 많지 않지만, 출현 시 상두사근(obliquus capitis superior muscle)의 심층을 통해 외측에서 표층으로 나오고, 두판상근(splenius capitis muscle)의 상방에서 피하로 나온다고 한다.[17)]

상두사근의 하방, 축추의 추궁 위에서 나오는 **제2경신경 후지**는 두판상근, 두반극근에 근지를 내며, 두반극근의 내측에서 표층으로 나와 승모근의 기시건막을 관통해 피하로 나오는 **대후두신경**이 되며, 후두동맥과 동반되어 후두부에 넓게 분포한다.

축추와 제3경추 사이에서 후방으로 나오는 **제3경신경 후지**는 경반극근(semispinalis cervicis muscle)의 외측 상방을 후면으로 나아가 두·경판상근, 두·경반극근으로 근지를

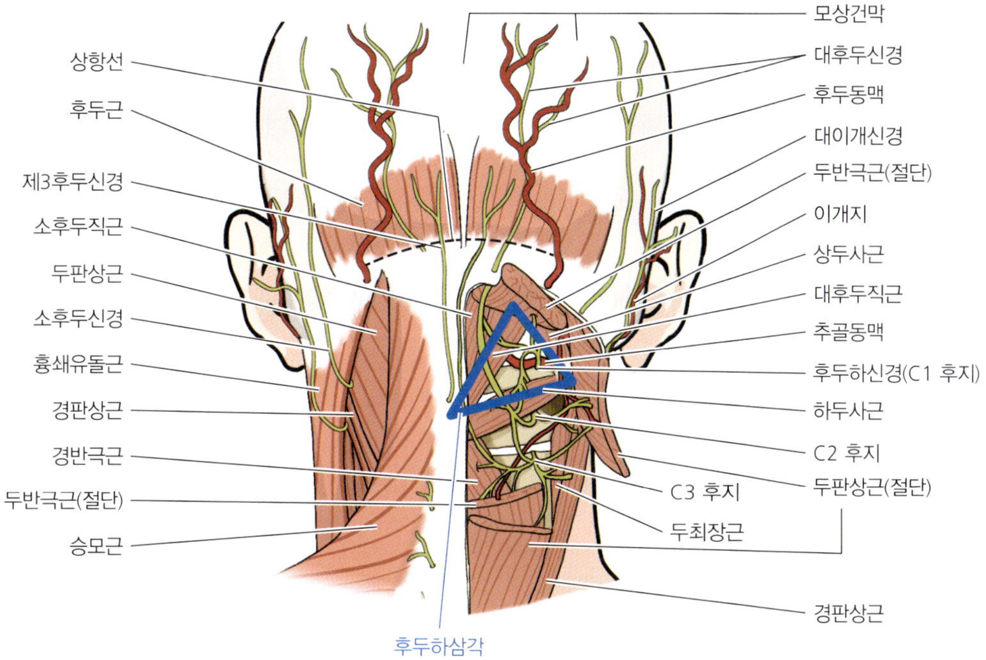

▶**그림 4-12 후두하삼각(suboccipital triangle)**

내면서 경반극근의 표층, 두반극근의 심층을 내측으로 나아가 극돌기 바로 외측에서 건막(항인대, 극간인대, 판상근의 기시건)을 관통해 피하로 나오고 **제3후두신경**이 된다. 제3후두신경이 잘 발달하지 않는 경우가 있고, 제3후두신경과 더불어 제4경신경 후지의 피지가 발달한 경우도 있다.

■ 후두동맥의 분지

후경부 근육에 분포하는 동맥은 후두동맥의 분지이다. 외경동맥(external carotid artery)에서 후방으로 분지되어 악이복근 후복(posterior belly of digastric muscle)의 심층, 이어서 흉쇄유돌근 심층에서 두판상근 심층을 후방으로 주행해 두판상근과 상두사두근 사이의 층으로 나온다. 두판상근 심층에서는 하방으로 주위 근육으로의 동맥을 낸다.

즉, 척수신경 후지와 후두동맥의 분지는 크게 보면 두·경판상근이나 두반극근의 심층이며, 후두하삼각을 구성하는 근육이나 경반극근의 천층을 주행한다. 피하조직으로부터 연속되고 경근막과 항인대에도 연속되어 있는 단단한 소성결합조직은 이러한 신경·혈관의 주행 층에 많이 존재한다. 더불어 개별 신경·동맥의 주행에도 주의하고, 그 주위 소성결합조직의 상태를 고려하는 것이 후두하삼각의 치료를 고려할 때 중요하다.

(3) 경부의 피신경(척수신경 전지 유래)과 흉쇄유돌근

측경부의 피신경 중 척수신경 전지로부터 유래된 것은 **소후두신경(lesser occipital nerve)**, **대이개신경(great auricular nerve)**, **경횡신경(transverse nerve of neck)**, **쇄골상신경[supraclavicular nerve(내측·중간·외측)]**이다. 이들은 모두 흉쇄유돌근의 후연을 심층에서 천층으로 돌아나가며, 각각 광경근(platysma muscle)과 함께 천경근막을 관통해 피하로 나온다(▶**그림 4-13**). 이들 피신경은 흉쇄유돌근의 심층에서 전·중사각근과

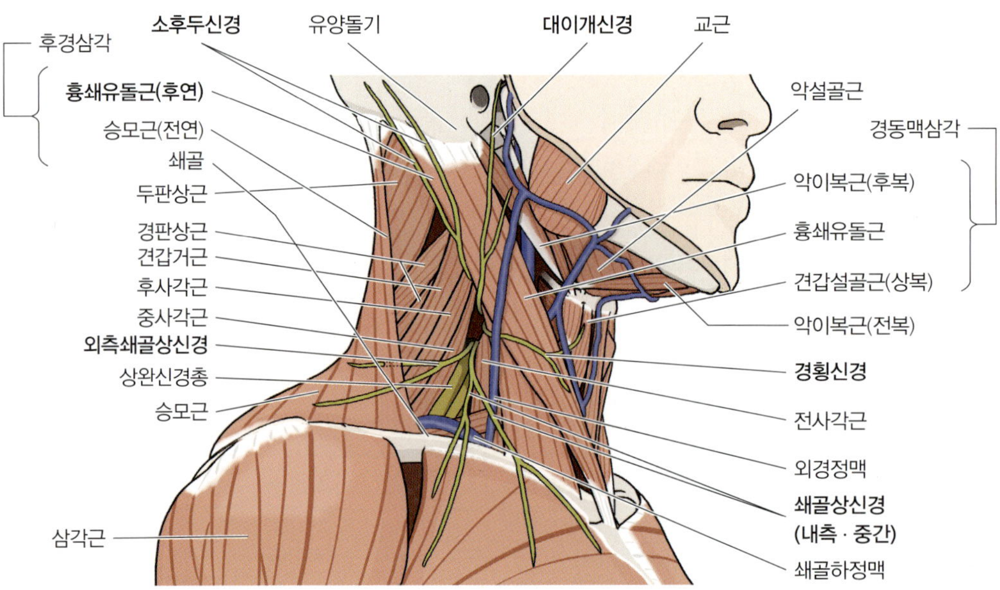

▶**그림 4-13** 경부의 피신경과 흉쇄유돌근

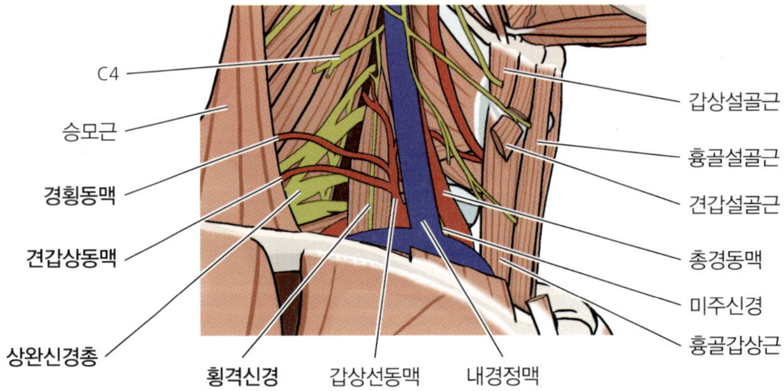

▶**그림 4-14** 상완신경총

견갑거근의 표층을 주행한다. 이 흉쇄유돌근의 심층과 같은 층에 부신경의 승모근 가지가 주행하고 있으며, 심층에서 승모근으로 들어간다. 피신경도 중간에서 부신경의 승모근 가지와 같은 주행을 하며 승모근의 심층으로 들어가지만, 승모근을 관통하여 피하로 나오는 가지도 있다. 이 피하로 나오는 가지를 **외측쇄골상신경(lateral supraclavicular nerve)**이라고 한다(▶**그림 4-13**).

흉쇄유돌근의 후연 및 그 심층은 뒤에 설명할 전사각근 주위의 신경, 혈관이 주행하는 층과 동일하며, 중요한 치료 대상이 될 수 있는 부위이다.

(4) 전사각근의 국소해부학 : 경횡동맥과 견갑상신경 · 동맥

전사각근의 바로 전방에는 **횡격신경(phrenic nerve)**이 하행한다. 또한, 그 전방으로는

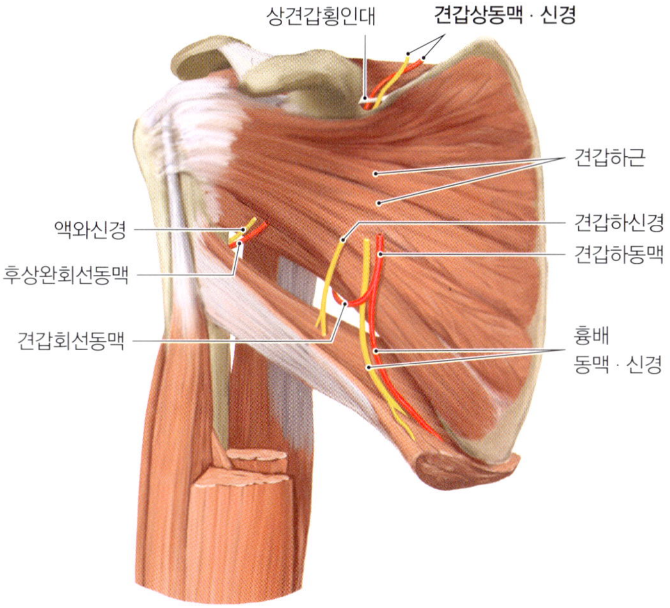

▶**그림 4-15 견갑상동맥 · 신경의 주행**

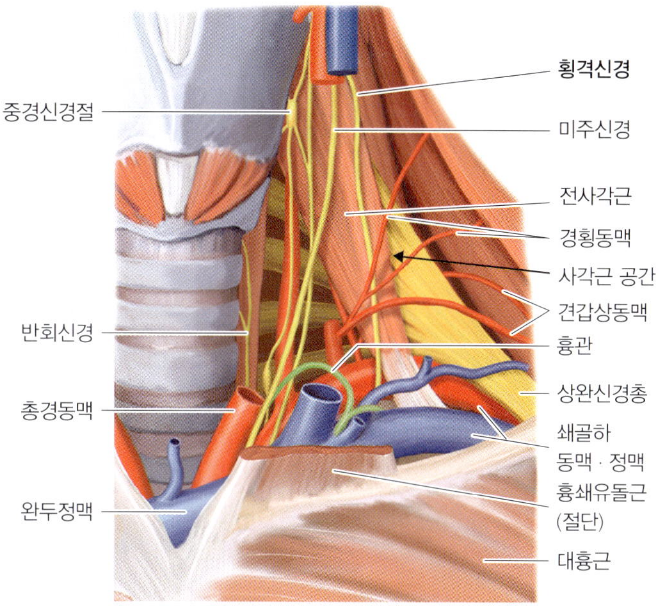

▶**그림 4-16 전사각근과 주위 혈관 · 신경**

갑상경동맥에서 나온 경횡동맥과 견갑상동맥이 내측에서 외측으로 주행한다. 하방에서는 **쇄골하정맥(subclavian vein)**이 횡격신경 앞에 위치하는 것이 일반적이다. 그러나 횡격신경과 쇄골하정맥과의 위치 관계에는 변이가 있으며, 특히 쇄골하근신경에서 횡격신경에 합류하는 가지가 나올 때 그 가지는 쇄골하정맥의 앞을 주행하는 경우가 많다.

전사각근의 바로 후방에는 **상완신경총(brachial plexus)**과 **쇄골하동맥(subclavian artery)**이 위치한다(▶**그림 4-14**). 쇄골하동맥은 전사각근의 후방에서 상완신경총의 하신경간(lower trunk) 앞에 위치한다. 상완신경총 중 상신경간(upper trunk)을 구성하는 제5경신경 전지는 전사각근을 관통하는 경우가 적지 않다. 또한, 견갑배신경과 장흉신경은 공동 신경으로 나오는 경우가 많으며, 모두 중사각근을 관통하여 후방으로 나온다.

경횡동맥(transverse cervical artery)은 전 · 중사각근과 견갑거근의 표층에서 흉쇄유돌근과 승모근의 심층을 주행해 승모근으로 분포한다. 경횡동맥에는 변이가 많으며, 한 개가 아닌 두 개가 나오기도 한다. 또한, 그 끝에 하행견갑동맥이 나오는 경우와 뒤에 설명할 견갑상동맥에서 하행견갑동맥이 나오는 경우가 있다. **하행견갑동맥**은 견갑골 상각에서 견갑골의 내측연을 견갑배신경에 동반하여 하행하고, 능형근 등에 분포하는 것 외에 능형근을 관통하여 승모근에 분포하는 가지를 낸다.

견갑상동맥(suprascapular artery)은 갑상경동맥에서 나와 전사각근의 앞을 내측에서 외측으로 가로질러 경횡동맥과 같은 층의 하방을 외측으로 지나 견갑상신경과 함께 견갑절흔(scapular notch)으로 향한다. 상견갑횡인대의 상방을 견갑상동맥이 지나고, 상견갑횡인대의 하방을 견갑상신경이 주행하는 형태가 일반적이다(▶**그림 4-15**). 그러나 견갑상동맥도 변이가 많다. 흔히 볼 수 있는 것은 전사각근의 외측에 쇄골하동맥에서 단독으로 분지되는 것이다. 이때는 상완신경총 외측 신경속의 후방, 정중신경이나 내측 신경속 유래 신경의 전방을 지나서 후방으로 향한다. 또한, 이 경우 하행견갑동맥이 견갑상동맥에서 분지될 수도 있고, 상견갑횡인대의 심층을 통해 후방으로 나오기도 한다.

위의 신경 · 혈관은 **전사각근 주위**에서 주행하며 분포 영역이 다양하다(▶**그림 4-16**). 그 때문에 분포 영역 근처에서 나타나는 불편감이나 통증이 전사각근 주위 국소에서의 소성 결합조직의 상태 변화에서 유래한 경우도 많을 것으로 가정된다. 따라서 승모근과 흉쇄유돌근(특히 후연)의 심층, 전 · 중사각근과 견갑거근의 표층에 집중되어 있는 말초신경이나 혈관 주위의 상태는 그 분포 영역과 함께 국소적으로도 상세히 평가할 필요가 있다.

횡격신경을 촉지할 위험

횡격신경은 호흡을 하는 중요한 근육인 횡격막을 지배하므로 숙련되지 않은 치료사가 횡격신경 주위를 치료하는 것은 위험이 따른다.

필자는 치료사가 되기 위한 교육을 받을 때 학생들끼리 전사각근의 촉지를 한 적이 있다. 그때 피검자가 된 학생의 딸꾹질이 2~3일 동안 전혀 멈추지 않았다. 아무것도 모르는 학생이었기 때문에 원인도 모른 채 재미있어 했지만, 지금 생각해보면 매우 끔찍한 행위였다고 생각한다. 전사각근에 근접한 횡격신경을 자극함으로써 신경을 일부 손상시키거나 비정상적인 충격을 발생시킨 것이 아닌가 추정된다. 아무것도 모른 채 촉지 행위를 하는 것의 두려움과 해부학을 아는 것이 얼마나 중요한지 뼈저리게 느꼈다.

독자들도 주의하기 바란다.

3 경추의 기능을 개선시키는 초음파 유도하 접근

(1) 항인대에의 접근

항인대는 교원섬유를 많이 포함하는 치밀결합조직이기 때문에 직접적인 접근 대상이 되지 않는다. 그러나 항인대를 통해 고유배근(intrinsic muscles of back)의 두 · 경반극근에 대한 스트레칭을 시행할 수 있다.

항인대에의 접근

고유배근의 근막은 극상인대 · 극간인대를 통해 항인대에 합류한다.

우선, C4 레벨에서 항인대를 확인한다(▶**그림 4-17a**). 먼저 C7 극돌기(융기)를 촉지한다. 원위 극돌기에 손가락을 대고 C4 극돌기까지 촉지하여 피하와 극돌기 사이에 위치한 항인대를 확인한다.

이어서 가볍게 압박하며, 피부 · 피하와 항인대를 치료 쪽과 반대쪽으로 당김으로써 고유배근을 신장시킨다(▶**그림 4-17b**, **c**). 접근은 1~2분이며, 당기는 방향은 피부 · 피하의 가동성이 좋지 않은 곳을 찾으면서 결정한다. 관절 운동 없이 시행할 수 있어 경부 통증이 심한 경우에 효과적인 수단이 된다.

또한, 항인대는 외후두융기에도 부착되기 때문에 후두하근에 대한 접근을 병행하면 더욱 효과적이다.

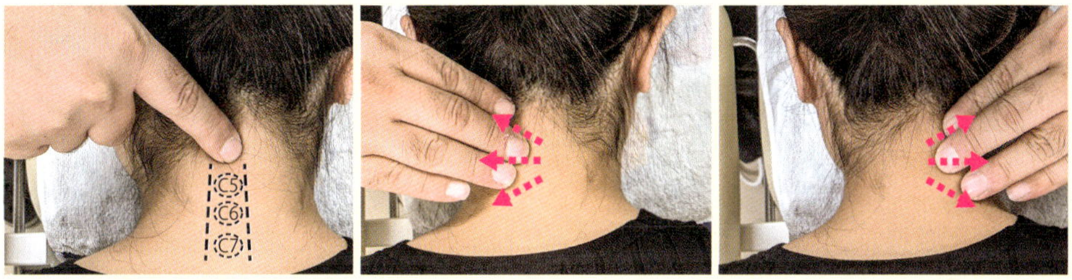

a. C4 레벨의 항인대를 확인 b. 치료 쪽이 우측인 경우 c. 치료 쪽이 좌측인 경우

▶**그림 4-17**

초음파 영상을 보면, 접근 전에는 운동과제 수행 시 두 · 경반극근이 항인대를 밀어올리는 듯한 동태를 보인다(▶**그림 4-18a**). 접근 후에는 항인대를 밀어올리는 동태는 없고, 매끄러운 수축 동태가 확인된다(▶**그림 4-18b**).

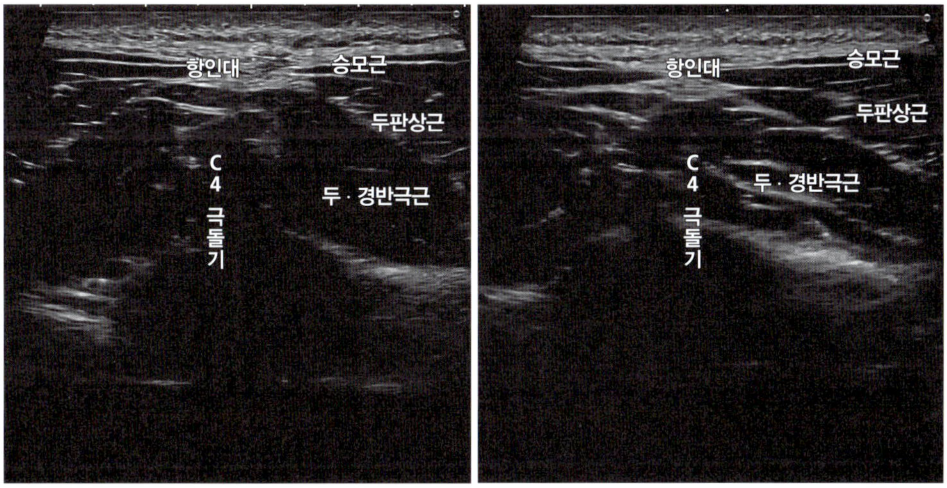

a. 접근 전 b. 접근 후

▶**그림 4-18** 항인대에 대한 접근 전후의 초음파 영상

영상 a

영상 b

(2) 후두하근의 과긴장에 대한 접근

만성적인 두부·상위 경추의 신전 자세는 후두하근(suboccipital muscles)에 과긴장을 유발한다. 이로 인해 후두하삼각을 통과하는 추골동맥과 후두하신경, 대후두신경, 제3후두신경 등의 주위 활주성이 저하되어 가동범위 감소가 일어난다.

후두하근에의 접근

실제로 후두하근을 직접 만지기는 어렵지만, 두부를 경도 굴곡 자세로 하고 후두하 주위의 소성결합조직에 대해 전단력을 가하도록 부드럽게 압박한다. 압박력은 두부의 무게를 이용한다(▶**그림 4-19**a). 후두하근 및 주위의 유연성이 느껴지면 두부를 더 굴곡시키고, 이완시키며, 두부를 견인한다. 견인 방향은 상방(두측)+굴곡 방향이 된다(▶**그림 4-19**b).

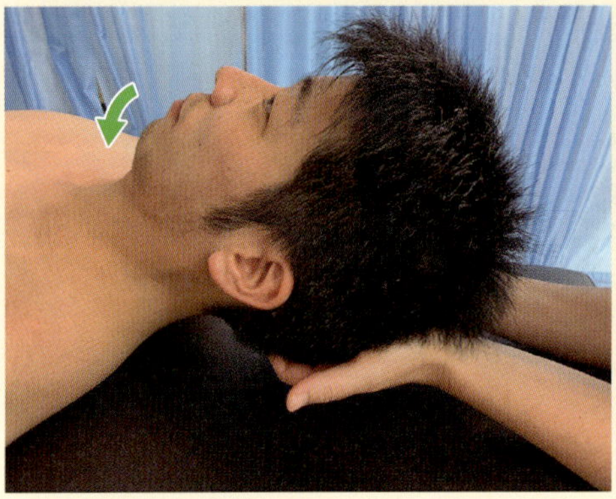

a. 두부 무게를 이용한 이완

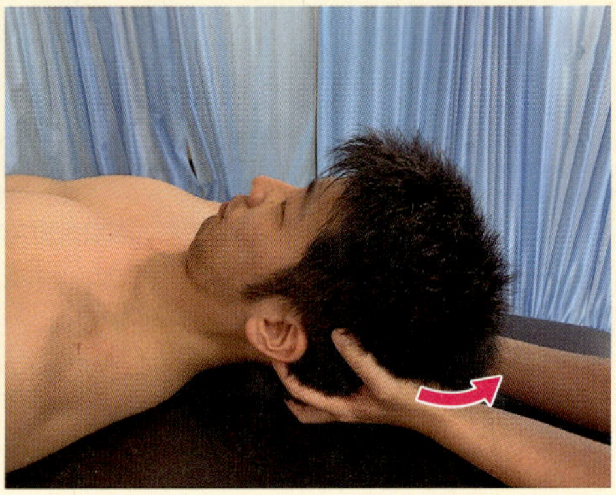

b. 이완+견인

셀프 트레이닝에서는 두부 굴곡 방향으로 힘을 주고, 상지로 신전 방향으로 밀어 넣는다. Hold relax의 요령으로 하기 위해 숨을 내쉬면서 5초 정도 힘을 주며 3~5회 실시한다. 경부 아래에 수건 등을 넣어 이완되기 쉽게 한다(▶**그림 4-19**c).

압박을 가하는 접근 범위는 외후두융기 바로 아래에서 외측으로는 유양돌기 하단 내측까지, 하방은 C2 극돌기까지이다.

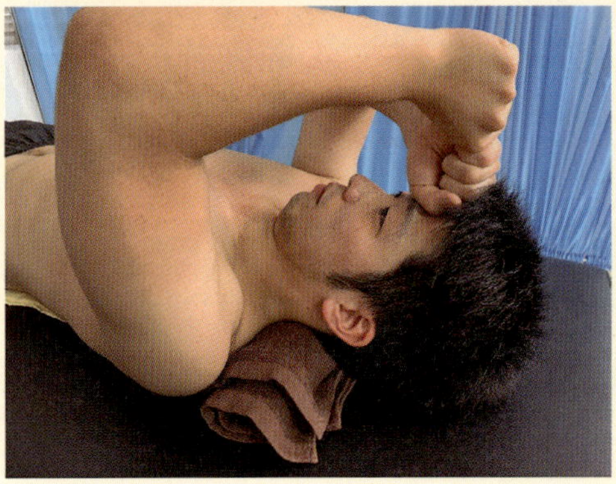

c. 셀프 트레이닝

▶**그림 4-19**

두 · 경반극근에의 hold relax

경부 후면에서는 비교적 큰 근육으로 경부 신전 토크의 약 40%를 발생시킨다.[18] 따라서 두부 중립 자세 · 경부 신전 자세에서의 hold relax는 두 · 경반극근을 이완시키는 효과적인 접근이다(▶**그림 4-20**). 두 · 경반극근의 양측이 수축하면 경부의 신전 운동이 일어난다. 치료사는 두부 신전이 일어나지 않도록 화살표 방향으로 저항을 걸고, 다른 손으로 T6보다 원위에서 흉부를 고정한다. 대상자는 숨을 내쉬면서 5초 정도 힘을 주고, 3-5회 실시한다.

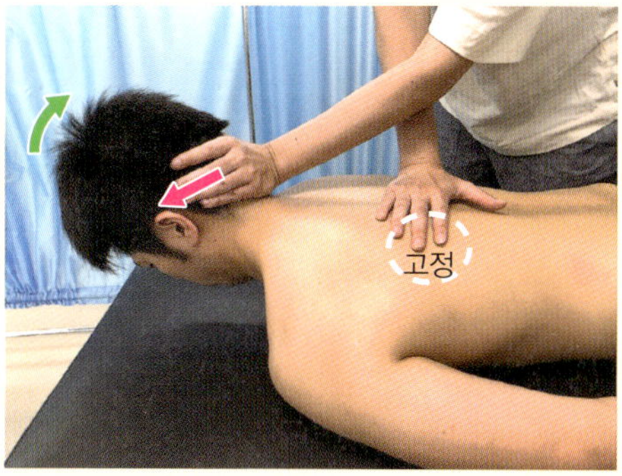

▶**그림 4-20**

Memo

Hold relax

2~3초의 최대 등척성 수축 직후에 힘을 빼고 이완을 얻는 수기. 관절 가동범위를 개선시키는 경우, 통증을 완화시키는 경우에 사용된다.

(3) 두 · 경반극근의 과긴장에 대한 접근

두 · 경반극근(semispinalis capitis/cervicis muscle)은 승모근과 판상근의 심층에 위치하며, 두반극근의 심층에 경반극근이 위치한다(▶**그림 4-21**).

두 · 경반극근은 와이어 시스템의 후방을 담당하여 두부 · 경추의 안정성을 높이는 중요한 역할을 한다. 두부 전방 변위의 불량한 자세는 두반극근의 과긴장을 유발하고, 두반극근과 경반극근 사이를 주행하는 척수신경 후지의 피신경과 두 근육에 대한 영양동맥(nutrient artery)을 압박하여 두통을 유발할 수도 있다.

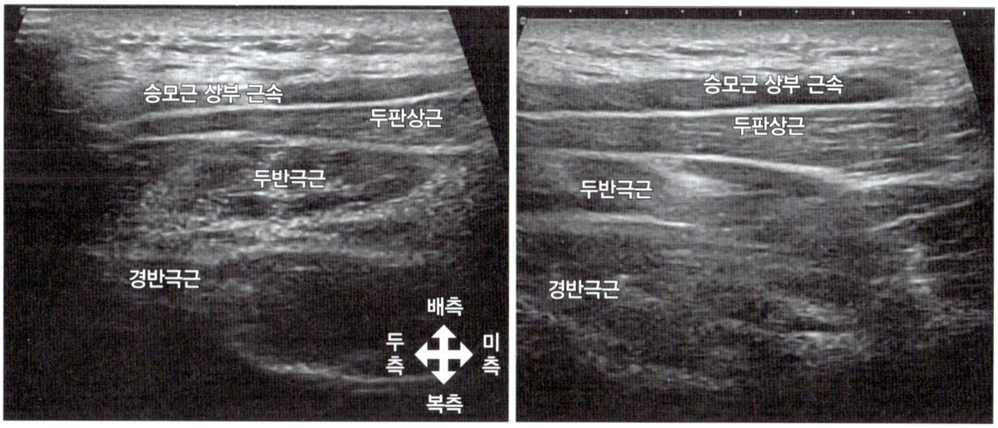

a. 접근 전 b. 접근 후

영상 a

영상 b

▶**그림 4-21** 경부 신전 시 두 · 경반극근의 초음파 영상

a : 경부 신전 시 두 · 경반극근은 두측 방향으로의 활주가 적고, 근두께의 변화도 작다.

b : 두측 방향으로의 활주와 근두께의 변화가 커졌음을 확인할 수 있다.

두 · 경반극근의 release

실제로 두 · 경반극근을 만지는 것은 어렵지만, 우측의 두 · 경반극근에 접근할 경우는 두경부를 경도 굴곡 · 좌측 굴곡 상태로 만들어 천천히 시계 방향으로 회전시키며 두 · 경반극근 주위의 소성결합조직에 대해 전단력을 가하도록 부드럽게 압박한다(▶**그림 4-22**).

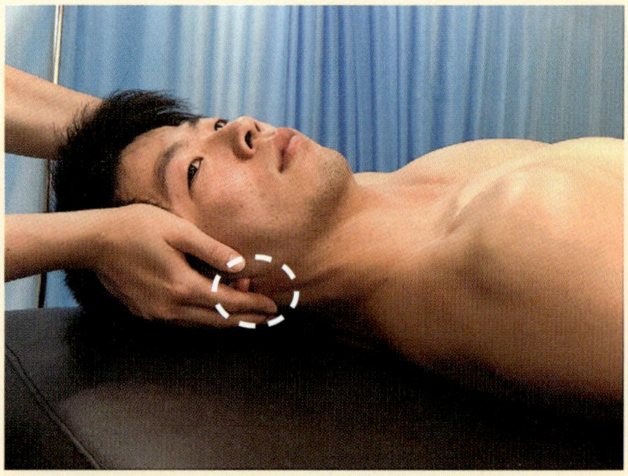

▶**그림 4-22**

Release 중인 동태를 초음파로 보면 두판상근을 포함하여 두반극근과 경반극근의 근육 사이가 움직이는 모습을 볼 수 있다(▶**그림 4-23**).

영상

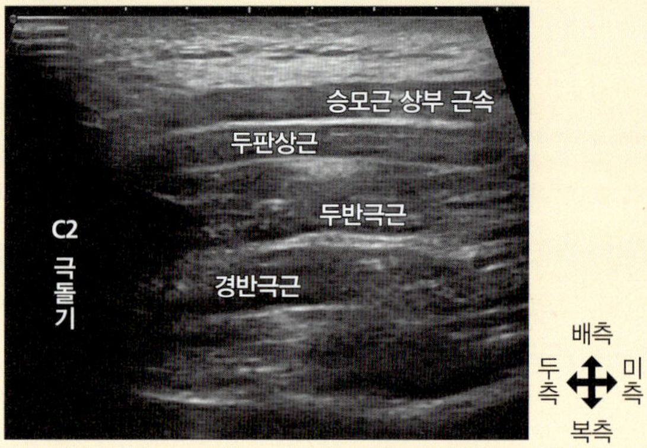

▶**그림 4-23** Release 중인 초음파 영상

두 · 경반극근의 셀프 트레이닝

셀프 트레이닝에서는 두부 신전이 일어나지 않도록 양손으로 두경부를 넓게 눌러 고정한다. hold relax의 요령으로 하기 위해 숨을 내쉬면서 경부 신전 방향으로 5초 정도 힘을 주며, 3~5회 실시한다.

또한, 승모근 상부의 영향을 덜 받기 위해 견갑골은 거상 자세에서 하는 것이 좋다(▶**그림 4-24**).

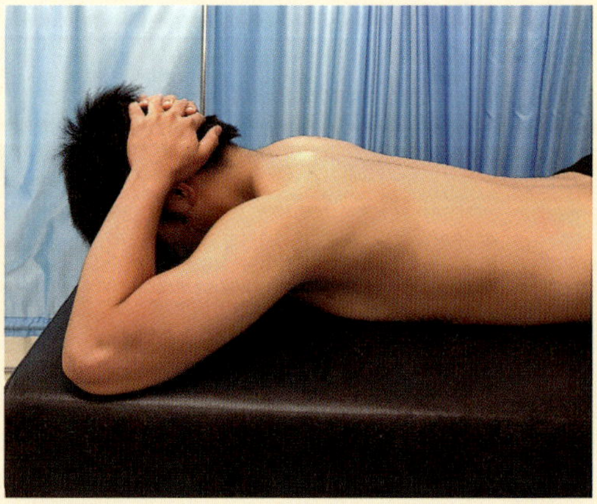

▶**그림 4-24**

(4) 흉쇄유돌근 · 사각근 주위 소성결합조직에의 접근

경부 전면~측면은 흉쇄유돌근 후방을 주행하는 피신경, 전사각근의 전방을 주행하는 횡격신경, 경횡동맥, 견갑상동맥, 쇄골하정맥, 사각근 공간을 통과하는 상완신경총과 쇄골하동맥, 중사각근을 관통하는 견갑배신경과 장흉신경 등 중요한 신경 · 혈관이 많이 주행한다. 따라서 혈관 · 신경 주위의 소성결합조직에서 활주성이 많이 요구되는 부위라고 할 수 있다.

두부 전방 변위의 불량한 자세는 **흉쇄유돌근 · 사각근**이 단축 상태가 되어 그 주위에 영향을 미치면 두경부의 신전 가동범위가 저하되기 쉽다. 따라서, 소성결합조직의 상태 변화에 의해 신경 · 혈관의 활주성이 저하된다. 예를 들어, 견갑배신경은 중사각근을 관통하여 후사각근과 견갑거근 사이를 주행하며 견갑거근에 지배신경을 내면서 대 · 소능형근에 분포한다. 견갑배신경은 하행견갑동맥과 함께 주행하는 부분이 있다. 즉, 경부 전면~측면 소성결합조직의 상태 변화는 배부에 위치한 견갑거근과 능형근의 신장성이나 통증 발생에도 영향을 미칠 수 있다.

흉쇄유돌근 · 사각근에의 hold relax

신경 · 혈관 주위의 증상이 너무 강해서 근긴장이 심하거나 이완의 자극에도 견딜 수 없는 경우, hold relax를 시행한다.

경부의 같은 쪽 측굴 · 반대쪽으로의 회전에 저항을 가한다(▶**그림 4-25**).

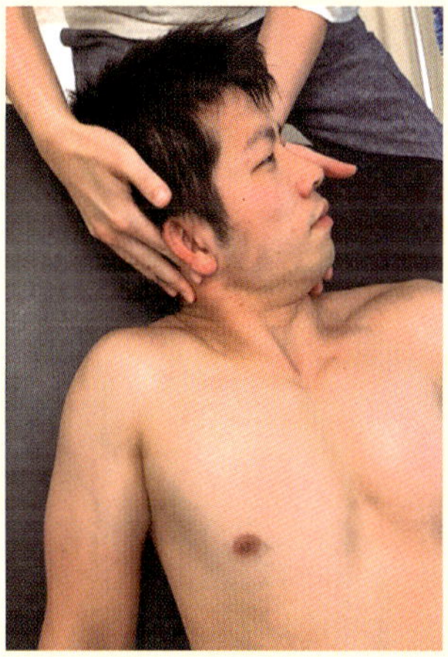

▶**그림 4-25**

초음파로 볼 때 hold relax 전에는 경부의 같은 쪽 측굴 · 반대쪽 회전 시 사각근과 경횡동맥의 활주성이 떨어지고, 근두께의 변화도 작다(▶**그림 4-26a**).

Hold relax 후에는 사각근과 경횡동맥의 활주성이 개선되고, 근두께의 변화가 커진 것을 확인할 수 있다(▶**그림 4-26b**).

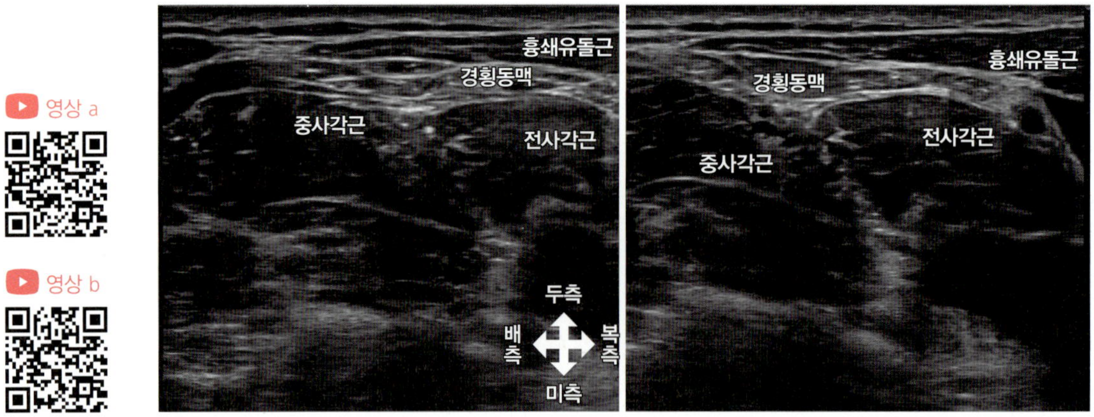

a. 접근 전　　b. 접근 후

▶그림 4-26　Hold relax 전후의 초음파 영상

흉쇄유돌근 · 전사각근의 release

자극에 대응할 수 있는 경우, 흉쇄유돌근 · 전 · 중사각근 주위의 소성결합조직에 대해 전단력을 가하도록 부드럽게 압박한다(**▶그림 4-27**). 흉쇄유돌근의 흉골 · 쇄골부 근속을 통해 전단력을 가하도록 부드럽게 압박하면서 전사각근과의 근육 사이를 횡단적으로 이완해 나간다.

근육 사이에는 경횡동맥이 주행하기 때문에 압박할 때는 주의한다. 시술 시에는 반드시 '저림' 등의 신경 증상이 발생 · 증강되지 않았는지 확인하는 것이 중요하다.

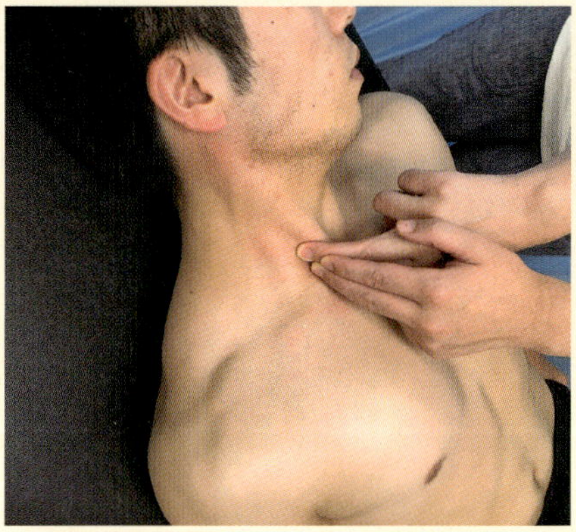

▶그림 4-27

흉쇄유돌근 · 사각근의 셀프 트레이닝

셀프 트레이닝의 경우 반대쪽으로의 회전이 어렵기 때문에 흉쇄유돌근 · 사각근의 작용인 같은 쪽 측굴에 숨을 내쉬면서 5초 정도 힘을 준다(**▶그림 4-28**). 3~5회 실시한다.

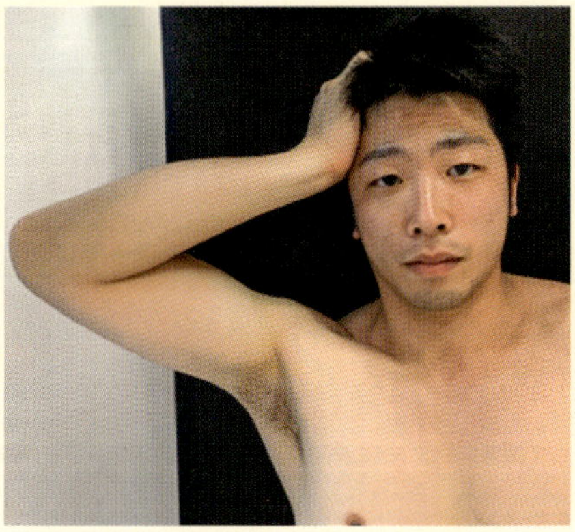

▶그림 4-28

(5) 경부 피신경 · 부신경 주위 소성결합조직에의 접근

두부 전방위 자세는 견갑골이 거상 자세가 되기 쉽고, 승모근 상부 근속과 견갑거근은 단축위가 된다. 이러한 자세가 지속되면 근육 주위 소성결합조직의 상태 변화가 일어나고 두경부의 측굴 · 회전 가동범위의 감소에 빠지기 쉽다. 이렇게 되면 승모근 상부 근속과 견갑거근 사이에 존재하는 경부 피신경, 부신경, 경횡동맥 주위의 활주성이 저하된다. 따라서 견갑거근과 승모근 상부 근속에 대한 접근이 필요하다.

견갑거근에의 hold relax

견갑골의 거상(elevation)과 같은 쪽 측굴에 저항을 가하고, hold relax를 시행한다. 경부 측굴에서 통증이 발생하는 경우, 견갑골의 거상만이라도 상관없다(▶그림 4-29). 이어서 가능한 운동범위에서 측굴에 hold relax를 시행한다.

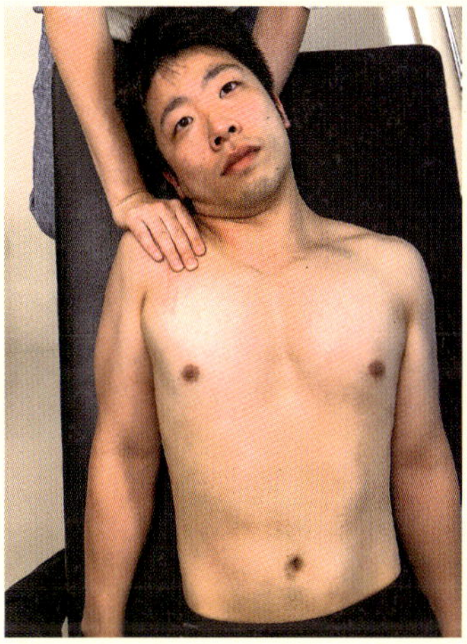

▶그림 4-29

견갑거근의 스트레칭

가동범위를 개선하기 위해 굴곡 · 측굴 · 회전 방향으로의 스트레칭을 실시한다. 견갑거근은 승모근 상부 근속보다 복측, 흉쇄유돌근의 심층에 위치한다. 경부는 반대쪽으로의 굴곡 · 회전 · 측굴, 견갑대는 내린다. 견인 강도는 견갑대의 내림(depression)으로 조정한다. 저림 등의 신경 증상이 나타나지 않는 범위에서 시행한다(▶그림 4-30).

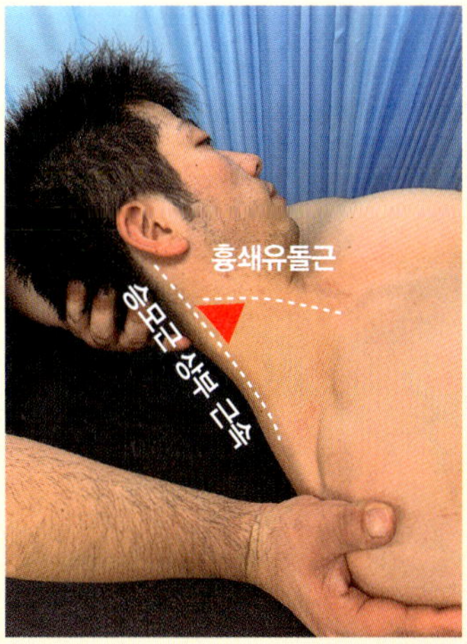

▶그림 4-30
▲는 촉지할 수 있는 곳

승모근 상부 근속의 스트레칭

승모근 상부 근속은 반대쪽으로의 회전 작용이 있으므로 보다 신장된 자세를 얻으려면 승모근 상부 근속은 같은 쪽으로의 회전을 추가하는 것이 좋다(▶그림 4-31). 경부는 반대쪽으로의 측굴, 같은 쪽으로의 회전 · 굴곡, 견갑대는 내린다. 견인 강도는 견갑대의 내림으로 조정한다. 저림 등의 신경 증상이 나타나지 않는 범위에서 시행한다.

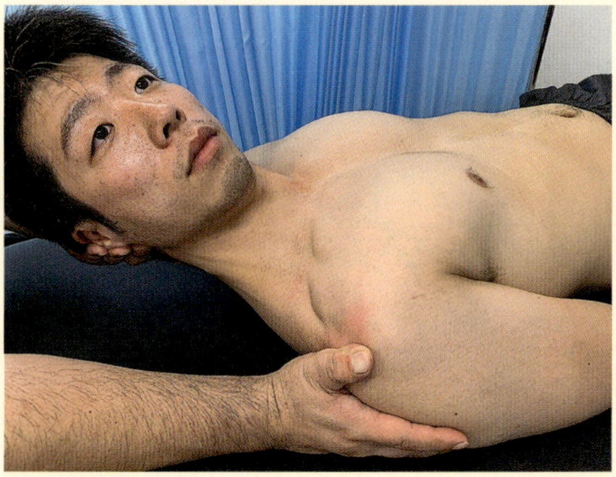

▶그림 4-31

초음파로 보면 접근 전에는 경부의 같은 쪽 측굴 · 같은 쪽 회전 시에 승모근 상부 근속과 견갑거근 근육 사이의 활주가 부족하다(▶**그림 4-32a**).

접근 후에는 승모근 상부 근속과 견갑거근 근육 사이의 활주가 개선된 것을 확인할 수 있다(▶**그림 4-32b**).

▶ 영상 a

▶ 영상 b

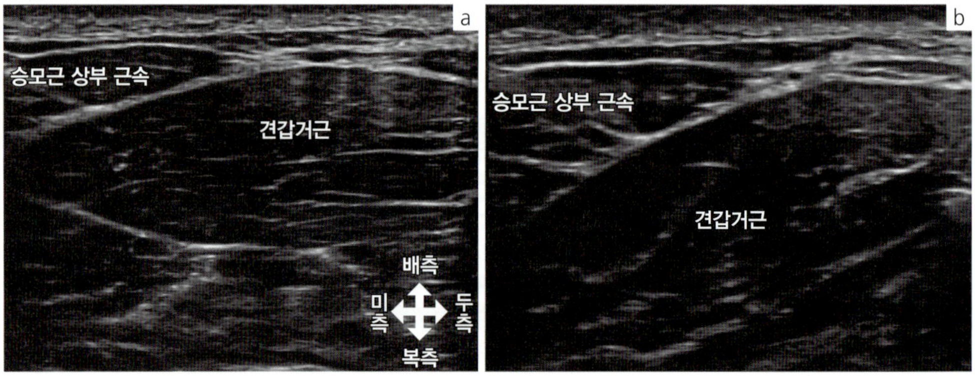

a. 접근 전

b. 접근 후

▶**그림 4-32** 승모근 상부 근속 · 견갑거근의 초음파 영상

(6) 자세 관리

두부 전방위 자세는 배부 후면에 위치하는 근육은 과긴장으로, 전면에 위치하는 근육은 단축위가 되어 동적 안정성이 저하될 뿐만 아니라 근육 주위의 가동성 저하를 초래한다. 또한, 각각 주위의 소성결합조직에 영향을 미쳐 신경 · 혈관의 활주성이 저하되고 관절 가동범위의 감소를 가속화한다. 따라서 두부 전방 변위를 일으키지 않는 자세 관리가 중요하다.

자세 관리에의 접근

자세 관리에서는 ① **두부 무게의 조절**, ② **흉곽 무게의 조절**, ③ **천골의 후경을 방지**하는 세 가지가 중요하다.

선 자세에서는 기능적 선 자세(귀-견봉-대전자-슬개골 후면-외과가 일직선상에 늘어선 자세)를 유지하도록 지도한다. 특히 스마트폰 화면을 보는 자세는 두 · 경부가 전방으로 변위되기 때문에 장시간 사용하지 않도록 지도한다. 특히 척추 전방에 위치한 흉곽 무게의 조절이 포인트가 된다. 따라서 흉요근막 심층에 위치한 근육을 중심으로 요부의 고유배근, 고관절 신전근의 활동성을 유지하도록 하는 것이 중요하다(▶**그림 4-33**).

앉은 자세에서는 특히 골반 후경을 방지하는 것이 중요하다. 왜냐하면 시상면상에서 좌골 후방에 척추가 위치하기 때문에 자연스럽게 천골은 더 후경되고, 요추가 후만 자세가 되기 때문이다. 따라서 의식적으로 요부 고유배근의 활동을 강화할 필요가 있다. ▶**그림 4-34a**는 이른바 새우등의 앉은 자세로 두 · 경부가 전방으로 변위되기 쉽다. 그러므로 ▶**그림 4-34b**와 같이 두부 · 상위 경추를 굴곡시킨 앉은 자세를 지도한다. 필요하다면 요추 지지대의 사용이나 책상 · 의자의 높이 등도 지도한다. 특히 컴퓨터 사용의 사무작업은 두부 전방 변위의 불량한 자세를 유발하기 쉬우므로 환경 설정 등의 지도도 필요하다(▶**그림 4-34**).

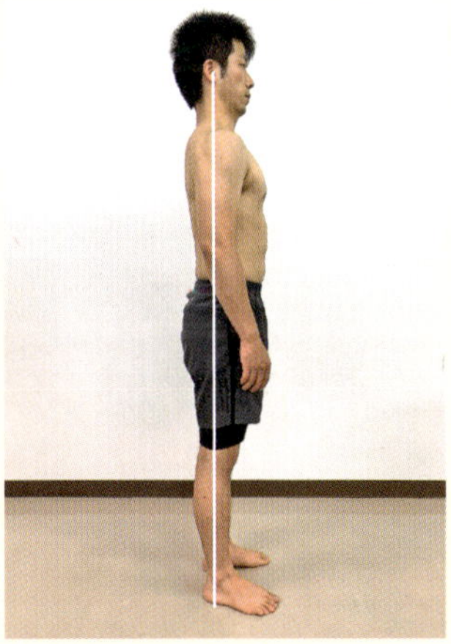

▶**그림 4-33** 선 자세

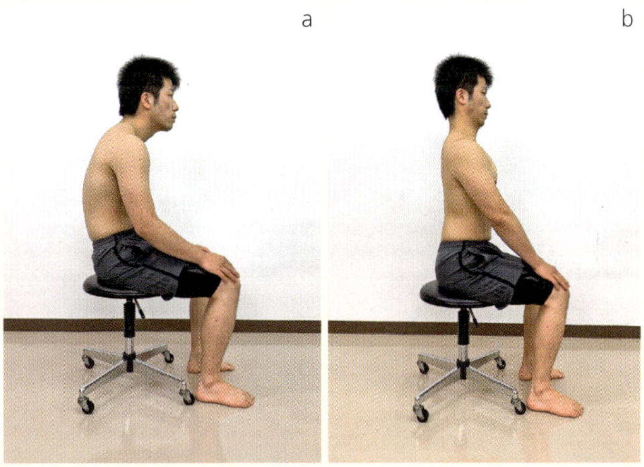

▶**그림 4-34** 앉은 자세

◈ 참고문헌

1. 成田崇矢(編)：脊柱理学療法マネジメント. pp12-22, メジカルビュー, 2019
2. 中村隆一, 他：基礎運動学. 第6 版補訂, pp271-292, 医歯薬出版, 2003
3. Penning L：Normal movements of the cervical spine. AJR Am J Roentgenol 130(2)：317-326, 1978
4. Paul D, 他(監訳)：筋骨格系のキネシオロジー. 原著第3 版, pp351-427, 医歯薬出版, 2018
5. Cook C, et al：Coupling behavior of the cervical spine：a systematic review of the literature. J Manipulative Physiol Ther 29(7)：570-575, 2006
6. Jian K, et al：In vivo three-dimensional kinematics of the cervical spine during maximal active head rotation. PLoS One 14(4)：e0215357, 2019
7. Clausen JD, et al：Uncinate processes and Luschka joints influence the biomechanics of the cervical spine：quantification using a finite element model of the C5-C6 segment. J Orthop Res 15 (3)：342- 347, 1997
8. Rohen JW, 他：解剖学カラーアトラス. 第8 版, pp156-182, 医学書院, 2016
9. 坂井建雄, 他(監訳)：プロメテウス解剖学アトラス　解剖学総論/運動器系. 第3 版, pp192-209, 医 学書院, 2019
10. 佐藤達夫：頸部筋の解剖—特に神経支配との関連について. 理学療法ジャーナル49(5)：383-392, 2015
11. 神林隆幸, 他：ヒトの棘上筋の動脈分布について. 杏林医会誌22(3)：435-446, 1991
12. Sean P Moroney： Analysis and measurement of neck loads. J Orthop Res 6(5)：713-720, 1988
13. 弓岡光徳, 他(監訳)：エッセンシャル・キネシオロジー　機能的運動学の基礎と臨床. 原書第2 版, pp183-206. 南江堂, 2015
14. Johnson GM, et al：The fine connective tissue architecture of the human ligamentum nuchae. SPINE 25(1)：5-9, 2000
15. Zheng N, et al：Definition of the to be named ligament and vertebrodural ligament and their possible effects on the circulation of CSF. PLoS One 9(8)：e103451. 2014
16. 森於菟：脊柱各部の連結. 森於菟, 他：解剖学. 第1 巻, 第11 版, pp181-186, 金原出版, 1982
17. 熊木克治：外側後頭神経(新称). 堀口正治, 他(編著)：末梢神経解剖学：基礎と発展. サイエンス・ コミュニケーションズ・インターナショナル, 1995
18. David C, et al：Moment arms of the human neck muscles in flexion, bending and rotation. J Biomech 44(3)：475-486, 2011

5 요추

요추는 5개의 추골로 구성되어 있으며, 운동학적으로는 제1~5요추와 제1천추 사이에 있는 추간관절에서 굴곡/신전 운동, 측굴 운동과 약간의 회전 운동이 일어난다. 또한, 운동 시 **추간원판(intervertebral disc)**의 유연한 변형이 원활한 요추 운동을 가능하게 한다.[1)]

임상에서는 의자에서 일어나는 동작 시 통증이 발생하는 신전 제한의 경우나, 신발의 착탈 동작 시 통증이 발생하는 굴곡 제한이 문제가 되는 경우가 많다.

1 요추의 가동성과 안정성의 병태 포인트

(1) 요추의 가동성 장애

a. 정상 추간관절의 굴곡/신전, 측굴 · 회전 운동

■ 추간관절

추간관절(zygapophysial jont)은 평면관절이며, 굴곡/신전 운동에서는 주로 미끄럼 운동이 일어난다. 굴곡 운동의 경우, 하위 추골의 상관절돌기(superior articular process)에 대해 상위 추골의 하관절돌기(inferior articular process)가 전상방으로 미끄럼 운동을 일으키기 위해 추골의 **배측**에 위치한 구조에 가동성이 필요하다. 신전 운동에서는 반대로 상위 추골의 하관절돌기가 하후방으로 미끄럼 운동을 일으키기 위해 추골의 **복측**에 위치한 구조에 가동성이 필요하다(▶**그림 5-1**). 가동범위는 굴곡 40~50°+신전 15~20°=총 55~70°이며, 하위 요추(L4-5 사이, L5-S1 사이) 방향이 운동범위는 넓다.

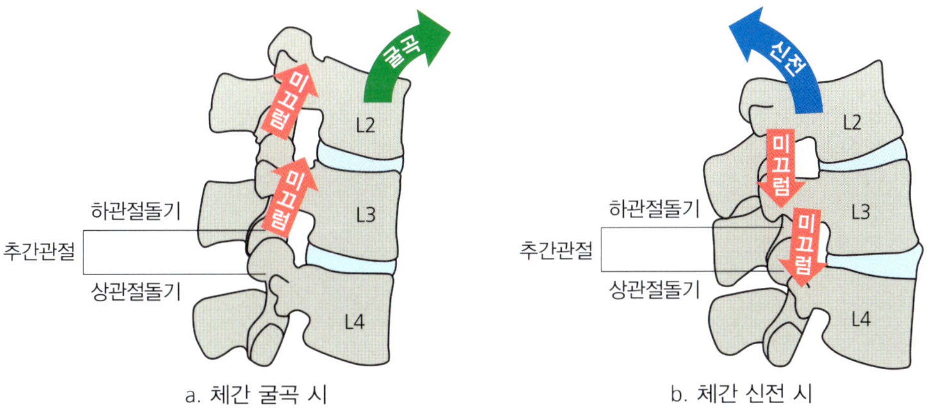

▶**그림 5-1 추간관절의 운동**

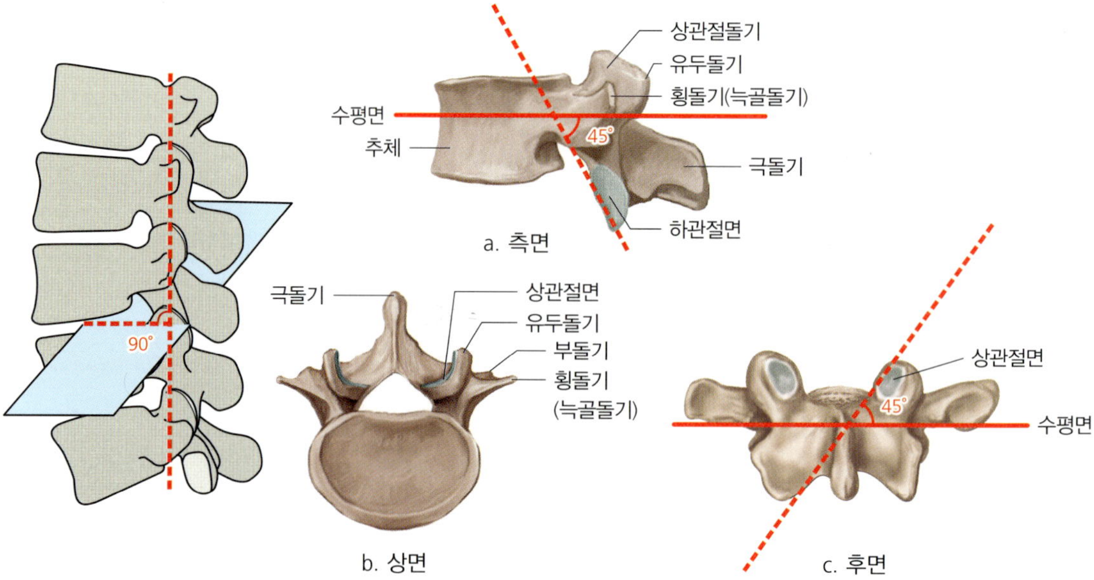

▶**그림 5-2 수평면에 대한 관절면의 위치 관계**

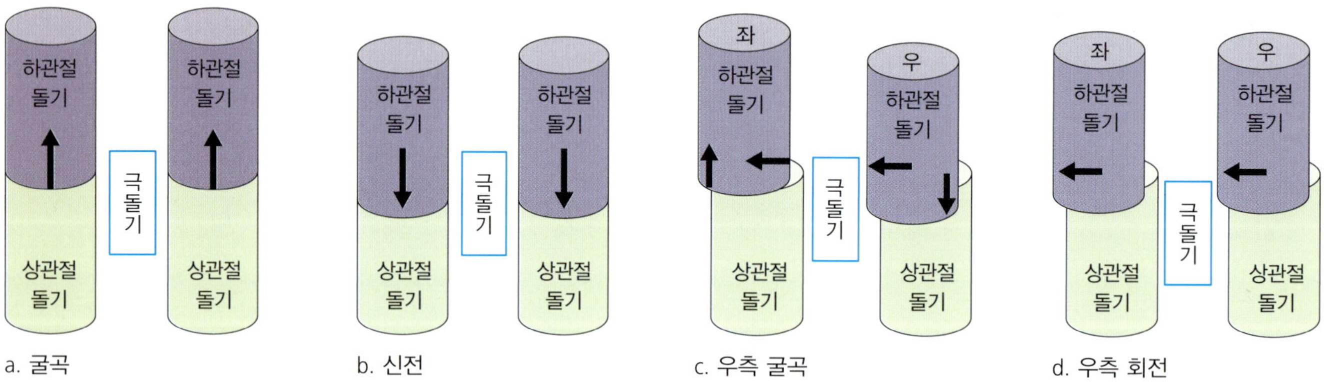

▶**그림 5-3 추간관절의 운동 방향**

a. 양측의 하관절돌기가 상관절돌기에 비해 두측 방향으로 병진한다.
b. 양측의 하관절돌기가 상관절돌기에 비해 미측 방향으로 병진한다.
c. 우측 하관절돌기는 상관절돌기에 비해 미측+좌측으로, 좌측 하관절돌기는 두측+좌측으로 병진한다.
d. 양측의 하관절돌기가 상관절돌기에 비해 좌측 방향으로 병진한다.

또한, 요추 사이의 추간관절은 수평면에 대해 90°, 관상면에 대해 45° 기울어져 있기 때문에 회전 운동은 5~7°로 거의 일어나지 않는다(▶**그림 5-2**). 한편, 측굴 운동은 경추·흉추에 비해 각도는 작지만 20°의 운동범위를 가진다. 우측 굴곡 운동의 경우, 우측 추간관절 중 상위 추골은 후내측 하방으로, 좌측 추간관절의 상위 추골은 상외측 전방으로 미끄럼 운동을 일으킨다(▶**그림 5-3**). 따라서 우측 굴곡 운동 시에는 추골의 **좌측**에 위치한 구조의 가동성이 필요하게 된다. 좌측 굴곡 운동에서는 위와 반대되는 미끄럼 운동이 일어나기 때문에 **우측**에 위치한 구조의 가동성이 필요하다.

■ 요추부의 커플링 모션(lumbar coupling motion)

추간관절 내 미끄럼 운동은 하위 추골 관절면의 기울기에 영향을 받는다. 경추부(C2-7)

에서는 상 · 하관절면이 수평면에 대해 45° 경사져 있기 때문에 순수한 관상면상에서의 미끄럼 운동은 일어나기 어렵고, 수평면상의 미끄럼 운동이 동시에 유발된다. 따라서 척추 운동으로는 측굴과 같은 방향으로의 회전 운동이 동시에 발생한다. 이 동작 패턴을 커플링 모션이라고 한다.

요추부의 커플링 모션에 대해서는 측굴과 같은 쪽 방향으로의 회전이 일어난다는 보고와 상위 요추는 반대쪽 방향으로, 하위 요추는 같은 쪽 방향으로의 회전이 일어난다는 보고가 있으며, 통일된 견해는 없다.[2)]

▪ 천장관절

천장관절(sacroiliac joint)은 천골과 장골이 형성하는 활막관절로, 장골에 대해 천골이 전경 · 후경 · 병진함으로써 관절 운동을 가능하게 한다. 그러나 천장관절 단독으로 움직이는 경우는 적고, 하부 요추의 움직임과 연동되는데,[3)] 그 범위는 평균 2°로 매우 작다.

천장관절의 불안정성과 통증의 발생은 요추 굴곡/신전 운동의 가동성 저하로 이어진다.

b. 가동성 장애의 포인트가 되는 구조

▪ 추간관절

- **추간관절의 배부** : 굴곡 시 문제가 되는 구조로 **흉요근막**과 이와 관련된 **고유배근** 주위의 근막, **피신경** 주위를 들 수 있다. 흉요근막은 고유배근을 덮고 있는 치밀결합조직성의 근막으로(▶**그림 5-4**), 그 자체로는 신장성이 없다. 그러나 척수신경 후지의 내측지 및 외측지가 혈관과 함께 고유배근 사이를 주행하며 흉요근막을 관통하여 피하로 나온다(▶**그림 5-5**).[4)] 따라서 고유배근과 흉요근막에 대한 만성적인 과부하는 척수신경 후

➡ **흉요근막**
thoracolumbar fascia : TLF

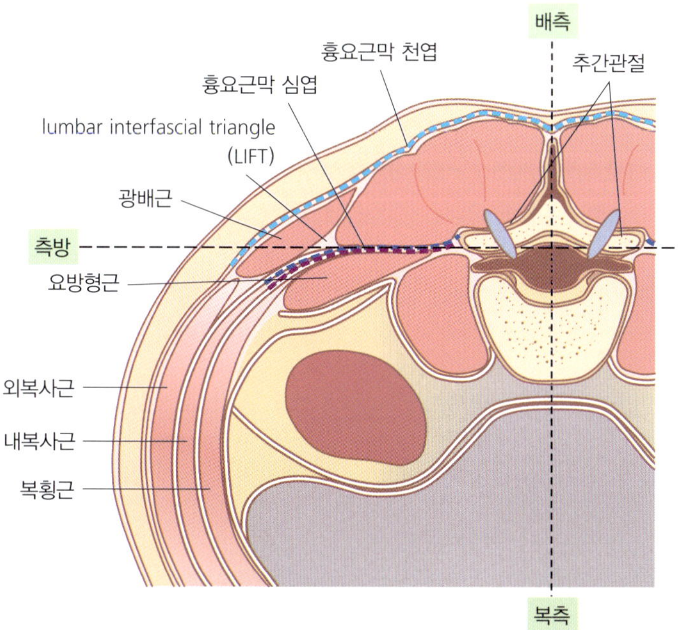

▶**그림 5-4 흉요근막과 고유배근의 위치 관계**

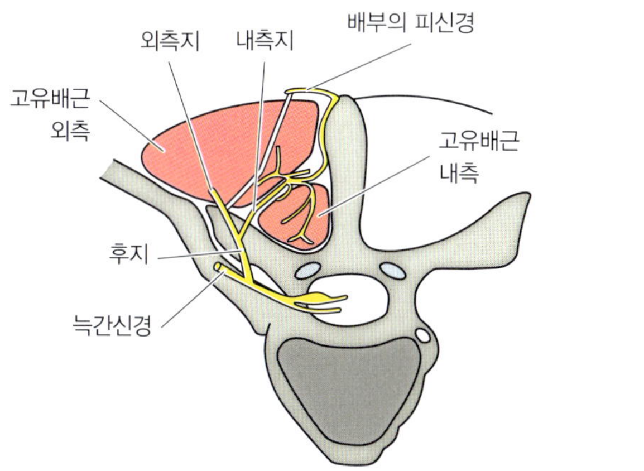

▶**그림 5-5 추간관절의 회전**
내측지는 고유배근 내측과 극상 · 극간인대를 지배한다. 외측지는 고유배근 외측을 지배하면서 피지(L1-3)는 배부~둔부 상부 · 대전자까지 광범위한 영역에 분포한다.

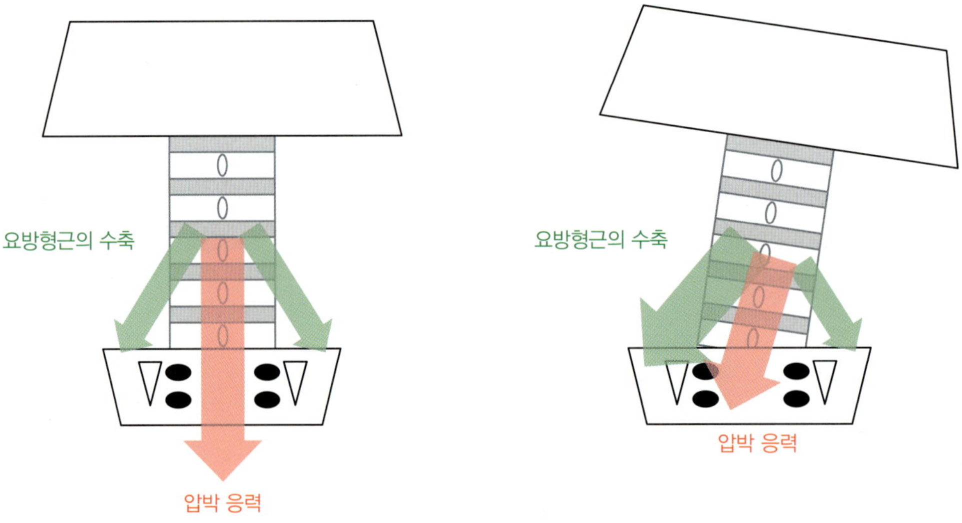

▶**그림 5-6 요방형근의 작용**
a. 정상적인 자세의 경우 : 양측 요방형근의 장력은 균등하고, 합력도 크다.
b. 좌측으로 전굴된 자세의 경우 : 우측 요방형근의 장력이 커지고, 합력은 줄어든다.

지 주위와 동반 주행하는 혈관 주위, 특히 근육 사이나 근육 내 결합조직 내에서의 활주를 저하시킬 수 있다. 또한, 흉요근막의 최외층 및 피하조직에는 많은 침해수용기가 존재한다는 보고[5, 6]가 있어 흉요근막 주위의 가동성 저하로 인해 굴곡 제한 및 통증이 발생할 수도 있다.

- 추간관절의 외측부 : 흉요근막의 심엽과 복횡근의 기시건 등으로 둘러싸인 **LIFT(lumbar interfascial triangle)**라고 불리는 부분이 있다(▶**그림 5-4**). LIFT 내부는 지방으로 채워진 소성결합조직[7, 8]으로 후지의 외측지와 동반 주행하는 혈관이 존재한다. LIFT는 횡단면에서 삼각형이 되는 구조이며, 복횡근의 장력을 고유배근으로 전달하는 작용이 있다고 보고되었다.[9] 따라서 LIFT에 상태 변화가 생기면 요추 신전 운동(능동) 시에 요부 다열근의 과부하와 신경 · 혈관의 활주성 저하가 통증을 발생시키는 원인이 될 수 있다. 또한, 요추부의 안정성에 크게 기여하는 **요방형근(quadratus lumborum muscle)**은 하위 요추부에서 200N 이상의 압축 응력을 발생시킨다.[10] 따라서 요추의 불안정성이나 자세 불량이 있는 경우 over use로 인해 그 주위에 상태 변화가 일어나기 쉽다(▶**그림 5-6**). LIFT와 요방형근 주위의 상태 변화는 요추의 측굴과 굴곡에 영향을 미친다.
- 추간관절의 전부 : **대요근(psoas major muscle)**이 위치한다. 대요근 전부는 제12흉추 · 제1~4(제5)요추의 추체 측면, 즉 추간원판의 일부와 전종인대(anterior longitudinal ligament)에서도 기시한다. 대요근 후부는 전요추의 늑골돌기 전면에서 기시하여 건을 통해 고관절의 전방을 주행하며, **장골근(iliac muscle)**이 그 건에 정지하면서 소전자에 부착한다. **제2~3요신경 전지**의 지배를 받으며, **장요동맥(iliolumbar artery)**과 **내측대퇴회선동맥(medial femoral circumflex artery)**으로부터 영양을 공급받는다.[11] 고관절 전면의 가동성 저하는 지배신경과 영양혈관의 근육 내 및 주위에서의 활주성이 저하되어 추간관절의 신전 운동에도 영향을 미친다.

■ **천장관절**

- 천장관절의 배부 : 후천장인대, 골간천장인대, 천결절인대, 천극인대가 존재한다. 특히 **골간천장인대(interosseous sacroiliac ligaments)**는 천골과 장골의 이상면(auricular surface) 사이를 단단히 연결하는 중요한 인대로 천장관절의 안정성에 기여한다. 이들 인대는 치밀결합조직으로 신장성이 거의 없고, 앞서 언급한 바와 같이 본 관절의 가동 범위가 평균 2°로 작기 때문에 가동성 장애의 요인이 될 가능성은 낮다.

(2) 추간관절의 안정성 장애

a. 추간관절의 안정성과 동적안정화기구

■ **전방(전단력) 안정성**

척추는 원통형의 추체가 S자형으로 배열되어 있어 압박 부하에 대해 특히 불안정한 구조를 가진다. 따라서 뼈와 관절낭만으로는 안정성을 제공할 수 없으며, 주동근 · 길항근 사이의 활동이 중요해진다는 보고가 있다.[12] 예를 들어, 요추가 굴곡되면 추간관절에는 전방 전단력이 발생한다. 그 때문에 추체 후방에 위치한 후종인대 · 황색인대 · 극간인대 · 극상인대가 관절 운동을 제어하고, 흉요근막과 거기에 부착된 요부 다열근 · 최장근 · 장늑근의 원심성 수축이 관절 운동을 제동한다.

사지 운동을 동반하는 역동적인 동작에서는 요방형근의 활동[13]이나 흉요근막에 부착되는 대둔근이나 광배근 등도 안정성에 기여한다.

■ **후방(전단력) 안정성**

요추의 신전 각도는 20°이므로 추간관절의 불안정성은 굴곡 시에 비해 적다. 추체의 전방에 위치한 전종인대가 관절 운동을 제어하고, 양측의 복직근 · 외복사근 · 내복사근 · 복횡근의 원심성 수축이 관절 운동을 제동한다. 따라서 체간굴근의 활동성 저하는 추간관절의 후방 불안정성을 증가시킨다.

■ **측방(전단력) 안정성**

측방(전단력)에 대한 안정성은 추체의 측방에 위치한 횡돌간인대(intertransverse ligament)가 관절 운동을 제어하고, 반대쪽의 요방형근 · 편측의 외복사근 · 내복사근 · 복횡근의 원심성 수축이 관절 운동을 제동한다.

■ **천장관절의 안정성**

항중력 자세에서는 체간의 무게가 전단력으로서 요추를 통해 천장관절로 전달된다. 전단력의 증가는 천장관절 주위의 침해수용기를 자극[14]하여 통증의 원인과 불안정성을 초래한다. 앞서 언급했듯이 천장관절의 안정성은 치밀결합조직에 기인한 바가 크다.

천장관절의 전굴 운동은 천결절인대의 긴장을 증가시킨다. 또한, 후천장인대, 골간천장인대, 천결인대는 요추를 신전시키는 고유배근(흉요근막 포함)과 고관절을 신전시키는 대둔근 · 대퇴이두근 장두의 부착부가 되므로 이들 근육의 수축은 인대의 긴장을 높여 천장관절의 안정성에 기여한다(▶**그림 5-7**).

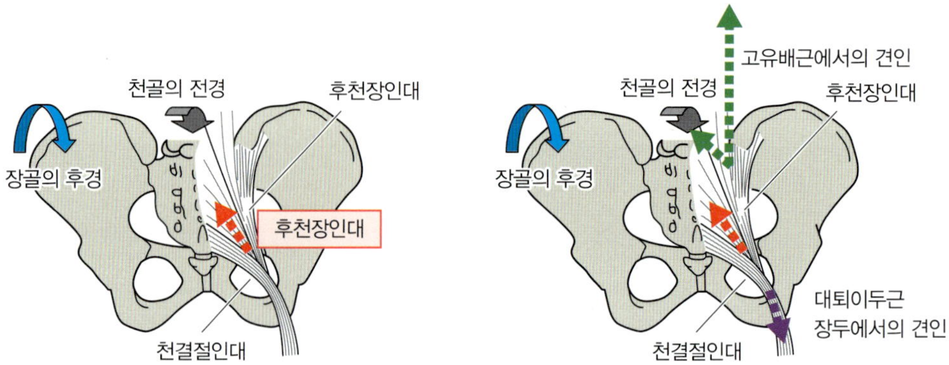

▶**그림 5-7　천장관절 운동과 인대의 긴장**

a : 천골 · 장골의 회전 운동이 천결절인대에 대한 신장 부하가 되어 긴장이 증가한다.

b : 고유배근은 요추를 신전시켜 천골의 전경을 촉진한다.
대퇴이두근 장두가 천결절인대를 하방으로 견인함으로써 긴장이 증가한다.

요약

가동성

요추의 가동성에는 추간관절의 배부에 위치한 흉요근막과 그 주위의 근막, 고유배근과 그곳을 관통하는 신경, 전부에 위치한 대요근과 그 주위, 외측에 위치한 LIFT와 요방형근 주위의 가동성이 중요하다. 또한, LIFT의 상태 변화는 요추 신전 운동(능동) 시에 다열근을 과부하시킨다.

안정성

요추는 뼈와 관절낭에 의한 안정성이 낮기 때문에 주동근에 대한 길항근의 원심성 수축이 중요하다. 따라서 원심성 수축을 하면서 안정성을 제공하고, 신장하면서 가동성을 제공하는 것이 요구된다.

2 요추의 기능 개선에 필요한 해부학

(1) 흉요근막

흉요근막(thoracolumbar fascia)은 고유배근을 감싸고 있는 치밀결합조직이다(▶그림 5-8). 요부에서 발달한 부분을 **요배건막**이라고도 한다. 이 천층에 **승모근**이 위치하며, 승모근 표층의 소성결합조직(피하조직)과 연속된 층을 천배근막이라고 하는 기재도 볼 수 있다.[15] 그러나 근막은 소성결합조직과 치밀결합조직의 구분이 없는 명칭이고, 다른 구조와 연속성이 있어 경계를 찾기 어려워(▶21p), 천배근막이라는 명칭은 피했다.

흉요근막의 후면에는 **광배근**이 기시한다. 흉추부보다 상방에서는 치밀결합조직이 점차적으로 소성결합조직에 가까워지는 것으로 보이지만, 경부까지 연속적인 구조로 관찰된다. 상부 흉추에서 흉요근막은 **상후거근(serratus posterior superior muscle)**의 심층에 위치한다. 하부 흉추부 및 요추 상부에서 흉요근막은 **하후거근(serratus posterior inferior muscle)**의 기시건과 완전히 연속해 일체화되어 있다. 즉, 그 후면에 광배근의 기시가 있는 것이다. 요추 하부에서 천골부에서는 견고한 치밀결합조직으로 되어 있다. 요부 내측에서는 흉요근막의 전면에서 **다열근(multifidus muscle)**이 기시하는 경우가 많다.

즉, 흉요근막은 거의 치밀결합조직이므로 흉요근막 자체가 치료의 대상이 되는 것이 아니라 그 주위가 문제가 된다. 흉요근막에 부착된 근육 주위의 소성결합조직, 그 천층과 심층에 있는 소성결합조직, 더불어 흉요근막을 관통하는 척수신경 후지의 가지와 그에 동반되는 혈관 주위가 치료 대상이 된다.

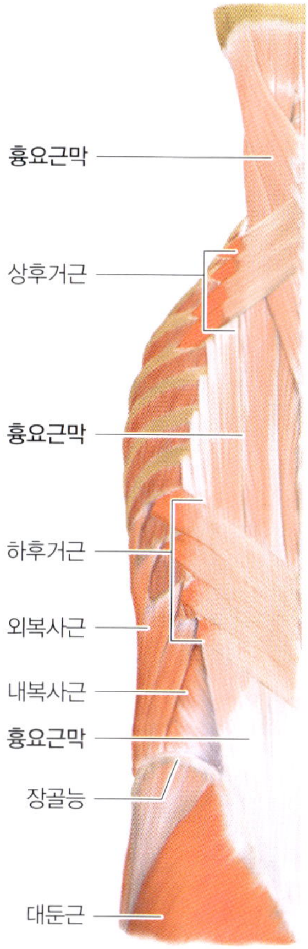

▶그림 5-8 흉요근막

(2) 고유배근

■ 고유배근이란 무엇인가?

배부에 있는 근육 중 척수신경 후지에 지배되는 근육을 **고유배근(intrinsic muscles of back)**이라고 한다(▶그림 5-9). 즉, '등에 고유한'이라는 뜻으로, 배부에 위치한 다른 근육과는 분류가 다르다. 예를 들어 승모근과 광배근은 **천배근(superficial muscles of back)**이라고 하며 고유배근과는 다른 분류로 각각 부신경, 흉배신경의 지배를 받는다. '신경지배가 다르다'는 것은 말하자면 '출생지가 다르다'는 것을 의미한다고 이해하면 된다.

고유배근이란 구체적으로는 척추기립근으로 정리되는 **장늑근**, **최장근**, **극근**, 그 심층에 있는 횡돌극근(기시가 횡돌기, 정지가 극돌기)인 **반극근**, **다열근**, **회전근**, 경부에 위치하는 **판상근**과 **후두하근**을 말한다(▶그림 5-10).

■ 횡돌극근의 분류와 요부에서의 특징

횡돌극근은 심층부터 순서대로 1개 위의 극돌기에 정지하는 것을 **단회전근(rotatores breves muscle)**, 2개 위에 정지하는 것을 **장회전근(rotatores longi muscle)**, 3~5개 위에 정지하는 것을 **다열근(multifidus muscle)**, 6개 이상 위의 추골에 정지하는 것을 **반극근(semispinalis muscle)**이라고 한다(▶그림 5-11). 요부에서는 흉부보다 상위와 달리 반극근이 거의 관찰되지 않으며, 회전근도 거의 보이지 않는다. 즉, 요부의 횡돌극근은 거의

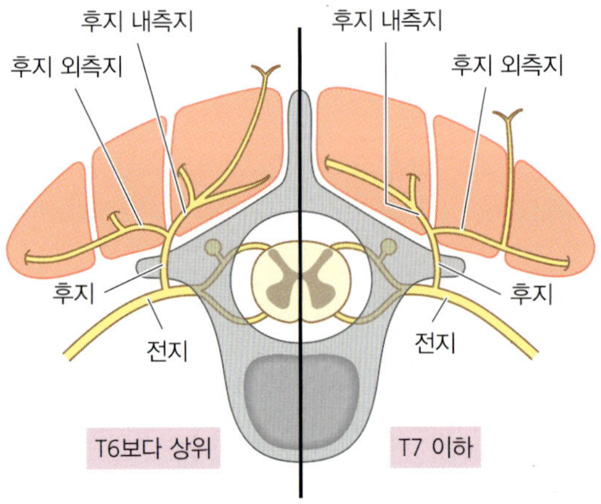

▶그림 5-9 고유배근을 지배하는 신경
좌 : 상반부(제1~6흉신경)의 레벨
우 : 하반부(제7~12흉신경)의 레벨

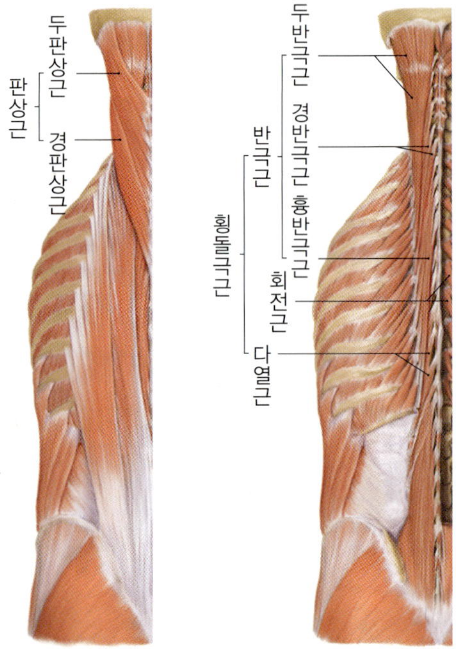

▶그림 5-10 고유배근

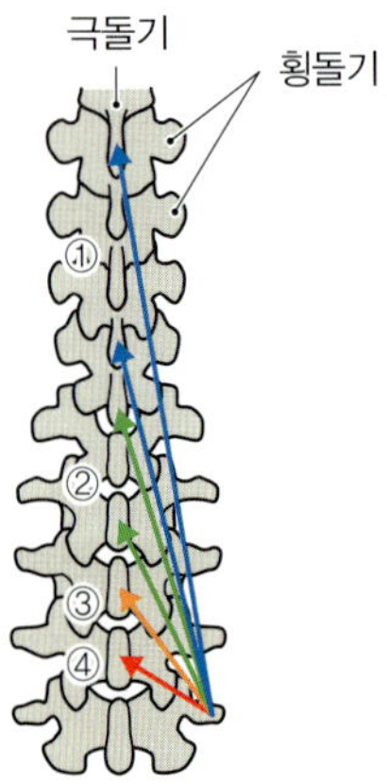

▶그림 5-11 회전근 · 다열근 · 반극근의 관계

모두 횡돌기에서 내측 상방으로 향하고, 극돌기에 정지하는 근육들

① 반극근 : 6개 이상 위의 추골에 부착
② 다열근 : 3~5개 위의 추골에 부착
③ 장회전근 : 2개 위의 추골에 부착
④ 단회전근 : 1개 위의 추골에 부착

다열근만 관찰되며, 그 **요부 다열근**은 때때로 흉요근막의 전면에서 기시한다. 요부의 횡돌극근을 자세히 관찰하면 지배신경의 형태로 볼 때 반극근이나 회전근으로 보이는 근육도 존재한다. 그러나 기시 · 정지에서 명칭을 붙이는 정의에 적용하면 대부분 3~5개 위의 극돌기에 정지되어 있기 때문에 요부의 횡돌극근 대부분을 다열근이라고 할 수 밖에 없다. 이 요부의 특수성은 중요한 의미를 가질 수 있다.

■ '척추기립근'이라는 명칭의 장단점

앞서 언급했듯이 장늑근, 최장근, 극근은 척추기립근으로 정리된다(▶**그림 5-12**). **장늑근(iliocostal muscle)**은 기본적으로 늑골에서 늑골로 기시 · 정지를 갖는 근육이라고 생각하면 된다. 요부 이하에는 늑골이 없기 때문에 장골에 부착된다. 경부에도 늑골이 존재하지 않지만, 원래 늑골이었던 경추 횡돌기 전결절에 부착되어 있다. **최장근(longissimus muscle)**은 횡돌기에 기시 · 정지를 갖는 근육으로 생각하면 된다. 각각의 근속은 짧지만 기시와 정지를 연결하는 건이 길어진다. **극근(spinalis muscle)**은 극돌기의 외측면에 기시 · 정지가 있다. 흉부에서만 관찰되며, 요부에서는 상위에 존재하는 경우가 어느 정도 있다.

그렇다면 이들 **척추기립근** 중 정말 **'척추'**를 **'기립=신전'**시킬 수 있는 근육은 어느 것일까? 장늑근은 늑골에 기시 · 정지가 있기 때문에 직접적으로는 늑골을 움직인다. 물론 늑골을 움직여 간접적으로 척추를 기립=신전시킬 수도 있겠지만, 요추에 직접 부착하는 하후거근이나 광배근(흉요근막을 통해)이 척추를 기립시키는데 더 도움이 될 것 같다. 최장근은 횡돌기를 후방으로 당기기 위해 척추를 기립시킬 수 있다. 극근은 극돌기의 양측에 있으며, 양측 모두 수축하면 척추를 신전시킬 수 있을 것 같지만, 거의 흉부에만 존재하는 빈약한 근속이다. 이것이 척추를 기립시키는 주역이라고 보기는 어렵다.

흉요근막 하부에 과긴장 상태가 발생했을 때, '어느 근육이 과긴장 상태인가?'라고 물으면 치료사는 반드시 그 책임이 되는 근육 중에 '척추기립근'을 포함시켜 말한다. 반대로 척추 후만이나 천골 후경이 문제가 될 때, 약화되거나 기능부전에 빠져 있는 근육을 물어봐도 '척추기립근'이라고 대답하는 치료사가 많을 것이다. 그것은 '척추기립근'이라는 명칭에 끌린 대답이며, 실제로 요부의 장늑근, 최장근, 극근 모두가 과긴장되거나 기능부전이 있다고 생각하지는 않는다. 직접적인 관련이 있어 보이는 것은 최장근뿐일 것이다. 게다가 요부의 극근은 거의 존재하지 않는다. 그보다는 흉요근막 하부에 부착된 **광배근**, **하후거근**, **다열근**에 대해 생각해 보는 것이 더 중요하지 않을까 싶다. 또는 흉요근막 하부의 천층과 심층에 있는 **소성결합조직**의 상태를 고려하는 것이 치료상 중요할 것이다.

흉요근막 하부에 대한 운동치료를 도입하여 접근할 때, 문제가 되는 근육의 명칭과 위치를 정확하게 평가하지 않는 한 해부학과 치료 내용이 일치하지 않는다.

(3) 척수신경 후지

척수신경은 **전지**와 **후지**로 나뉜다. 후지는 **내측지**와 **외측지**로 나뉜다(▶**그림 5-13**).

■ 후지의 내측지

내측지는 회전근과 다열근 및 반극근 사이의 층을 주행하며, 극돌기 바로 외측에서 피지가 되어 피하로 나온다. 그러나 하부 흉추에서 하위인 추골에서는 내측지가 피지가 되어 피하로 나오는 것은 거의 없다.

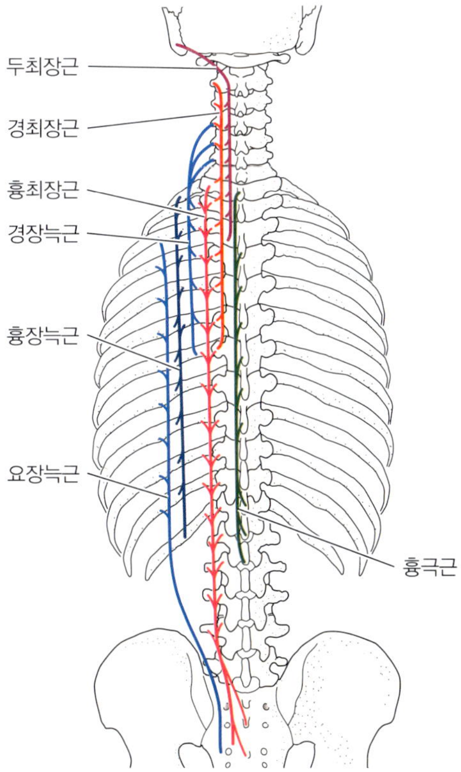

▶**그림 5-12 척추기립근의 주행**

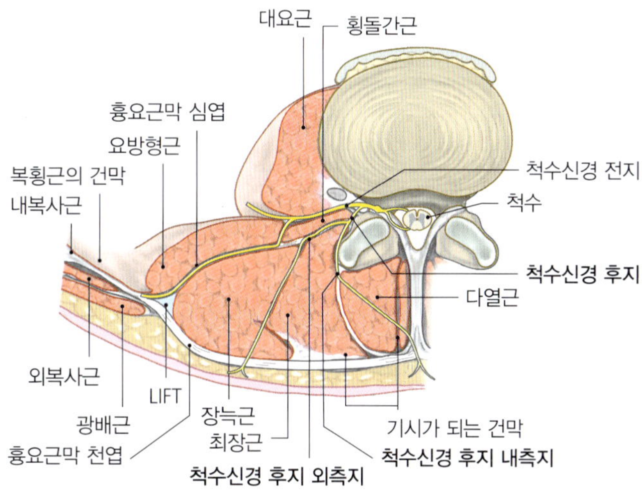

▶**그림 5-13 척수신경 후지의 주행**

요부에서는 후지 내측지의 표층에 있는 다열근이 여러 층으로 겹쳐져 있는 것을 관찰할 수 있다. 지배신경의 형태는 상위 추골의 **반극근(semispinalis muscle)**과 매우 유사하다. 따라서 요부에서는 반극근의 기시 · 정지가 짧아져 다열근이라는 구조로 되어 있을 가능성도 있다. 지배신경의 형태에서 보면 **회전근**이라고 생각되는 층에도 근육이 존재하지만, 이 근육도 대부분 3~5개 위의 추골에 정지하기 때문에 **다열근**이라고 할 수밖에 없다.

■ 후지의 외측지

외측지는 최장근과 장늑근 사이를 주행하고, 흉요근막을 관통하여 피하로 나온다. 요부의 외측지는 더 외측으로 주행하고, 장늑근을 관통한다. 또한, 장골능의 상부에서 **상둔피신경(superior cluneal nerve)**이 된다. 더 하위에서는 대둔근의 심층으로 들어가 내측에서 나오는 **중둔피신경(middle cluneal nerve)**이 된다(▶**그림 5-14**). 상둔피신경과 중둔피신경의 주행과 출현 부위에는 변이가 많다. 상둔피신경과 중둔피신경의 중간으로 여겨지는 가지가 출현하는 경우도 있기 때문에 중둔피신경은 후지의 외측지로 볼 수 있다고 필자는 생각한다. 중둔피신경은 후천골공(dorsal sacral foramina)에서 나온다. 그 후 천골의 후면을 주행하는데, 거기에 존재하는 **후천장인대(posterior sacroiliac ligaments)**에서 **천결절인대(sacrotuberal ligament)**가 되는 **치밀결합조직(dense connective tissue)**은 여러 개의 층을 구성한다. 중둔피신경은 이 치밀결합조직의 층을 따라 하행하는 경우가 많다. 이후 대둔근의 천골 기시부 근처에서 근속 사이를 빠져나와 천층으로 나와서 피부에 분포한다(▶**그림 5-15**).

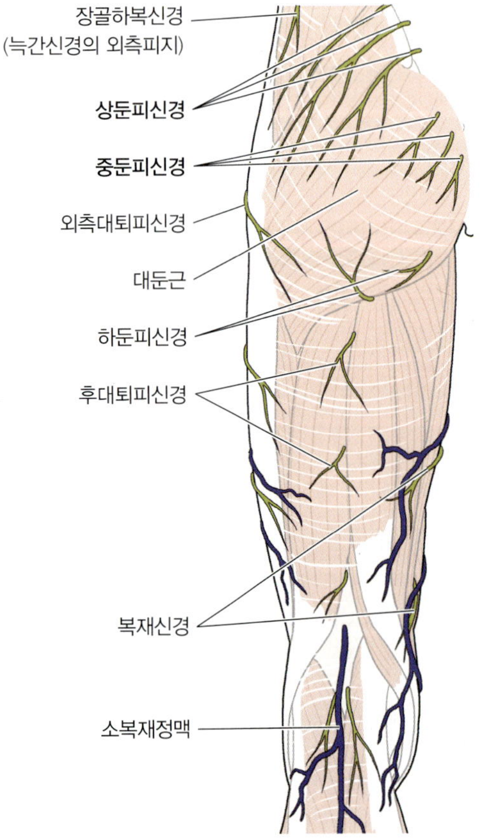

▶**그림 5-14** 척수신경 후지의 외측지

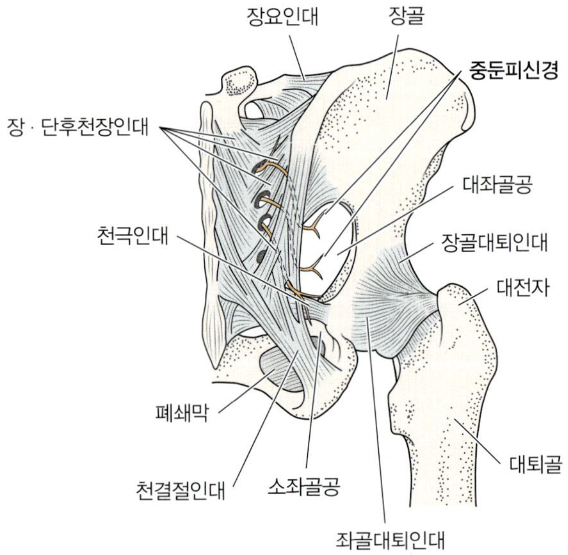

▶**그림 5-15** 중둔피신경

이러한 척수신경 후지의 가지에는 혈관이 동반된다. 말초신경과 동반된 혈관 주위에 있는 소성결합조직의 상태 변화에 대응하는 치료가 요구된다.

(4) 요방형근

요방형근(quadratus lumborum muscle)의 후면은 바로 척수신경 전지가 주행하는 층이며, LIFT와도 근접해 있다. 또한, 요방형근의 전면은 흉요근막의 일부로서 기재되어 있는 것도 있지만, 일반적으로 상방에는 **외측궁상인대(lateral arcuate ligament)**라는 횡격막의 기시건막이 위치한다. 요방형근의 후방은 **요신경의 전지(➡ 장골하복신경 ➡ 장골서혜신경**이 됨)가 주행하는 위치가 된다.

요방형근의 후면을 주행하는 신경은 분포범위가 넓기 때문에 요방형근 주위에 있는 소성결합조직의 상태 변화를 일으키지 않도록 하고, 요방형근 주위도 치료 대상으로 고려해야 할 것이다.

(5) 천장관절

천장관절(sacroiliac joint)에 가동성이 존재하는지 여부에 대해서는 오랫동안 논의되어 왔다. '천장관절에 가동술을 가하면 요통이 개선된다'고 주장하는 치료사들은 천장관절이 가동성이 있다는 것을 경험적으로 믿어 왔다. 그러나 '해부학적으로는 거의 가동성이 없는' 것으로 여겨진다. 실제로 시체를 해부해도 가동성이 있는 구조라고 보기 어렵다.

즉, 천장관절의 **가동성 유무**가 중요한 것이 아니라, 천장관절 부근을 주행하는 신경과 혈관 주위의 가동성 저하가 문제가 되는 것이 아닐까 싶다. 그렇기 때문에 천장관절 주위로의 접근에 의해 광범위한 요통 등의 증상이 해소되는 것은 아닐까?

후천장인대(posterior sacroiliac ligaments)는 천결절인대와 연속되며 거기에서 햄스트링의 기시가 연속된다.[16] 또한, 앞서 언급한 바와 같이, 후천장인대와 후결절인대 사이의 층을 **중둔피신경**이 주행한다. 하둔동맥·정맥으로부터의 가지도 중둔피신경과 같은 층을 주행하는 경우가 많다. 이러한 해부학적 위치는 동부위에 통증이나 불편감이 발생하는 것과 관련이 있을 가능성이 높다고 생각된다.

3 요추의 기능을 개선시키는 초음파 유도하 접근

(1) 흉요근막보다 천층에서의 활주성을 촉진하는 접근

요추부에서는 피부와 흉요근막 사이에 **소성결합조직**이 있다(**▶그림 5-16**). 이 소성결합조직은 지방조직을 많이 포함하고 있기 때문에 흉요근막과의 사이를 활주할 수 있는 것이 보통이다.

만성적인 불량한 자세나 부동은 소성결합조직의 상태를 변화시키고, 추간관절의 굴곡 시에 흉요근막과의 마찰 부하를 증가시켜 흉요근막 주위에 과도한 긴장을 유발할 수 있다. 이러한 상태가 되면 체간 신전 운동에 따라 고유배근 내측은 두측으로, 흉요근막보다 천층의 조직은 미측으로 움직이지만 그 범위는 작다(▶**그림 5-16a**).

영상 a

영상 b

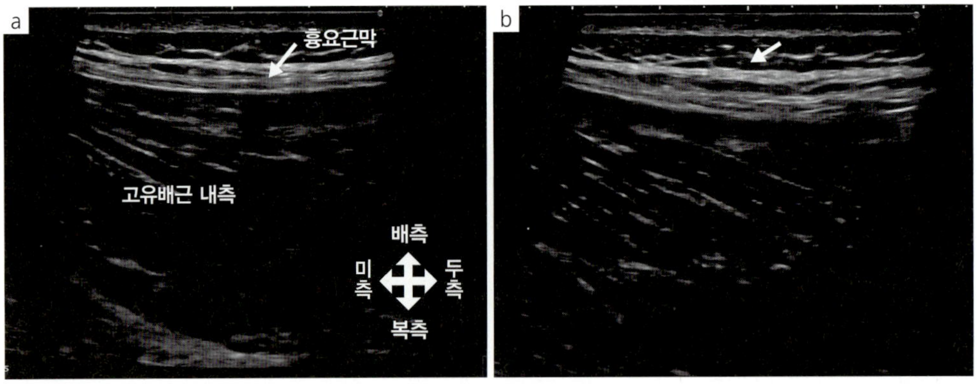

a. 접근 전 b. 접근 후

▶**그림 5-16 체간 신전 시 고유배근 내측의 초음파 영상(장축 영상)**
접근 후에는 접근 전에 비해 움직이는 범위가 큰 것을 확인할 수 있다.

흉요근막보다 천층에서의 활주성을 촉진하는 접근

경도 굴곡 자세에서 같은 부위의 긴장 상태를 확인하고, 활주성이 낮은 부분에 대해 도수적으로 전단력을 가하면서 압박하여 활주성을 촉진한다(▶**그림 5-17**). 대상자의 복부에 수건 등을 넣고 요부를 약간 후만시킨다. 치료사는 한 손을 요부 근위에 두고, 다른 한 손은 원위에 둔다. 근위 측 손으로 흉요근막을 가볍게 압박(고정)하고, 원위 측 손은 두측으로 가볍게 신장한다. 얇은 근막의 신장성이 낮은 곳에 대해서 지속적으로 원위의 손으로 신장하여 이완시킨다.

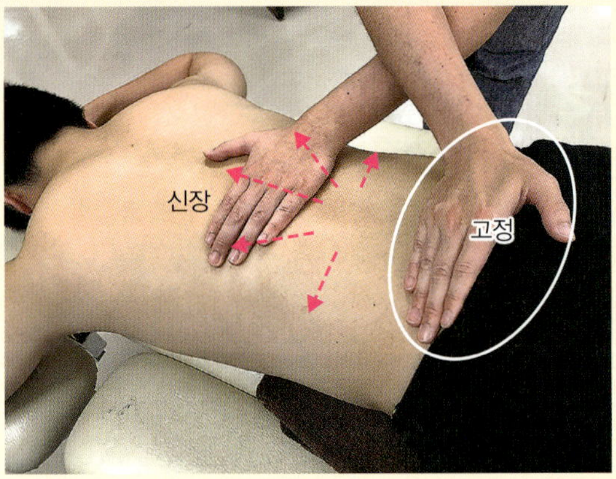

▶**그림 5-17**

(2) 척수신경 후지 내측지의 활주성을 촉진하는 접근

척수신경 후지의 내측지는 고유배근 중 **횡돌극근**(반극근, 다열근, 회전근)을 지배하면서 상내측을 향해 극돌기 근처까지 도달하고, 흉요근막을 관통하며 **극상·극간인대**에 분포한다. 요부에서 피지가 나오는 경우는 많지 않다. 흉요근막 및 횡돌극근의 부동은 내측지의 활주성을 방해하여 추간관절 후방의 가동성을 저하시켜 굴곡 가동범위가 제한된다.

척수신경 후지 내측지의 활주성을 촉진하는 접근

극돌기 외측부를 따라 손가락으로 주위 소성결합조직과의 사이를 더듬듯이 조작한다(▶그림 5-18). 대상자의 복부에 수건 등을 넣고, 요부를 약간 후만시킨다. 치료사는 극돌기나 고유배근 내측을 깍아내듯 압박을 가한다. 고유배근 내측은 흉요근막 심엽에 완전히 둘러싸여 있기 때문에 ▶그림 5-17의 접근과 세트로 실시한다(▶그림 5-18은 좌측을 치료 중).

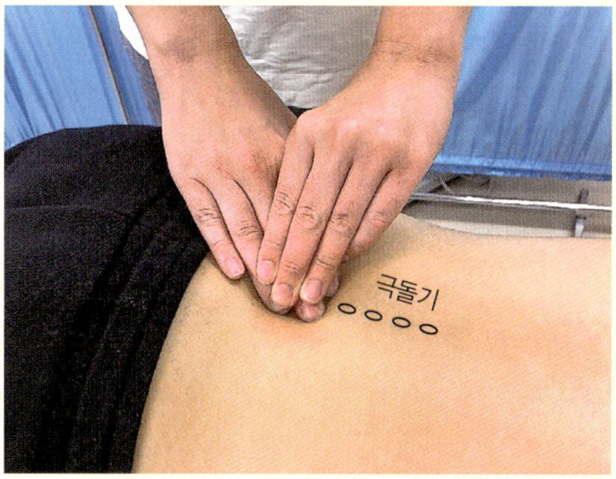

▶그림 5-18

(3) 고유배근의 유연성을 높이는 접근

고유배근의 과도한 긴장은 그 주위의 가동성을 저하시켜 요통과 가동범위 제한의 원인이 된다. 따라서 고유배근의 유연성을 높여야 한다.

고유배근의 유연성을 높이는 hold relax

이완을 촉진할 목적으로 hold relax를 실시한다(▶그림 5-19). 경도 굴곡 자세에서 통증이 없는 범위로 신전시키고, 도수 저항을 가하면서 3~5초간 최대 수축을 촉진한다.

내측군을 중심으로 접근 시, 약간의 신전 자세에서 도수 저항을 가한다. 치료사는 한 손을 천골에 두고, 다른 한 손은 흉부에 둔다. 천골 측 손은 고정시키고, 흉부 측 손은 대상자의 신전 운동에 대해 저항을 가한다. 대상자는 두경부를 중립 자세로 유지한 채 요부 신전 운동을 20° 이내의 범위에서 실시한다. 숨을 내쉬면서 요부 신전 방향으로 5초 정도 힘을 준다. 이를 3~5회 실시한다. 또한, 상지로 보조하면서 신전 운동을 하면 고유배근의 과긴장이 잘 일어나지 않는다.

외측군을 중심으로 접근 시, 대상자는 a의 상태에서 주관절을 신전시키며, 척추의 신전 · 회전 운동을 실시한다(그림은 좌측 회전). 치료사는 대상자의 운동에 대해 저항을 가한다. a와 마찬가지로 호기 시 척추 신전 · 같은 쪽 회전 방향으로 5초 정도 힘을 준다. 이를 3~5회 실시한다.

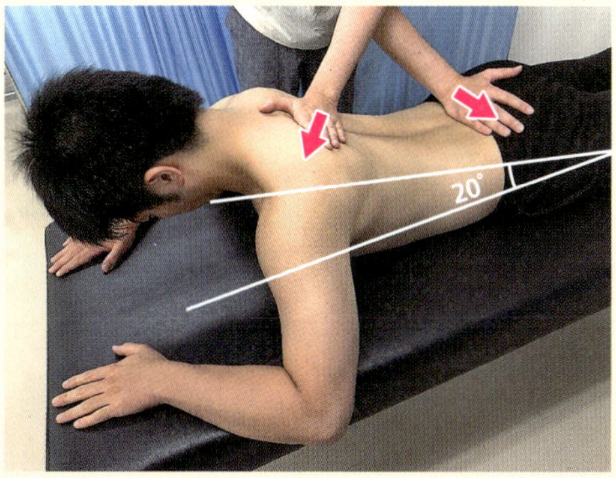

a. 내측군에 대한 접근

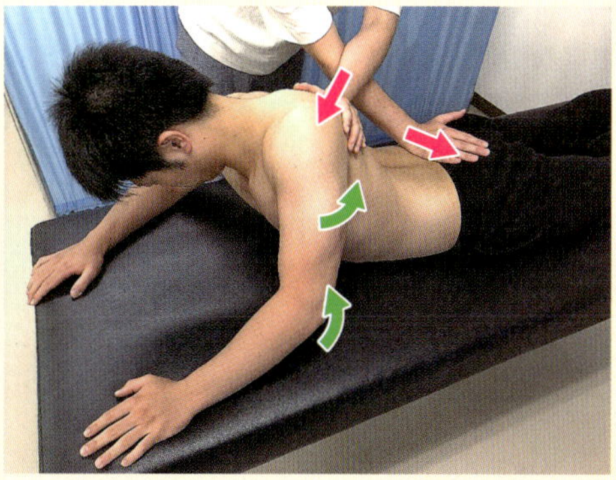

b. 외측군에 대한 접근

▶그림 5-19

(4) LIFT 주위 가동성을 촉진하는 접근

흉요근막은 장늑근의 외측에 지방이 포함된 소성결합조직을 덮고 있는 **LIFT**를 형성해 복횡근의 기시부를 제공한다. 초음파 영상에서는 요장늑근(iliocostalis lumborum muscle)의 변연과 복횡근을 확인할 수 있다. 이 두 근육의 결합 부위에서 휘도가 높은 부분이 LIFT이다(▶**그림 5-20**).

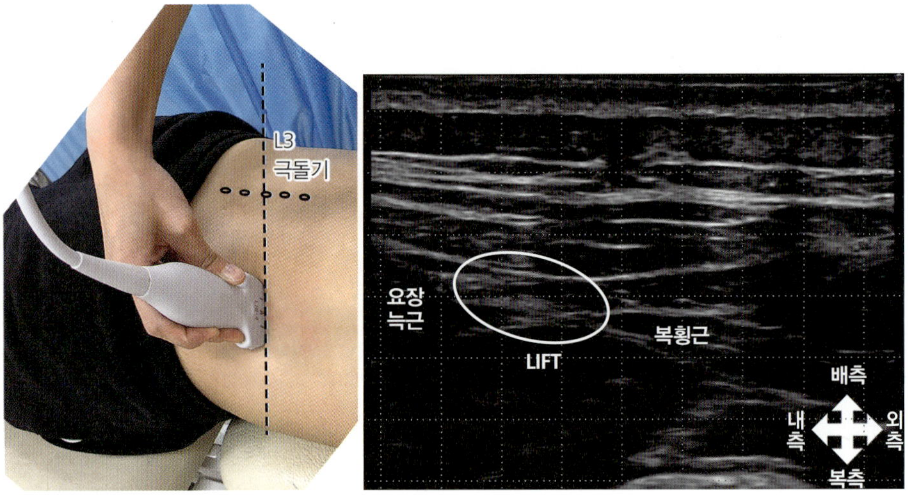

a. 프로브의 위치

b. 초음파 영상(단축)

▶그림 5-20 LIFT 주위의 초음파 영상

프로브의 위치는 L3 극돌기의 높이를 기준으로 하여 요장늑근의 변연까지 외측으로 이동시킨다.

복횡근(**transversus abdominis muscle**)의 수축은 흉요근막을 외측 방향으로 당기는 견인력이 되어 추간관절 신전 운동을 보조한다. 복횡근의 활동을 동반하지 않는 요추 후만위의 불량한 자세는 LIFT 내의 소성결합조직이 상태 변화를 일으킬 수 있다. LIFT 내 소성결합조직의 상태 변화는 신전 운동 시 보조작용을 감소시켜 고유배근에 과도한 부하를 가할 수 있다. ▶**그림 5-21a**에서는 복횡근의 수축으로 요장늑근과 LIFT가 외측 방향으로 견인되지만, LIFT의 신장성은 관찰되지 않는다.

영상 a

영상 b

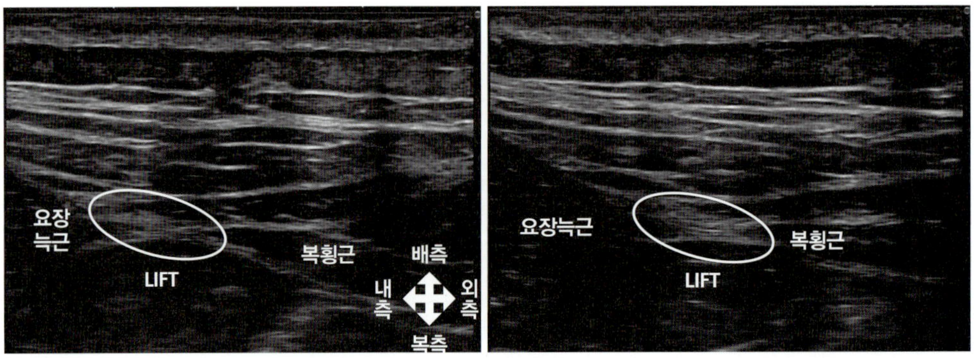

a. 접근 전

b. 접근 후

▶그림 5-21 draw in(복부 수축 운동)에서 LIFT의 초음파 영상

접근 후에는 LIFT의 신장성을 확인할 수 있다.

LIFT 주위의 가동성을 촉진하는 접근

LIFT 내 및 주위의 소성결합조직에 대해 전단력을 가하도록 손가락으로 압박한다(▶**그림 5-22a**). 접근은 편측 1~2분 정도이며, 양측으로 시행하는 것이 좋다. 치료 전 초음파에서는 체간 신전 운동에 따라 내측으로의 이동량과 다열근의 근두께가 두꺼워지는 것이 확인된다(▶**그림 5-22b**).

치료 후 초음파에서는 치료 전에 비해 내측으로의 이동량과 다열근의 근두께 변화가 작아진 것이 관찰된다(▶**그림 5-22c**).

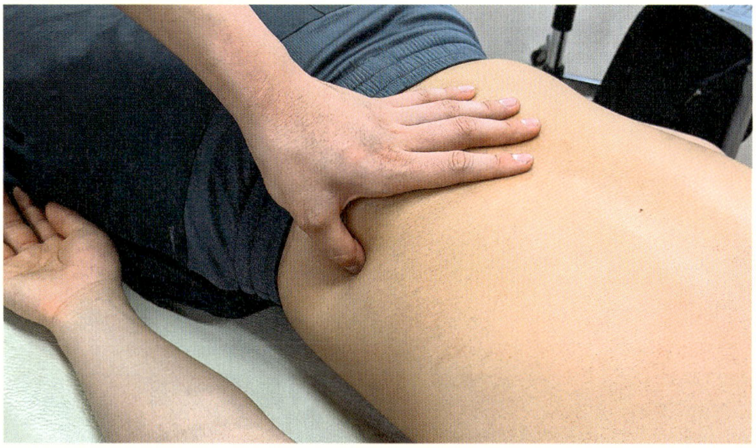

a. 접근 상태

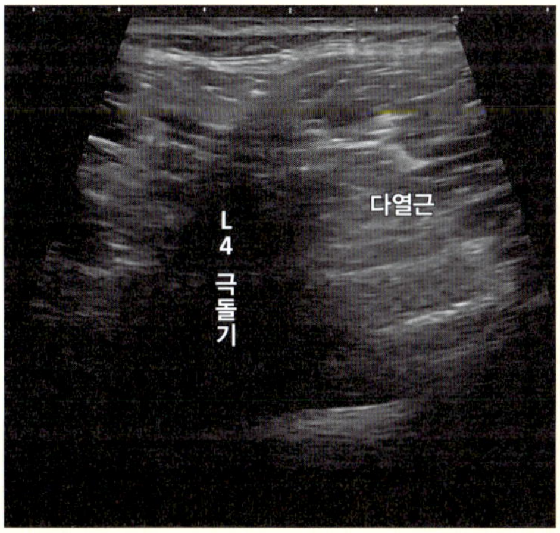

b. 접근 전

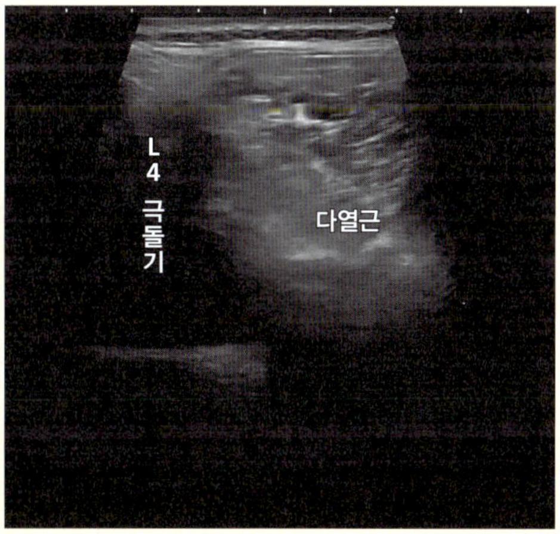

c. 접근 후

영상 b

영상 c

▶**그림 5-22**

(5) 요방형근의 유연성을 높이는 트레이닝

요방형근은 장골능 내순(internal lip of the iliac crest)에서 기시해 제12늑골 · 요추 늑골돌기에 정지하므로 요추의 측굴 · 신전, 제12늑골을 내리는 작용을 한다. 또한, 양측성 수축은 **압축 응력**을 발생시켜 요추부 안정화에 중요한 역할을 한다. 요방형근의 유연성 저하는 본 근육 주위 소성결합조직의 상태를 변화시켜 요추 측굴의 가동성을 저하시키고, 요추부의 불안정성을 초래한다.

요방형근의 유연성을 높이는 트레이닝

요방형근의 스트레칭에서 대상자는 옆으로 누운 자세로 우측 하지를 베드 밖으로 내린다(▶**그림 5-23a**). 이때 좌측 요부에 수건 등을 넣어 베드와의 틈을 메운다. 치료사는 한 손을 골반(장골능)에, 다른 한 손은 견갑대에 놓고 좌측 측굴 방향으로 압박을 가한다. 이때 요추부에 회전 일어나지 않도록 주의한다.

요방형근을 근수축시키는 골반 끌어올림 운동에서 대상자는 바로 누운 자세로 고관절 · 슬관절 중립 자세에서 골반을 좌우 교대로 끌어올린다(▶**그림 5-23b**). 반대쪽 하지는 끌어내려서 척추의 측굴을 방지한다. 좌우를 비교했을 때, 골반이 끌어올려지지 않거나 내려가지 않는 쪽은 요방형근의 유연성 저하를 시사한다.

요방형근의 활동이 낮은 경우 골반을 끌어올리면서 고관절 외전 운동이 일어나므로 골반을 단단히 끌어내리면서 실시하는 것이 중요하다. 대상자에게는 발바닥 방향으로 차며, 고관절을 외전하라고 지시하는 것이 좋다(▶**그림 5-23c**).

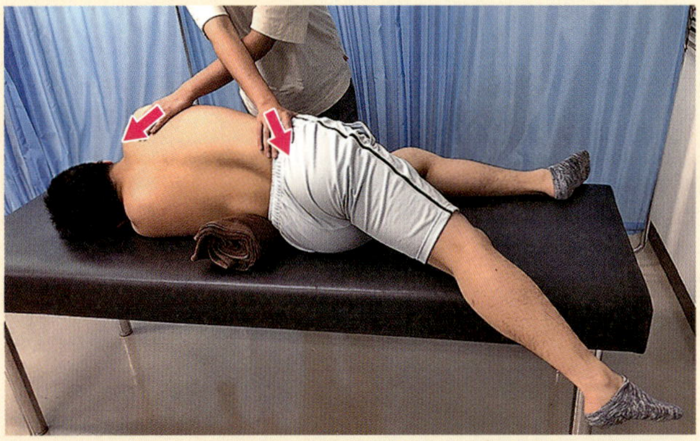

a. 요방형근 스트레칭(우측)

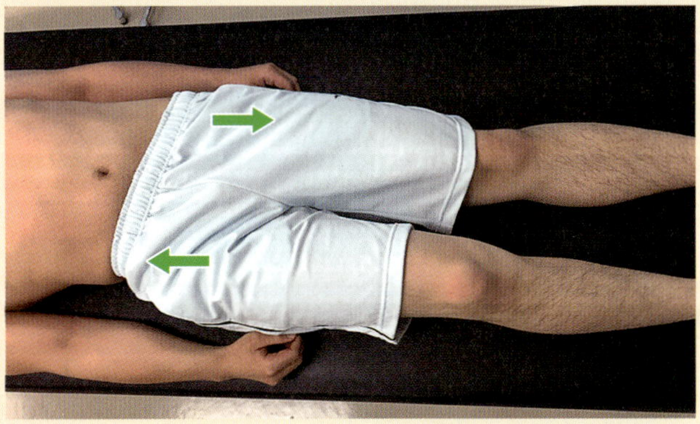

b. 골반 끌어올림 운동

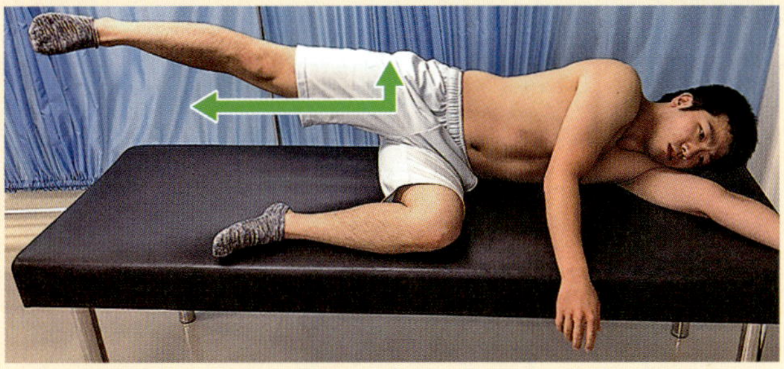

c. 요방형근의 근력 트레이닝

▶**그림 5-23**

(6) 천장관절의 안정성을 높이는 접근

천장관절은 약간의 가동성을 가진 활막관절이지만, 관절 주위는 후천장인대 · 골간천장인대 · 천결절인대 등의 **치밀결합조직**으로 둘러싸여 있다. 평균 2°의 가동범위에 불과하다는 점을 감안할 때, 천장관절에 가해지는 전단력을 줄이거나 전단력을 견딜 수 있는 안정성을 제공하는 것이 중요하다.

천골의 후굴 운동은 불안정성을 조장하기 때문에 전굴 운동을 촉진한다. 특히 요부 고유배근과 고관절 신근의 활동을 통한 정상적인 가동성 확보는 필수적이므로 정상적인 근활동과 관절 운동을 저해하는 요인은 최소화해야 한다.

또한, 고관절 신근에 대한 접근은 단순한 대둔근의 근력 저하가 아닌, 고관절의 안정성과 가동성의 저하가 복잡하게 얽혀있는 경우가 많다. 따라서 6장 '고관절'과 고유배근에 대한 접근[**(1)~(5)**]을 참조하여 복합적인 접근을 할 필요가 있다.

대둔근과 광배근 트레이닝

우측 상지 · 좌측 하지를 대각선상으로 거상하여 흉요근막의 긴장을 적당히 유지한다. 요추 전만을 유지하는 것에 주의하고, 좌측 상지 · 우측 하지의 거상도 교대로 시행한다(▶**그림 5-24**).

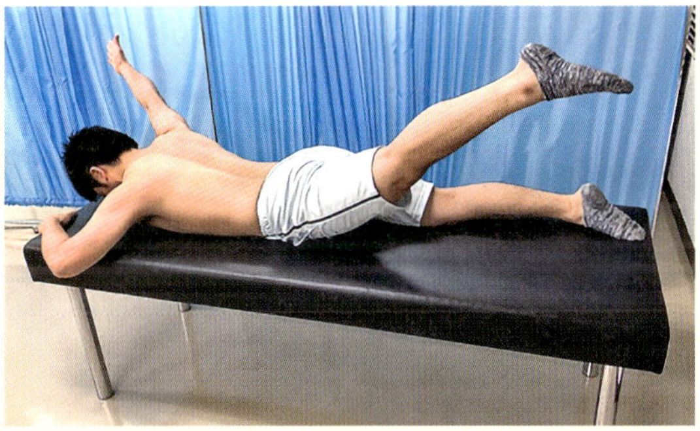

▶**그림 5-24**

고유배근과 광배근 트레이닝

의자 등에 얕게 앉아, 요추 전만 자세를 유지하며 상지를 거상한다(▶**그림 5-25a**). 세라밴드를 사용하면 상지 거상에 더 많은 부하가 걸리기 때문에 고유배근의 활동이 높아진다. 한쪽 고유배근의 활동을 높이고 싶다면 편측의 상지 거상을 시행하도록 한다(▶**그림 5-25b**). 또한, 편측의 슬관절을 굴곡시켜 균형을 잃게 되면 고유배근에 대한 부하가 더욱 강해진다(▶**그림 5-25c**).

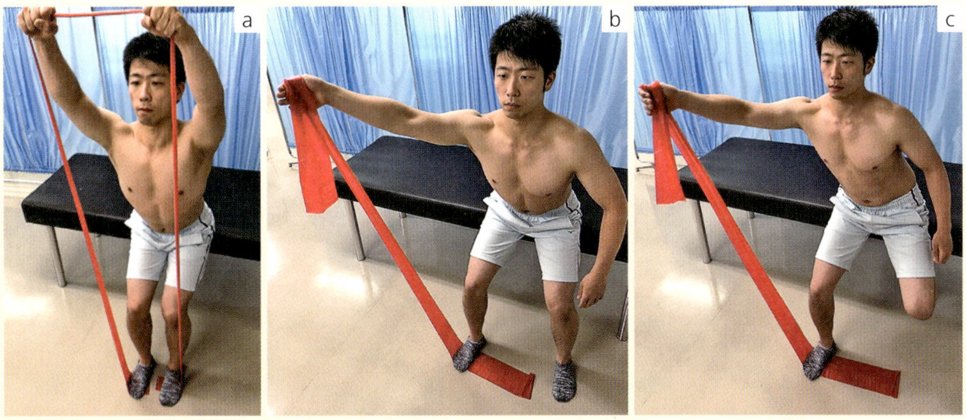

a. 양측 b. 우측 접근에서의 양발 접지 c. 우측 접근에서의 한발 거상

▶**그림 5-25**

◈ 참고문헌

1. 川村和之：胸腰部．工藤慎太郎(編著)：運動機能障害の「なぜ？」がわかる評価戦略．pp166-167，医学書院，2017.
2. 石井美和子(監修)：骨盤帯　臨床の専門的技能とリサーチの統合．原著第4 版，pp52-54，医歯薬出版，2013.
3. 竹井仁(監訳)：人体の張力ネットワーク筋・筋膜　最新知見と治療アプローチ．pp37-43，医歯薬出版，2016.
4. V leeming A, et al：The sacroiliac joint：an overview of its anatomy, function and potential clinical implications. J Anat 221(6)：537-567, 2012.
5. Sato T, et al：Fetal development of deep back muscles in the human thoracic region with a focus on transversospinalis muscles and the medial branch of the spinal nerve posterior ramus. J Anat 219 (6)：756-765, 2011.
6. Tesarz J, et al：Sensory innervation of the thoracolumbar fascia in rats and humans. Neuroscience 194：302-308, 2011.
7. Vleeming A, et al：The functional coupling of the deep abdominal and paraspinal muscles：the effects of simulated paraspinal muscle contraction on force transfer to the middle and posterior layer of the thoracolumbar fascia. J Anat 225(4)：447-462, 2014.
8. Schuenke MD, et al：A description of the lumbar interfascial triangle and its relation with the lateral raphe：anatomical constituents of load transfer through the lateral margin of the thoracolumbar fascia. J Anat 221(6)：568-576, 2012.
9. Yahia L, et al：Sensory innervation of human thoracolumbar fascia. An immunohistochemical study. Acta Orthop Scand 63(2)：195-197, 1992.
10. Phillips S, et al：Anatomy and biomechanics of quadratus lumborum. Proc Inst Mech Eng H 222 (2)：151-159, 2008.
11. 11）木村忠直：数種霊長類における大腰筋の筋線維構築と組織化学的特徴．バイオメカニズム学会誌24 (3)：141-147，2000.
12. Kong WZ, et al：Effects of muscle dysfunction on lumbar spine mechanics. A finite element study based on a two motion segments model. Spine 21(19)：2197-2206, 1996.
13. Juker D, et al：Quantitative intramuscular myoelectric activity of lumbar portions of psoas and the abdominal wall during a wide variety of tasks. Med Sci Sports Exerc 30(2)：301-310, 1998.
14. Sakamoto N, et al：An electrophysiologic study of mechanoreceptors in the sacroiliac joint and adjacent tissues. Spine 26(20)：468-471, 2001.
15. 森於菟：背部の筋膜．森於菟，他：解剖学 第1 巻．第11 版，p278，金原出版，1982
16. Sato K, et al：Anatomical study of the proximal origin of hamstring muscles. J Orthop Sci 17：614-618, 2012

6 고관절

고관절은 깊은 소켓인 **비구(관골구, acetabulum)**와 큰 구형의 **대퇴골두(head of femur)**로 형성된 구관절이다. 견관절의 관절와에 비해 관절와에 해당하는 비구가 깊기 때문에 대퇴골두의 피복률이 높고, 안정성이 높다. 따라서 고관절은 구관절 중에서도 관골구의 깊이를 강조하여 **구상관절(ball and socket joint)**이라고 하며, 그에 따라 '하중을 지탱한다'는 고관절의 가장 중요한 과제에 적합한 특성을 가지고 있다.

임상에서는 대퇴골 근위부 골절 수술 후 증례에서 하중 시 통증, 퇴행성 고관절증이나 최근 주목받고 있는 대퇴비구 충돌(FAI)로 인한 **가동범위 제한** 등이 문제가 되는 경우가 많다.

➡ **대퇴비구 충돌**
femoroacetabular impingement : FAI

1 고관절의 가동성과 안정성의 병태 포인트

(1) 고관절의 가동성 장애

a. 정상 고관절의 관절 운동

고관절은 3축성 관절이므로 시상면에서의 굴곡/신전, 관상면에서의 내전/외전, 수평면에서의 내회전/외회전과 3방향 모두의 가동성을 가지고 있다. 대퇴골에는 **전염각**과 **경체각**이 존재하기 때문에(▶**그림 6-1, 2**), 정상적인 대퇴골두는 고관절 굴곡 시 내회전하면서 후방으로, 신전 시에는 외회전하면서 전방으로 이동한다. 하지만 **비구형성부전증**에서는 고관절 굴곡 시 관절 중심이 상외측 방향으로 변위되는 것으로 보고되어,[1] 비구형성부전증에 있어서 관절의 불안정성에 주의가 필요하다.

■ 골반 대퇴 리듬의 영향

고관절 굴곡의 정상 가동범위는 125°로 되어 있으며,[2] 관절낭 이외의 연부조직을 제거한 사체에서 관골-대퇴골 사이의 굴곡 각도는 93.0±3.6°로 보고된다.[3] 정상적인 생체 및

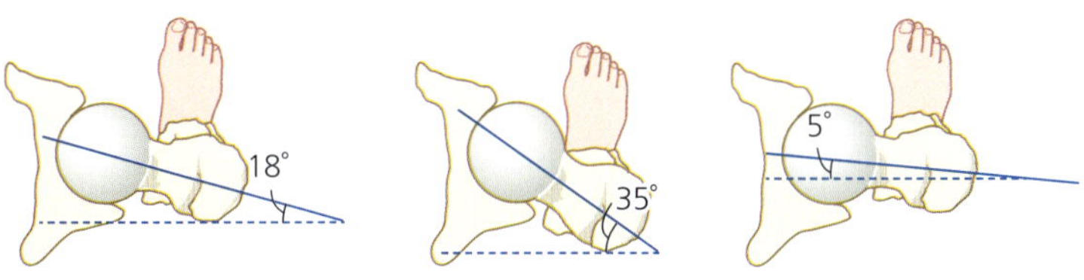

a. 정상 b. 과전염 c. 후염

▶**그림 6-1** 전염각

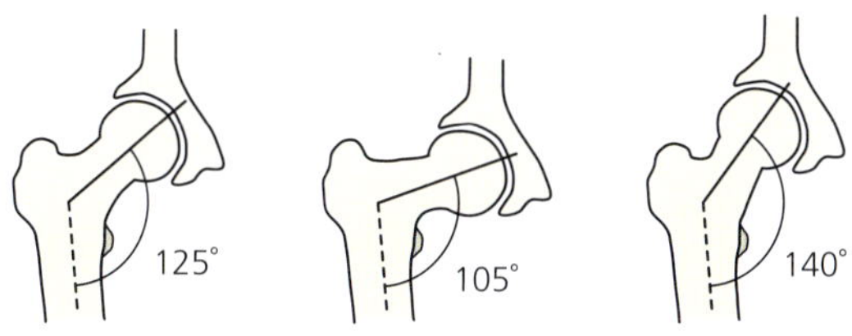

a. 정상 b. 내반고 c. 외반고

▶**그림 6-2** 경체각

사체에서의 고관절 굴곡 각도 차이는 요추 후만 및 골반 후경의 유무에 따른 것으로 생각된다. 즉, 치료 대상인 생체에서의 고관절 굴곡 운동은 **골반 대퇴 리듬(pelvic femoral rhythm)**을 고려해야 한다. **골반의 운동**은 고관절 굴곡 가동범위의 13.1~37.5%의 비율을 차지하며, 햄스트링의 신장 정도에 따라 변화하는 것으로 보고된다.[4] **FAI** 증례에서는 골반의 운동이 감소하는 것으로 알려져 있어,[5] 골반의 움직임도 고려해야 한다. 또한, 전염각이 커지면**(과전염)**, 고관절의 굴곡 각도가 증가하는 것도 보고되었다(**▶그림 6-1b**).[6, 7] 대퇴골에 과전염이 있는 경우, 고관절의 적합성을 높이기 위해 보상으로 내회전하는 경우도 있다.

■ 연부조직의 영향

연부조직의 영향으로는 후방 접근에 의한 인공 골두 치환술이나 인공 고관절 치환술 증례 등에서는 **고관절 심층회전근**(이상근, 상쌍자근, 하쌍자근, 내폐쇄근, 외폐쇄근, 대퇴방형근 : 이하 심층회전근)이 침범을 받는다. 따라서, 수술 후 부동이 더해지면 반흔화가 진행되고, 고관절의 가동성이 떨어진다. 심층회전근의 신장성이 저하되면 대퇴골두의 **후방 미끄럼 운동**이 감소하여 고관절의 굴곡 · 외전 · 외회전 운동이 제한된다.

심층회전근을 외과적으로 박리 및 절제하면 가동범위가 크게 개선되는 것으로 보고되고 있으며,[8, 9] 고관절 후면 및 심층 구조의 가동성이 중요해진다.

Memo

반흔화

반흔은 창상을 치유하는 과정에서 발생하는 연부조직의 변화로, 이 과정에서 반드시 반흔을 형성한다고 한다. 반흔조직은 딱딱하고 탄력성이 부족하기 때문에 관절 주위의 반흔화는 가동범위 제한과 직결된다.

b. 가동성 장애의 포인트가 되는 구조

■ 고관절 전면

굴곡 시 문제가 되는 구조로는 **대퇴직근(rectus femoris muscle)** 및 그 근육 사이에 존재하는 결합조직, **대퇴신경(femoral nerve)**, iliocapusralis muscle(이하 **장골관절낭근**)과 그 심층에 위치한 **관절낭**이 있다. 특히 FAI에서 고관절 굴곡의 가동범위 제한은 수술 시행 사례의 90% 이상에서 발생하는 것으로 보고되었다.[10] 실제 환자에서는 대퇴직근의 가동성이 저하되고, 대퇴신경을 포함한 대퇴직근 주위의 결합조직과 관절낭-장골관절낭근 사이의 활주성이 저하되어 있는 경우가 많다.

또한, 인공 고관절 치환술 후나 대퇴골 전자부 골절술 후에는 대퇴 외측부 통증이 많은데, 봉공근 · 대퇴근막장근 · 대퇴직근의 근육 사이에 있는 결합조직과 그 속을 주행하는 **외측대퇴피신경**의 활주성 저하가 문제가 된다. 외측대퇴피신경은 대퇴 외측부의 지각신경으로(**▶그림 6-3**), 수술 침습이나 수술 후 종창 등으로 주위 소성결합조직의 상태가 변화하여 봉공근과 대퇴근막장근이 과긴장하면 대퇴 외측부 통증이 발생한다.

■ 고관절 후면

고관절 굴곡 시 문제가 되는 구조로, 대둔근과 중둔근 후부 섬유뿐만 아니라 심층회전근과 좌골신경이 있다.

후방 접근에 의한 인공 골두 치환술이나 인공 고관절 치환술의 수술 후 증례에서는 수술로 인해 심층회전근에 침습이 더해져 근육의 기능이 상실되거나 위축되는 영향을 받기 쉽다. 수술 후 증례에서 심층회전근의 절개부 주위를 초음파로 보면 프로브로 압박해도 변형되지 않는 저에코 영상이 관찰된다. 따라서 심층회전근의 절개부 주위는 조직의 반흔 형성에 따른 신장성 저하가 고려될 수 있다. 특히 **대퇴방형근(quadratus femoris muscle)**은 고관절 굴곡 시 신장되기 쉽고, 가동범위 제한을 고려할 때 중요한 근육이다.

또한, 인공 고관절 치환술 후 합병증으로 좌골신경 · 대퇴신경 · 폐쇄신경 · 외측대퇴피신경 손상이 0.6~3.7%의 환자에서 발생한다.[11)] 쥐를 이용한 연구에서는 부동에 따라 좌골신경 신경주막이 비후되는 것[12)]이나 대퇴부에서 좌골신경 주위의 지방조직이 변성되는 것도 보고되었다.[13)] 더불어 좌골신경 통증에는 신경과 근육 사이의 가동성이 문제가 되는 경우도 많다.[14, 15)] 고관절 굴곡 가동범위 제한으로 **좌골신경(sciatic nerve)**과 그 주위 결합조직의 가동성 · 활주성 회복이 중요하다고 생각된다.

■ 고관절 내측(대퇴 내측부 포함)

문제가 되는 구조로 **치골근 · 장내전근 · 단내전근 · 봉공근**, 그리고 이들 근육 사이에 위치한 **폐쇄신경 · 복재신경**이 있다.

내전근은 고관절의 굴곡 각도 차이에 따라 고관절의 굴곡/신전 작용이 변화하는 근육이다. 또한, 치골근 · 장내전근 · 단내전근의 주행은 대퇴골 경부에 평행한 축(경부축)과 유사하다는 점에서도 수술 후에 소둔근이 손상된 경우 보상적으로 작용하기 쉽고, over use 되기 쉽다. 이러한 근육의 가동성 저하 및 과긴장은 고관절의 외전 제한을 조장할 뿐만 아니라 내전근 사이를 주행하는 폐쇄신경 · 복재신경 주위의 가동성 저하로 인해 대퇴 내측에서 무릎 내측부에 걸친 통증과도 관련있다(**▶그림 6-4**).

따라서 내전근뿐만 아니라 치골근 · 장내전근의 심층에 위치한 폐쇄신경 전지나 장내전근 · 내측광근 · 봉공근 사이에 위치한 복재신경과 그 주위 소성결합조직의 가동성이 중요하다.

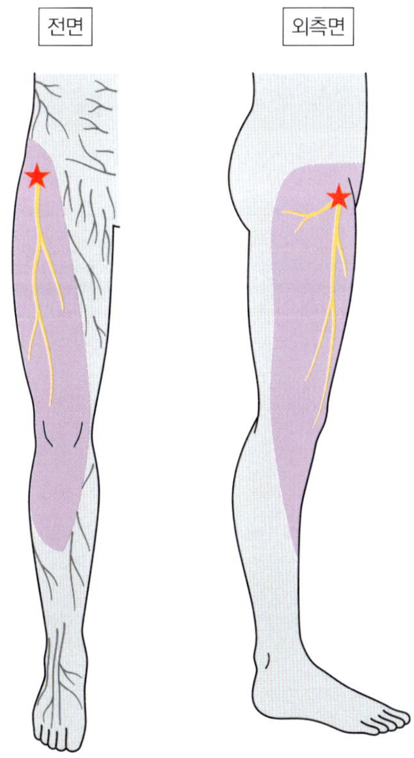

★ : 문제가 되기 쉬운 부위

▶그림 6-3 외측대퇴피신경의 지배 영역과 문제가 되기 쉬운 부위

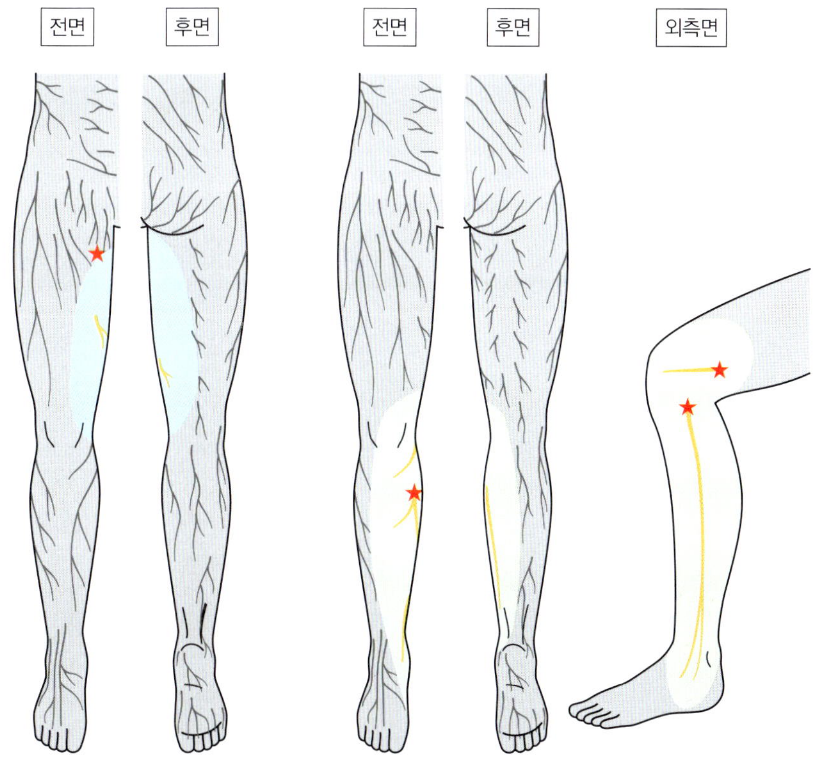

a. 폐쇄신경　b. 복재신경

▶그림 6-4 폐쇄신경 · 복재신경의 지각 영역과 문제가 되기 쉬운 부위

■ **고관절 외측(대퇴 외측부 포함)**

문제가 되는 구조로 표층에서는 **대둔근 · 중둔근 · 소둔근**, 외측에서는 **장경인대 · 외측광근**이 있다.

고관절 및 대퇴부의 외측에 있는 근육은 대전자 주위에서 서로 겹치도록 위치한다. 특히 대퇴골 전자부 골절의 경우 대퇴골 경부 골절에 비해 수상 후 출혈량이 많고,[16, 17] 대퇴부 종창도 심하다.[18] 이러한 내출혈과 종창은 수상 후보다 바로 누운 자세에서 베드에 누워 있는 시간이 길기 때문에 중력의 영향을 받기 쉽고, **대둔근-외측광근 사이**나 **외측광근-대퇴이두근 사이**의 공간에 발생하는 경우가 많다. 또한, 부동에 따라 근육 사이의 지방조직이 변성되는 것[13]으로 미루어 볼 때 이러한 구조 간의 활주성 저하가 대퇴 외측부 통증과 관련된다고 생각한다.[19]

(2) 고관절의 안정성 장애

a. 고관절의 안정성과 정적 · 동적안정화기구

고관절은 비구순 · 관절낭 · 인대에 의한 골성의 **정적안정화기구**와 심층회전근과 소둔근 · 장요근에 의한 **동적안정화기구**로부터 그 안정성이 담보되어 있다.

■ **정적안정화기구**

고관절은 **비구**와 **대퇴골두**로 형성되어 골성 안정성이 뛰어나며, Casting 등은 골 형태만으로는 22kg의 견인력이 작용해도 탈구되지 않는다고 보고하였다.[20] 관절와의 깊이를 보완하기 위해 섬유연골인 비구순이 존재하며 대퇴골두를 구개에 흡착시키고(**흡인 효과**), 관절 내를 음압으로 유지한다(**실링 효과**).

Memo

실링 효과(sealing effect)
실링이란 '밀봉'을 의미한다. 고관절순은 고무 패킹처럼 비구 주위를 구성한다. 따라서 비구는 깊어지고, 음압을 유지할 수 있다.

또한, **장골대퇴인대 · 치골대퇴인대 · 좌골대퇴인대**라는 인대가 관절낭의 각 부위를 보강하도록 주행하고 있다. 고관절은 전방 피복률이 낮기 때문에 장골대퇴인대(iliofemoral ligament)는 특히 중요하다. 장골대퇴인대는 약 330N의 힘까지 견딜 수 있는 것으로 보고되어,[21] 고관절의 정적 안정성에 크게 기여한다.

그러나 퇴행성 고관절증에서 흔히 볼 수 있는 **비구형성부전**이나 관절와가 얕아져 골두 피복률이 저하되는 **비구순 손상**에서는 안정성이 떨어진다. 또한, 인공 고관절 치환술 등에 의해 관절낭이 절리되면 장골대퇴인대의 긴장이 변화하여 정적 제동력으로 작용하지 않을 수 있다는 점[22]에도 주의가 필요하다.

대퇴골 경부 골절로 인한 인공 골두 치환술(후방 접근)의 경우, 심층회전근의 침습에 따라 고관절 후방의 가동성 저하 또는 기능부전으로 인해 골두가 전방(복측) 변위된다. 대퇴골 경부 골절은 고령자에서 많이 발생하며, 수상 전의 신체 기능 저하나 고관절 경도 굴곡 상태로 누운 자세 등의 영향도 있어 고관절의 신전 제한이 발생한다. 고관절에서는 대퇴골두의 전방 피복률이 낮고, 대퇴골두의 전방 변위와 고관절의 신전 제한(굴곡 구축)으로 인해 장골대퇴인대의 정적안정화기구가 기능하지 않기 때문에 주위 근조직의 과긴장을 유발할 것으로 예상된다.

■ **동적안정화기구**

동적 안정화에 기여하는 근육은 고관절의 심층에 위치하며, 경부축에 주행이 유사한 근육, 관절낭에 부착하는 근육 등의 특징이 있다. 구체적으로는 **심층회전근 · 소둔근 · 장요근**이 있으며, 이들 근육의 작용으로 대퇴골두를 구심위에 유지하는 것이 중요하다.

먼저 관절낭에 부착하는 근육으로 **장골관절낭근 · 대퇴직근(반회두) · 소둔근 · 외폐쇄근**이 있다.[23)] 이들 근육이 전방 · 측방 · 후방에서 관절낭에 긴장을 가함으로써 관절이 안정화된다. 또한, 장골관절낭근 · 대퇴직근(반회두) · 소둔근은 근수축에 따라 관절낭을 견인하여 충돌을 예방하는 역할도 한다.

소둔근은 관절낭을 긴장시킬 뿐만 아니라, 한발로 선 자세에서 중둔근보다 근활동이 높은 것으로 보고되었다.[24)] 이는 소둔근의 작용 벡터가 관절의 압축에 작용하고,[25)] 작용 벡터가 내측화되어 경부축과 유사하므로 고관절의 안정성에 크게 기여하기 때문인 것으로 생각된다(▶**그림 6-5**). 즉, 기능적인 측면에서 관절을 구심위로 유지하는 근육으로서는 경부축과 주행이 유사한 것이 중요한 요소이다.

그 외에 대퇴골두를 구심위에서 유지하는 근육으로 **심층회전근**이 있다. 심층의 근육은 모멘트 암이 짧아 관절 운동을 일으키는 데는 불리하다. 반면, 관절을 구심위로 유지하기에 적합한 근육이라고 할 수 있다. 예를 들어, **대퇴방형근**은 심층회전근 중 하나이며, 고관절 내전 · 외회전 작용을 가지고 있지만, 고관절 내전 운동보다 외전 운동 시 근활동이 높다.[26)]

즉, 구심성 수축에 의한 고관절 내전 운동보다 외전 운동에 길항해 활동함으로써 동적

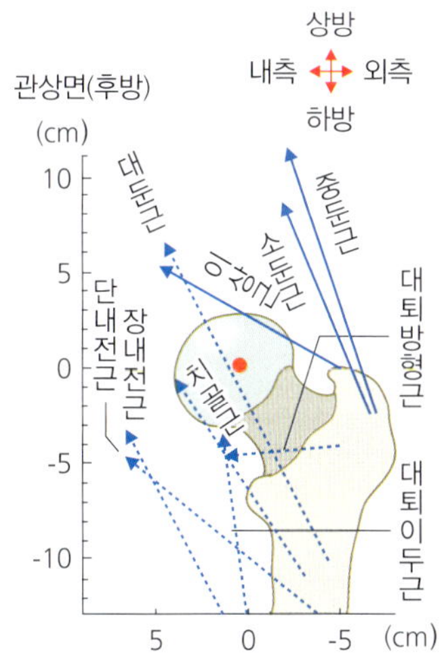

▶**그림 6-5** 고관절의 동적안정화 기구와 관련된 근육과 주행
관상면상 고관절 주위근의 역선.

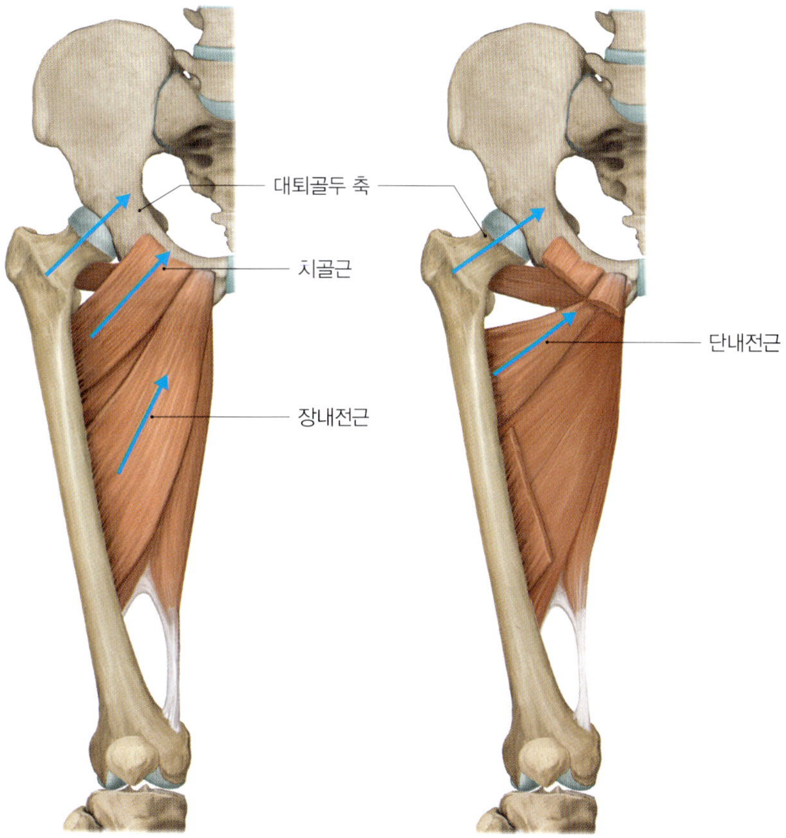

a. 치골근과 장내전근　　b. 단내전근

▶**그림 6-6** 내전근의 주행

안정성에 기여하고 있음을 뒷받침하는 데이터이다. 이처럼 다양한 근육이 협응적으로 작용하는 것이 고관절의 동적 안정성을 유지하는데 중요하다.

그 외 기능적인 측면에서 보면, **고관절 내전근**은 경부축과 주행이 유사하기 때문에 고관절의 동적안정화기구로서 중요하다(▶**그림 6-6**). 한편, 대퇴골 경부 골절 후 인공 골두 치환술(후방 접근)의 경우 심층회전근의 기능부전으로 인해 고관절의 동적 안정성 저하와 치골근 · 단내전근 · 장내전근의 과긴장이 병발하는 경우가 많아 over use나 오용에도 주의하여 치료에 개입할 필요가 있다.

요약

가동성

고관절의 가동범위 제한으로 굴곡 제한에는 심층회전근과 좌골신경, 대퇴직근 및 그 주위의 결합조직과 대퇴신경, 관절낭에 부착하는 근육의 활동이 중요하다.

외전 제한과 대퇴 내측부 통증의 경감에는 내전근과 근육 사이를 주행하는 폐쇄신경 · 복재신경, 그리고 그 주위 조직의 가동성과 활주성이 중요하다.

내전 제한이나 고관절~대퇴 외측의 통증에는 대전자 주위 조직 간의 활주성과 외측대퇴피신경 주위의 가동성이 중요하다.

안정성

안정성을 위해서는 관절낭에 부착하는 소둔근과 외폐쇄근, 대퇴직근과 장골관절낭근에 의해 대퇴골두를 구심위로 유지하는 것이 중요하지만, 수술 시 근육 절개 등으로 인해 기능 저하가 발생한 경우에는 고관절 내전근 등의 보상 근육도 고려한 개입이 필요하다.

2 고관절의 기능 개선에 필요한 해부학

(1) 장요근과 대퇴직근의 주위 구조

고관절 전면에는 대퇴골두 앞을 주행하는 장요근이 있고, 그 내측에 대퇴동맥 · 정맥이 위치한다. 또한, 장요근의 외측에는 대퇴직근이 주행한다(▶**그림 6-7**).

여기서는 동적안정화기구로 분류되는 장요근, 대퇴직근과 그 주위의 국소해부에 대해 설명한다.

a. 장요근

대요근과 **장골근**은 모두 소전자에 정지하는 근육을 말하며, 이를 **장요근(iliopsoas muscle)**이라고 한다. 장요근의 정지부는 서혜인대의 심층에서 근열공(lacuna musculorum)을 통과한다. 장골근의 기시부는 장골와 전면 전체에 위치한다. 그 중에서도 전상장골극 부근에서 기시하는 근속을 **장골관절낭근**이라고 하며, 초음파 영상에서 다른 근속으로 인식할 수 있는 근육이다. 장골근은 전하장골극에서도 기시하지만, **전하장골극(anterior inferior iliac spine)**에서는 대퇴직근의 직두가 기시한다. 즉, 체표에서는 봉공근의 심층에 위치한 대퇴직근의 심층에 장골근의 기시가 있다는 위치 관계가 된다.

이 부위에서 문제가 되는 것은 **외측대퇴피신경**과 **대퇴신경 전피지**이다. 대퇴직근과 장골근의 정지부 전방(표층)의 외측을 주행하여 봉공근의 내측에서 천층으로 나오는 것도 있고, 심층을 주행하여 봉공근의 외측으로 전상장골극 부근에서 원위로 주행하는 것도 있다.

장요근의 정지는 서혜인대에서 근열공을 통과할 때 대퇴신경의 심층(후방)에 위치한다 (▶148p).

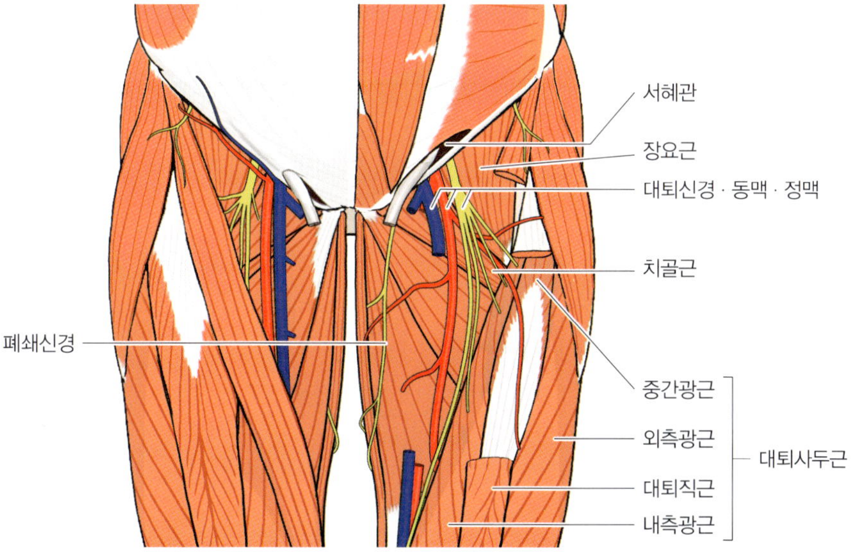

▶**그림 6-7** 대퇴 전면의 구조

■ 장골관절낭근

전상장골극 부근의 장골익 내측면에서 기시하고, 일부는 관절낭 상방의 연장부에서 발생하여 소전자에 정지한다.[27, 28] 학문상의 명칭은 관절낭에 부착되어 있음을 강조하지만, 관절낭에 부착된 근육은 다른 관절에도 존재한다. 또한, 고관절낭에 부착된 근육은 그 밖에도 있다. 더불어 지배신경 등으로 볼 때, 장골관절낭근은 장골근의 일부 근속이 독립된 것으로 생각된다.

해부 시에는 장골근의 일부로만 보일 수도 있고, 지배신경도 장골근과 유사하기 때문에 장골근의 일부가 발달한 것으로 생각되지만, 장골근과의 사이에 혈관이나 신경이 지나간 흔적은 아직까지 확인되지 않고 있다. 여전히 미스테리가 많은 근육이지만, 고관절 전방에서 다른 근육과는 다른 움직임을 보이는 역할을 할 가능성도 있다.

■ 장골치골활액낭

장골근(일부는 대둔근)이 장요근이 되어 원위로 주행할 때, 장요근의 후방(심층)에서 장골대퇴인대의 전방(천층)에 활액낭이 존재한다. 이를 **장골치골활액낭(iliopectineal bursa)**이라고 한다(▶**그림 6-8**). 이는 근열공을 통과한 부위보다 약간 원위이며, 장요근의 정지부 심층에 위치한다. 이 활액낭에 분포하는 신경은 대퇴신경의 분지로 생각되나,[29] 명확한 해부 소견은 나오지 않았다. 혈관 분포도 명확하지 않다.

장요근 정지부의 가동성을 향상시키기 위해서는 근열공에서의 장요근과 그 주위의 위치 관계가 중요하다(▶149p)(▶**그림 6-9**).

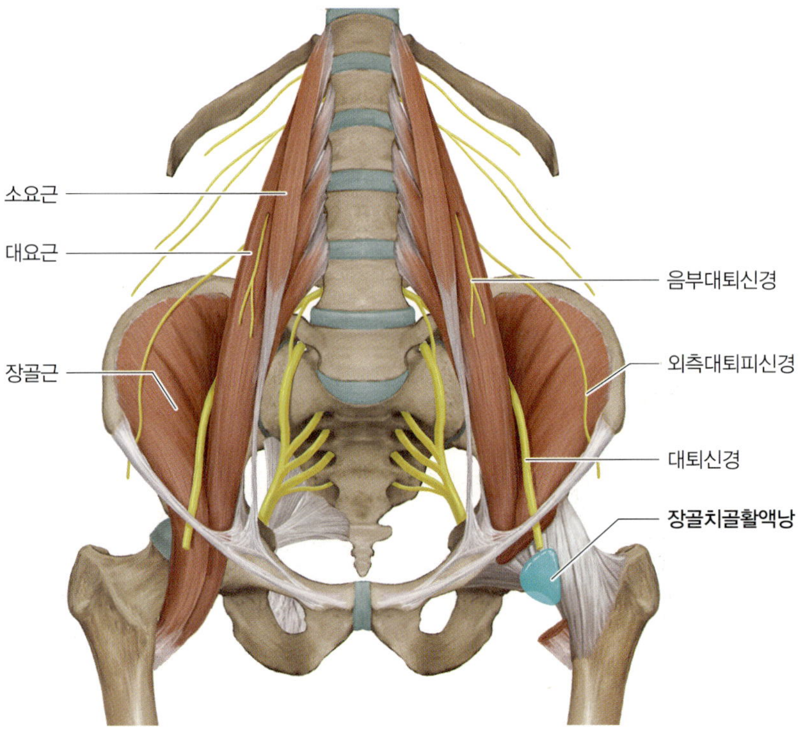

▶**그림 6-8** 장골치골활액낭

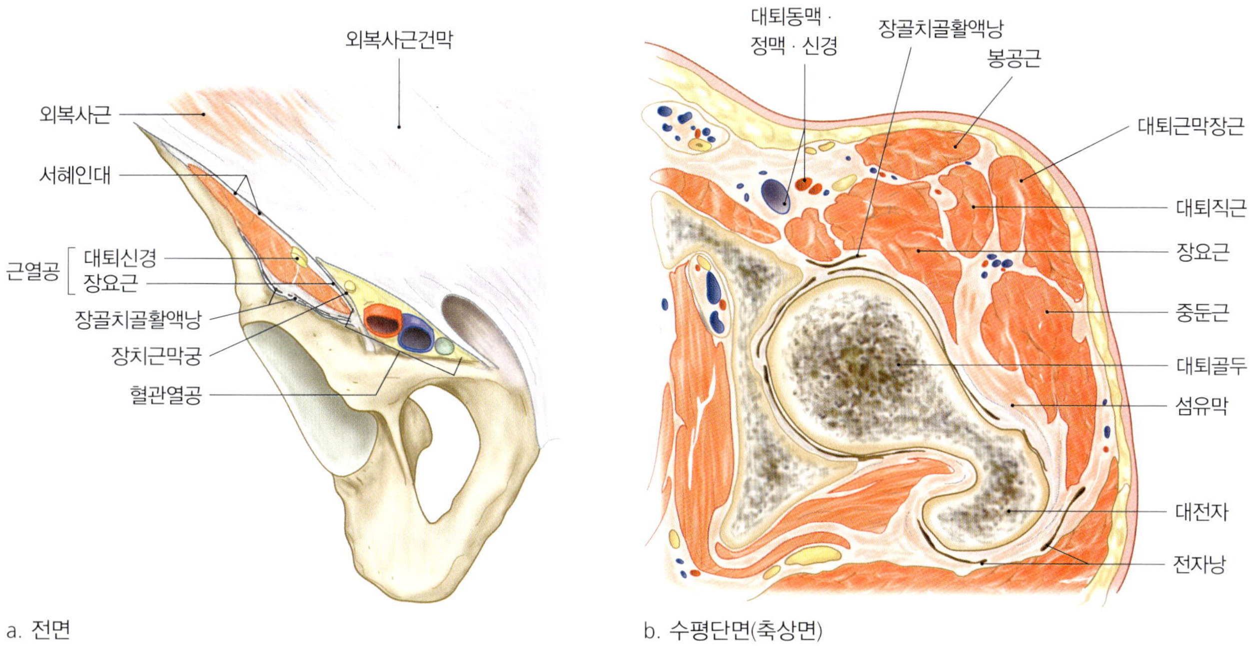

▶**그림 6-9 혈관열공, 근열공, 장골치골활액낭의 위치 관계**

임상에서의 '의문'

대퇴직근과 봉공근 사이가 단단하고, 움직이면 통증이 발생하는 경우를 많이 경험한다. 봉공근의 심층에는 대퇴신경의 전피지가 주행하고 있을 것으로 생각되는데, 그 주위의 결합조직은 단단한 것일까? 오히려 대퇴직근과 대퇴근막장근 사이의 결합조직 쪽이 치밀하고 도수로는 박리되기 어려운 느낌인데, 어떨까?

임상에서의 '의문'에 대한 답변

실제 해부체에서의 느낌은 질문과 같다. 대퇴직근과 대퇴근막장근 사이가 어느 증례에서나 치밀결합조직(적)인 결합조직이 많다. 대퇴근막장근의 기시 바로 전에 봉공근이 기시하고, 봉공근의 바로 외측에는 중둔근이 기시한다. 대퇴직근의 직두가 기시하는 전하장골극과 봉공근 · 대퇴근막장근 사이에는 공간이 별로 없을 뿐더러 앞에서 언급한 근육이 모두 기시하는 부위이기 때문에 결합조직은 존재하지만 치밀성'적'이다. '치밀성'이라고 단정 짓지 않고 '적'을 붙인 것은 건이나 인대만큼의 견고한 구조가 정상적인지 여부를 조직학 수준에서 연구한 적이 없기 때문이다.

대퇴직근과 봉공근 사이에는 대퇴신경의 전피지와 봉공근으로의 근지(muscular branch)가 주행한다. 대퇴동맥에서 봉공근까지의 가지도 불분명하지만 주행하고 있다. 봉공근의 내측과 외측에는 치밀성의 대퇴근막이 존재한다. 봉공근의 전면에는 대퇴근막에서 연장된 부분이 존재하며, 다소 얇지만 치밀성'적'이다. 봉공근의 심층에도 대퇴근막으로부터의 연장부가 존재하지만, 봉공근의 내측과 외측에 존재하는 것만큼 두꺼운 근막이 아니라 대퇴신경으로부터의 가지가 주행하도록 소성결합조직이 많다. 마치 봉공근이 두꺼운 대퇴근막을 분단하여 주행하는 것처럼, 다시 말해 봉공근이 대퇴근막 안에 '포장되어 있는 듯한' 느낌을 준다. 대퇴직근과 봉공근 사이는 대퇴신경의 가지가 주행하기 때문에 결합조직으로서는 그다지 「치밀성'적'이지 않다」='단단하지 않다'. 그러나 봉공근은 대퇴근막 안에 '포장되어 있기' 때문에 다른 근육에 비해 가동성이 떨어질 수 있다고 생각된다.

b. 대퇴직근 기시부 주위

'대퇴직근은 두 개의 갈래가 있다'는 것이 최근의 정설이다.[28] 전하장골극에서 기시되는 것을 **직두(straight head)**, 장골대퇴인대에서 일어나는 것을 **반회두(reflected head)**라고 하여 구별하고 있다. 소둔근의 심층에 기시가 하나 더 있으며, '세 개의 갈래가 있다'는 보고도 있다.[30]

■ 천층의 위치 관계

대퇴직근 기시부의 천층에는 **봉공근**이 위치하며, 그 외측에는 **대퇴근막장근**이 위치한다. 봉공근과 대퇴근막장근이 위치한 천층 근육과 대퇴직근 사이의 층에는 **외측대퇴피신경**이 주행한다. 외측대퇴피신경은 한 개 또는 여러 개가 나오는 경우가 존재하며, 개수와 나오는 위치가 일정하지 않기 때문에 개개인에 맞는 대처가 요구된다. 그러나 주행하는 위치는 상기 층으로 일치한다. 또한, 봉공근이나 대퇴근막장근에 분포하는 혈관이 **외측대퇴회선동맥의 가지**로서 같은 위치를 주행하는 경우도 존재한다. 이 부위의 혈관은 반드시 관찰되는 것은 아니므로 외측대퇴피신경과 마찬가지로 대상자에 맞게 대처할 필요가 있다.

■ 외측 후방의 위치 관계

대퇴직근 기시부의 외측 후방은 **소둔근**이 기시하는 장골익 외측면이 된다. 소둔근 기시부의 상방 및 천층에는 **중둔근**이 존재한다. 중둔근과 소둔근 사이에는 **상둔동맥·정맥·신경**이 주행하며, 이는 **대퇴근막장근**까지 도달한다. 즉, 앞서 언급한 '대퇴근막장근과 봉공근의 심층'과 거의 같은 층에서 소둔근의 상방 및 천층을 외측에서 전방으로 상둔동맥·정맥·신경이 주행하여 대퇴근막장근에 도달한다.

■ 임상에서 문제 되기 쉬운 구조

전상장골극보다 전방에서는 대퇴근막장근과 봉공근의 심층에 존재하는 신경·혈관(외측대퇴피신경·대퇴신경 전피지·외측대퇴회선동맥의 가지)과 주위 근막의 연속성 및 가동성이 문제가 된다. **전상장골극보다 후방**에서는 대퇴근막장근과 중둔근의 심층에 존재하는 상둔동맥·정맥·신경이 문제가 된다.

필자는 **소둔근의 하방과 심층의 기시는 장골대퇴인대의 수평부**에도 있는 것을 관찰하였다. 증례 수가 적기 때문에 모든 증례에서 존재하는지 여부는 확실하지 않지만, 중요한 형태라고 할 수 있다. 왜냐하면 장골대퇴인대 수평부 심층은 **비구순**이 연속되는 부위이며, 소둔근의 기능이 비구순의 기능과 병태에 관여할 가능성이 있기 때문이다. 소둔근 정지부 부근의 심층, 장골대퇴인대 수평부의 천층에는 소성결합조직이 많은 부위가 있다. 지방이 많고, 활액낭의 존재는 확실하지 않다. 어쨌든, 그곳에 존재하는 소성결합조직의 상태 변화는 소둔근의 활동에 영향을 미치고, 관절낭 상부와 비구순 상부의 기능이나 병태와 관련이 있을 가능성이 높다. 소둔근 정지건의 심층 건막이 대퇴직근의 또 다른 갈래로 되어 있다는 보고[30]와 함께 고려하면 **소둔근의 하방과 심층의 기시**는 임상에서 중요한 부위라고 할 수 있다.

c. 장요근 · 대퇴직근의 주위에 존재하는 신경 · 혈관

서혜인대 심층은 **장치근막궁**에 의해 내측 혈관열공과 외측 근열공으로 나뉜다(▶**그림 6-9a**).

> **Memo**
> 소요근이 존재하는 경우 그 정지건이 장치근막궁을 만든다. 소요근이 없어도 이 근막궁은 존재한다. 치밀결합조직성이다.

■ 근열공과 그 주위의 치료 대상

근열공(lacuna musculorum)에는 **장요근**의 정지부가 존재하며, 그 내측 천층에는 **대퇴신경**, 외측 천층에는 **외측대퇴피신경**이 주행하고 있다. 장요근의 심층에는 **장골치골활액낭**이 위치한다(▶**그림 6-9b**).

즉, 장요근의 가동성을 향상시키기 위해서는 장요근의 천층에 있는 대퇴신경과 외측대퇴피신경 주위와 장요근의 근막이 되는 소성결합조직의 상태를 확인하고 치료할 필요가 있다. 장요근의 정지부 표면 근막은 육안으로는 비교적 하얗게 관찰되는 경우가 많고, 교원섬유를 많이 포함한 근막인 경우가 많아 근막 자체의 가동성을 향상시키기 어려울 수도 있다. 따라서 장요근의 근막 표면에 위치한 대퇴신경과 외측대퇴피신경 주위 소성결합조직의 상태를 적절히 평가하고 대처하는 것이 중요하다. 장요근의 심층에 위치한 장골치골활액낭의 가동성 향상도 중요한 치료 대상이 된다.

■ 혈관열공과 그 주위의 치료 대상

혈관열공(lacuna vasorum)에는 **대퇴동맥 · 정맥의 천층에 음부대퇴신경(genitofemoral nerve)**이 주행하고, 심층에 **치골근(pectineus muscle)**이 위치한다. 대퇴동맥 · 정맥의 주위 소성결합조직은 치골근의 근막과 연속되므로 그 부분의 소성결합조직의 상태 변화는 고관절의 기능 및 병태와 관련이 있을 수 있다.

또한, 대퇴신경에서 치골근으로 **지배신경**이 나오는 경우가 있는데, 그 가지가 치골근을 관통하여 관절낭으로 향하는 가지가 나온다고 한다.[31] 즉, 대퇴신경의 주위 및 대퇴동맥 · 정맥의 심층에 위치한 치골근의 주변은 고관절 전면의 관절낭 상태를 평가하는 포인트가 되는 부위이다(▶**그림 6-10**).

■ 폐쇄신경

폐쇄신경은 폐쇄관을 나온 후 전지와 후지로 나뉜다(▶**그림 6-11**).

전지(anterior ramus)에서는 외폐쇄근의 상연에서 고관절의 관절낭으로 감각지가 나온다고 한다.[31] 감각지는 외폐쇄근의 상연에서 나와 폐쇄동맥과 함께 대퇴골두인대에 분포하는 혈관과 같이 주행한다. 이후 전지는 장내전근의 심층, 단내전근의 천층을 하행하여 치골근에 가지를 낸 후, 장내전근과 단내전근에 지배신경을 내면서 원위에서 박근(gracilis muscle)에 대한 지배신경과 감각지를 내며 끝난다. 전지에는 **내측대퇴회선동맥**에서 나온 가지가 동반 주행하는 경우가 많다. 이 신경과 혈관의 주위를 체표에서 직접 촉지하는 것은 어렵지만, 박근과 장내전근의 심층에서 단내전근의 천층이라는 위치를 이해하고, 운동의 차이로부터 가동성을 향상시킬 수 있는 가능성은 있다. 필자가 해부한 경험상, 전지의 주위는 소성결합조직이 많아 '치료 대상이 넓고, 많다'는 인상을 받는다.

폐쇄신경의 **후지(posterior ramus)**는 외폐쇄근을 관통하여 하행하고, 단내전근의 심층에서 대내전근의 천층을 주행한다. 후지는 거의 **대내전근(adductor magnus muscle)**으로 가는 근지가 되지만, **단내전근(adductor brevis muscle)**에도 지배신경을 낸다. 천층에서 인식하기 어려운 신경이다.

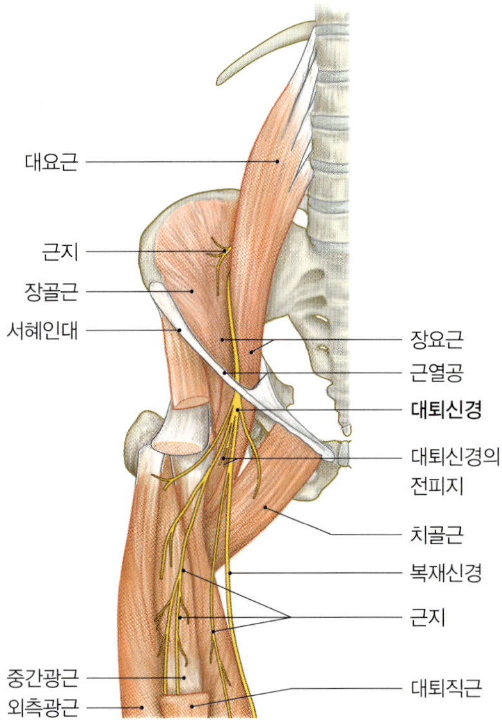

▶**그림 6-10　대퇴신경의 주행**

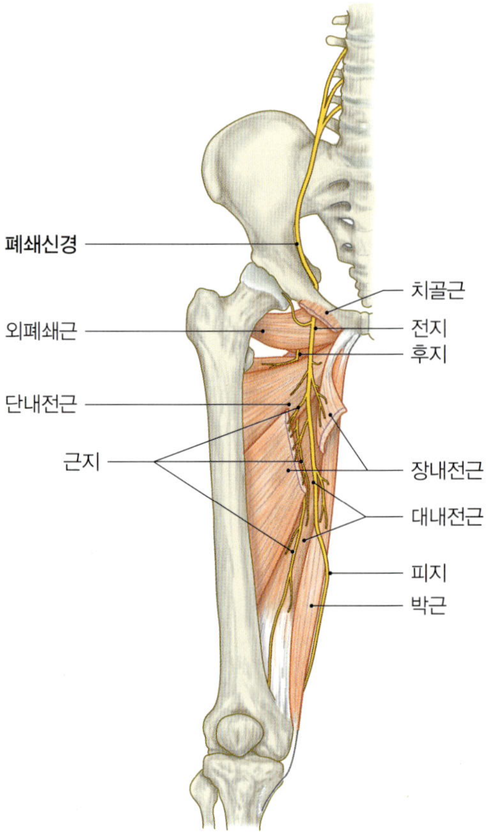

▶**그림 6-11　폐쇄신경**

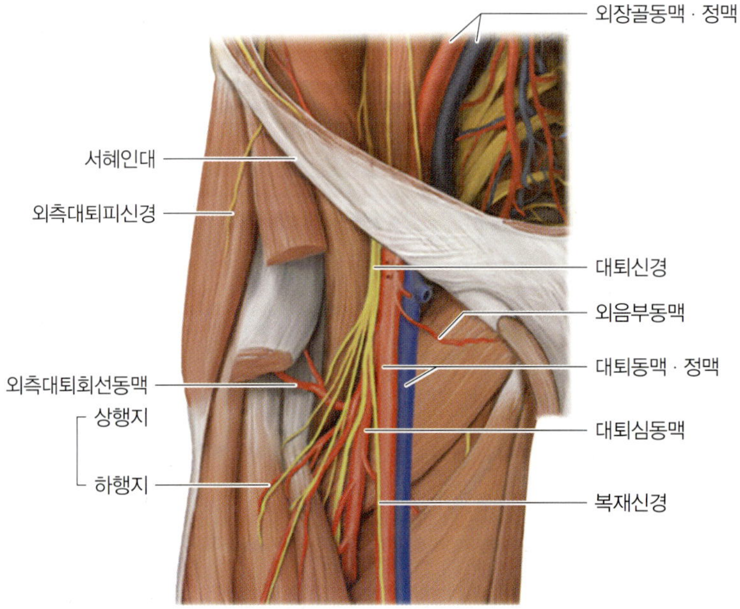

▶**그림 6-12　대퇴 심층의 동맥**

- **내측대퇴회선동맥** : 치골근과 장요근 사이를 후방으로 주행하며, 관절낭에도 가지를 낸다. 폐쇄신경과 동반 주행하는 분지를 낸다.

• **외측대퇴회선동맥** : 대퇴직근의 심층을 외측으로 주행하며, 관절낭으로 가지를 낸다. 전자하(활액)낭에도 분포할 가능성이 높다. 대퇴직근의 천층으로 향하는 가지가 나오는 경우도 있다(▶**그림 6-12**).

(2) 대전자 주위의 구조

대전자에는 **둔근**(대둔근, 중둔근, 소둔근)과 **심층회전근**이 부착되어 있다.

대전자의 선단 전방에는 **중둔근** 전부의 정지건이 위치하며, 대전자의 표층 후방에는 중둔근의 후부 정지건이 있다.[32] 중둔근의 심층에 위치한 소둔근은 중둔근과 부분적으로 겹치며 대전자에서 중둔근의 심층에 정지한다. **이상근(piriformis muscle)**은 중둔근과 소둔근의 후방에 정지한다. 또한, 후방 전자와에 **내폐쇄근(obturator internus muscle)**이 정지하고, 내폐쇄근건에는 상방에서 **상쌍자근(superior gemellus muscle)**이, 하방에서 **하쌍자근(inferior gemellus muscle)**이 정지한다. **대퇴방형근(quadratus femoris muscle)**은 대전자보다 하방의 전자간 능선(intertrochanteric crest)에 정지한다. 이상근 위에 위치한 이상근상공에서는 **상둔신경**, **상둔동맥·정맥**이 나와서 소둔근과 중둔근 사이를 두 근육에 지배신경을 내며 전방으로 주행한다. 이상근 아래에 위치한 이상근하공에서는 **하둔신경**, **하둔동맥·정맥**, **좌골신경**, **후대퇴피신경**, **음부신경**, **내음부동맥·정맥**이 나온다.

a. 전자하(활액)낭

전자하(활액)낭은 대전자의 표면에서 피부 사이에 위치한 활액낭이다(▶**그림 6-13**). 반복되는 기계적 자극(기계적 부하)에 의해 염증(활액낭염)이 발생한다고 한다.

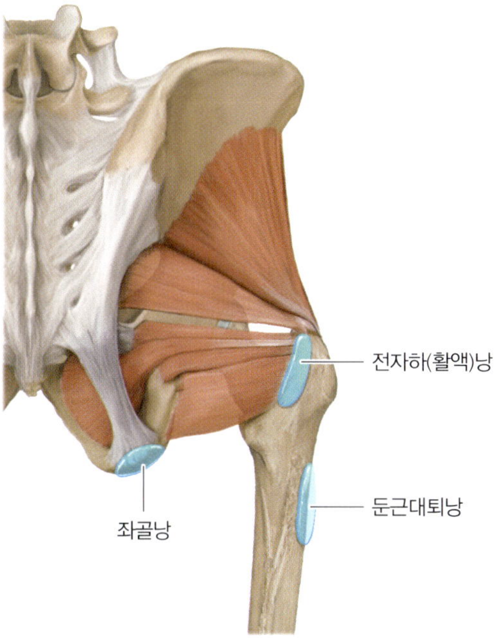

▶**그림 6-13** 둔부의 활액낭

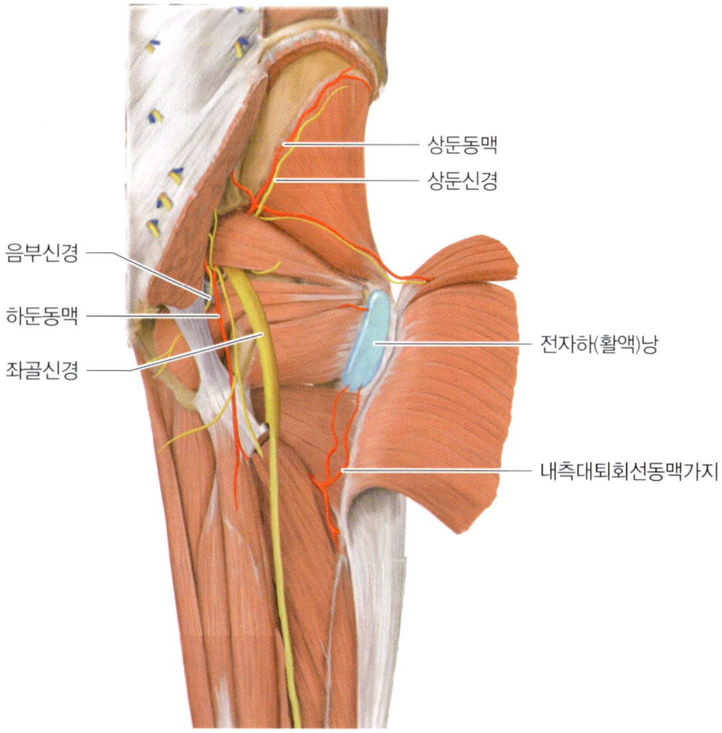

▶**그림 6-14** 전자하(활액)낭의 혈관 · 신경

주변에는 중둔근의 심층에서 소둔근의 표층, 좌골결절의 하방 표층에서 대둔근의 심층, 대둔근의 하방 심층에서 활액낭이 발견된다.

■ 전자하(활액)낭의 혈관

전자하(활액)낭에는 **내측대퇴회선동맥**(대퇴방형근의 하방에서 나온다), **관통동맥(perforating artery)**의 제1지(대내전근의 상방에서 나온다. 이 동맥보다 상방의 대내전근을 소내전근이라고 부르기도 한다), **하둔동맥**(이상근 아래에서 나온다)이 분포한다. 정맥은 동맥과 동반 주행한다고 생각하면 된다(▶**그림 6-14**).

■ 전자하(활액)낭의 신경

상둔신경(superior gluteal nerve) 분지의 하지 말단부 또는 **하둔신경(inferior gluteal nerve)**의 가지가 들어간다고 생각되지만, 명확히 밝혀진 것은 없다.

b. 대둔근과 좌골신경

■ 대둔근과 그 주위

대둔근은 장골익 후면의 후방과 천골의 후방, 천결절인대에서 기시한다. 필자의 관찰에 따르면 대둔근 하부, **천결절인대 기시부**는 근속 사이가 넓고, 소성결합조직이 많으며, 하둔신경 중에도 하방으로 다른 신경이 들어있는 경우가 많다. 이 대둔근의 하부는 **둔근조면(gluteal tuberosity)**에 직접 정지하는 근속이다.

나머지 대둔근의 대부분은 **장경인대**에 부착되어 있다. 그러나 이 장경인대 부착부를 원위를 향해 추적하면 둔근조면 부착부에 연속되어 있는 경우가 많다. 장경인대의 심층에서 대둔근의 상부가 부착되는 부분과 대둔근의 하부 사이에는 대량의 소성결합조직이 존재하며, 그 사이를 **하둔신경**과 **하둔동맥·정맥**이 주행한다. 실제로 해부해 보면 이 층의 소성결합조직이 매우 많고, 또한, 그 대부분이 대둔근 하부의 근속간결합조직에 연속되어 비교적 단단하다. 이 부위의 결합조직은 내측에서 **외항문괄약근(external anal sphincter muscle)**의 근속간결합조직과도 연속된 구조로 되어 있다.[33)]

■ 임상에서의 치료 대상

대둔근 하부의 심층에는 이상근하공에서 나온 **좌골신경**, **후대퇴피신경**, **하둔동맥·정맥**이 원위를 향해 주행하며, 그 주위의 소성결합조직은 대둔근의 표층에 있는 둔근막과의 연속성이 높다. 또한, 좌골신경의 심층에는 **내폐쇄근건**과 **상·하쌍자근**, **대퇴방형근**이 위치한다.

둔근막(gluteal aponeurosis)은 대부분 밀접결합조직의 근막이기 때문에 도수치료를 통해 그 가동성을 높이는 것은 어려울 것으로 가정된다. 따라서 대둔근의 심층에 위치한 좌골신경, 후대퇴피신경, 하둔신경, 하둔 동맥·정맥 주위의 소성결합조직과 심층회전근 사이에서 가동성을 유지하는 것이 중요하다.

즉, 대퇴골 경부 골절술 후나 인공 고관절 전치환술의 후방 접근 수술 후 상태 등에서는 근육 자체의 근력 발휘를 촉진하는 동시에 위에 설명한 부위의 소성결합조직 상태가 대둔근과 심층회전근의 기능 및 병태와 깊은 관련이 있을 것으로 생각된다.

■ 좌골신경의 주행

좌골신경은 이상근하공을 빠져나오는 경우와 이상근이 이분된 사이에서 총비골신경부만 나오는 경우 등이 있다. 처음부터 총비골신경과 경골신경으로 나뉘어진 좌골신경은 비교적 많이 존재한다. 좌골신경의 표층에는 **후대퇴피신경**이 위치하며, 하둔피신경과 회음지를 낸 후 대퇴근막 안을 원위를 향해 주행하면서 대퇴근막을 관통하여 피지를 낸다. 좌골신경은 근위에서는 반건양근과 대퇴이두근, 반막양근으로 몇 개의 근지를 내는 것이 보통이다. 그 가지는 **경골신경부**에서 나온다. **총비골신경부**에서의 가지는 대퇴 근위에서 잘 나오지 않지만, 대퇴이두근 단두로의 가지가 근위에서 분기하는 예도 있다.

c. 대퇴근막

대퇴근막은 **치밀결합조직**이며, 그 외측부는 **장경인대**가 되어 각 근육의 기시와 정지가 된다. 장골능에서 중둔근의 표층에 위치하며, 그곳은 둔근막과 연속되어 있다. 대둔근을 덮는 **둔근막**은 장경인대 근처에서는 밀접결합조직화 되어 있지만, 대둔근의 근복 근처에서는 거의 소성결합조직으로 되어 있다. 둔근막의 성질이 부위별로 다르기 때문에 치료 가능한 부위는 대둔근의 근복 표면뿐이다. **대퇴근막장근**이 부착되는 대퇴근막의 외측부는 두꺼워져 있다. 장경인대 내면에는 **외측광근**과 **대퇴이두근 단두**가 기시한다. 또한, 원위에서는 대퇴이두근 정지건의 일부가 대퇴근막으로 펴져 있으며, 대퇴근막은 후방에서 장경인대와도 연속되어 있다고 볼 수 있다.

■ 대퇴근막 주변의 치료 대상

대퇴근막은 거의 치밀결합조직이기 때문에 치료사가 도수로 바로 잡거나 가동성을 변화시킬 수 있는 구조가 아니다. 장경인대에 가해지는 과부하로 인해 통증이 발생하는 경우, 치료 대상으로는 장경인대나 대퇴근막에 부착하는 근육 주변을 생각해야 할 것이다. 즉, 장경인대 자체를 치료 대상으로 삼는 것이 아니라, 그곳에 부착된 근육 주변에 존재하는 소성결합조직과 그 층을 주행하는 신경과 혈관 주변을 치료 대상으로 삼아야 한다고 생각한다.

3 고관절의 기능을 개선시키는 초음파 유도하 접근

(1) 둔부에서 대퇴 후면 좌골신경의 활주성을 촉진하는 접근

좌골신경(sciatic nerve)은 고관절의 굴곡과 하지의 신전 거상에 영향을 준다. 근위부(좌골결절 · 대전자 레벨)에서는 표층에 **대둔근**이 위치하고, 심층으로 **내폐쇄근**과 **대퇴방형근**이 위치한 부분을 주행한다(▶**그림 6-15**).

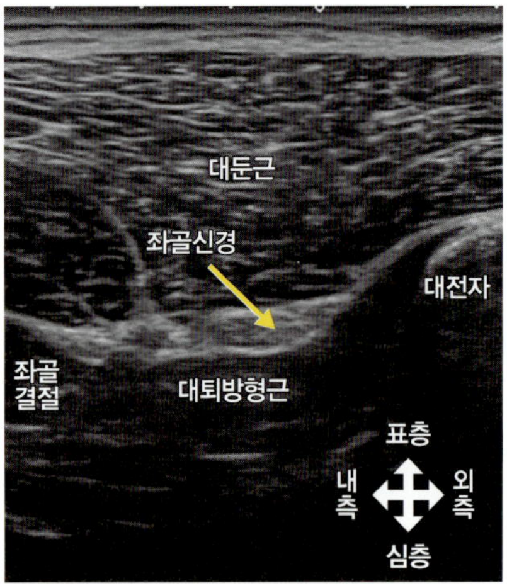

▶**그림 6-15** 좌골결절-대전자 레벨의 초음파 영상

둔부 좌골신경의 활주성을 촉진하는 접근

둔부에서의 좌골신경 동태를 초음파로 관찰하면, 무릎의 신전 시와 족관절의 배굴 시에 장축 방향뿐만 아니라 외측(대전자 측)으로도 활주한다. 따라서 둔부에서는 슬관절의 굴곡/신전에 맞추어 좌골신경을 **외측으로 밀어내듯이** 도수적으로 유도한다(▶**그림 6-16**).

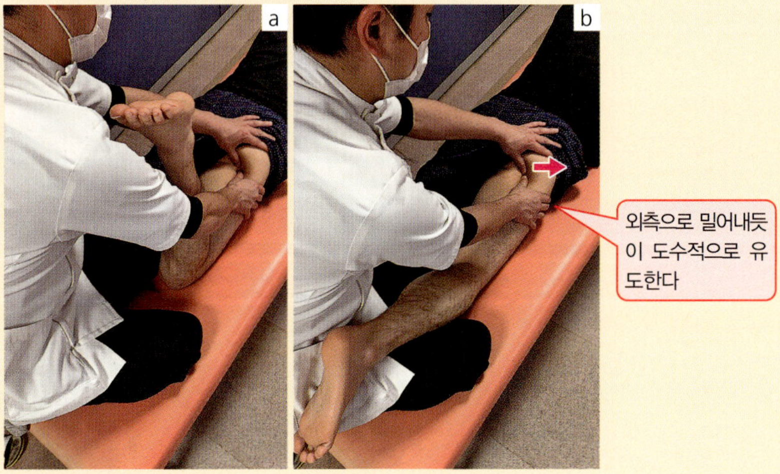

▶**그림 6-16**

대퇴부 좌골신경의 활주성을 촉진하는 접근

대퇴 중앙부 부근에서 좌골신경은 표층의 **대퇴이두근**과 심층의 **대내전근** 사이를 주행한다(▶**그림 6-17**). 부동으로 인해 좌골신경 주위의 소성결합조직이 변성되므로 신경 주위에 전단력을 가하도록 도수 조작을 실시해 외막에 기질을 공급한다(▶**그림 6-18**).

그 후, 신경 전체의 활주를 촉진하기 위해 고관절 굴곡-내전-내회전과 슬관절 굴곡-신전을 조합해 실시한다(▶**그림 6-19**).

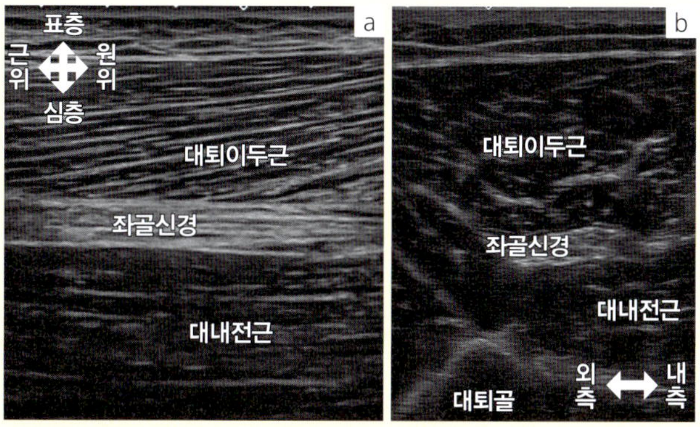

a. 장축상

b. 단축상

▶**그림 6-17　대퇴 중앙부 레벨의 초음파 영상**

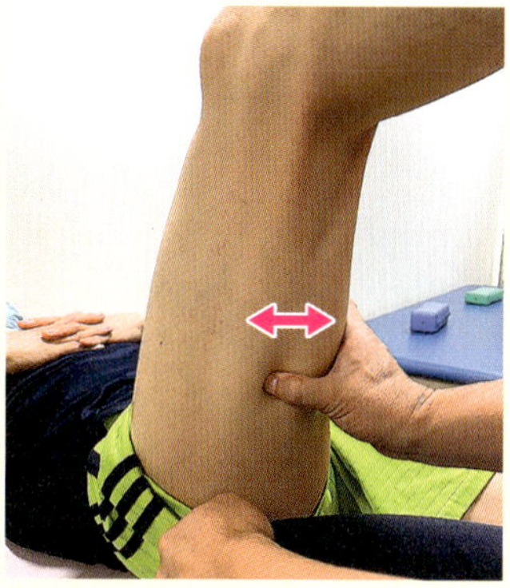

▶**그림 6-18**

영상

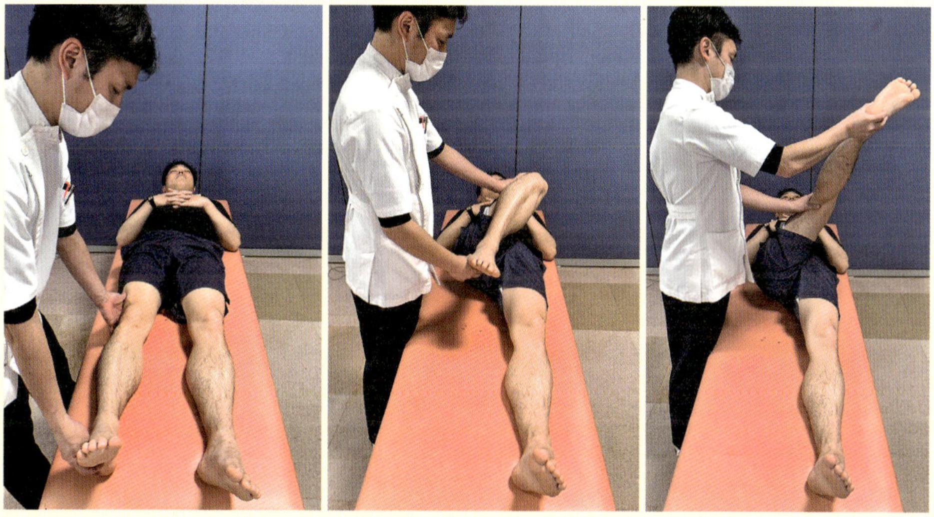

a. 시작 자세

b. 고관절 굴곡-내전-내회전, 슬관절 굴곡

c. 고관절 굴곡-내전-내회전, 슬관절 신전

▶**그림 6-19　좌골신경의 활주성을 촉진하는 접근**

(2) 대퇴직근 주위의 활주성을 촉진하는 접근

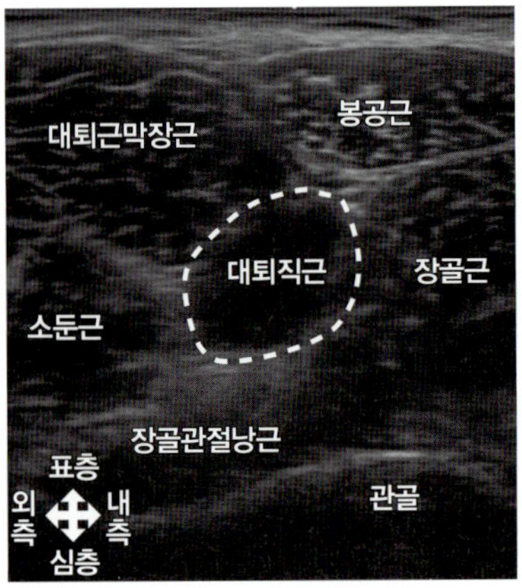

▶그림 6-20 대퇴직근과 그 주위의 초음파 영상

대퇴직근 주위의 활주성을 개선하기 위해서는 표층의 **봉공근**, 내측의 **대퇴신경**과 **장요근**, 외측의 **소둔근**과 **대퇴근막장근**, 심층의 **장골관절낭근** 사이의 활주성을 확보할 필요가 있다(**▶그림 6-20**). 이들 근육 사이에는 소성결합조직이 존재하며, 관절의 불안정성에 따른 미세한 조직 손상이 발생함으로써 소성결합조직에 어떤 상태 변화가 일어날 것으로 생각된다. 소성결합조직의 상태 변화는 대퇴직근의 가동성과 활주성 저하를 유발하여 고관절 굴곡 시 충돌을 발생시키는 것으로 생각된다.

대퇴직근 주위의 활주성을 촉진하는 접근

초음파 유도하에 대퇴직근 주위의 소성결합조직에 전단력을 가하도록 압박하여 기질의 고갈 상태를 회복시키는 도수 조작을 시도한 결과 대퇴직근의 가동성과 고관절 굴곡 · 내회전 가동범위가 개선되었다(**▶그림 6-21a**).[34]

또한, 슬관절을 신전시킴으로써 대퇴직근을 수축시키고, 대퇴직근 자체의 활주성도 회복시킬 수 있다(**▶그림 6-21b**).

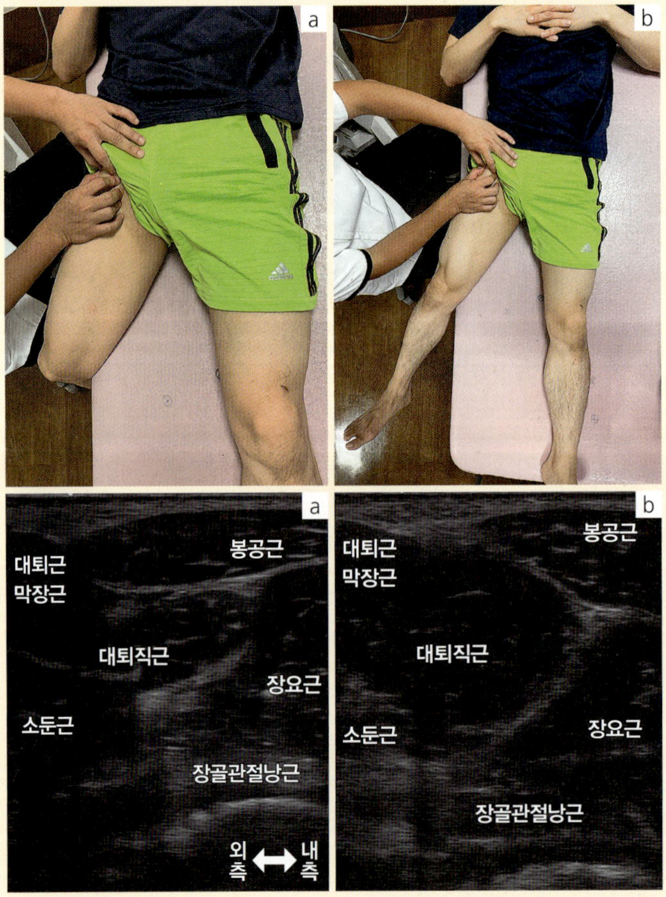

a. 전단력을 가한다 b. 슬관절을 신전시킨다

▶그림 6-21

영상

(3) 고관절낭-장골관절낭근 사이의 활주성을 촉진하는 접근

비구순 손상의 수술 후 증례에서 고관절 굴곡 시 충돌 및 신전 시 신장 통증을 호소하는 경우가 있다. 그 원인 중 하나로 고관절의 형태 이상에 의해 장골관절낭근이 비후해지는 것으로 알려져 있다.[35] 또한, 관절경 수술 후에는 염증에 따른 종창 등으로 인해 장골관절낭근과 관절낭 사이의 활주성이 저하된다.

고관절낭-장골관절낭근 사이의 활주성을 촉진하는 접근

고관절 90° 굴곡 자세에서는 관절낭에 부착하는 대퇴직근의 반회두와 함께 **장골관절낭근**의 작용이 커진다.[36] 이 특성을 살려 저부하에서 장골관절낭근의 수축-이완을 반복한다. 이를 통해 장골관절낭근이 관절낭을 끌어올리는 효과를 노리면서 각 구조 간의 가동성 · 활주성 개선을 촉진한다(▶**그림 6-22**).

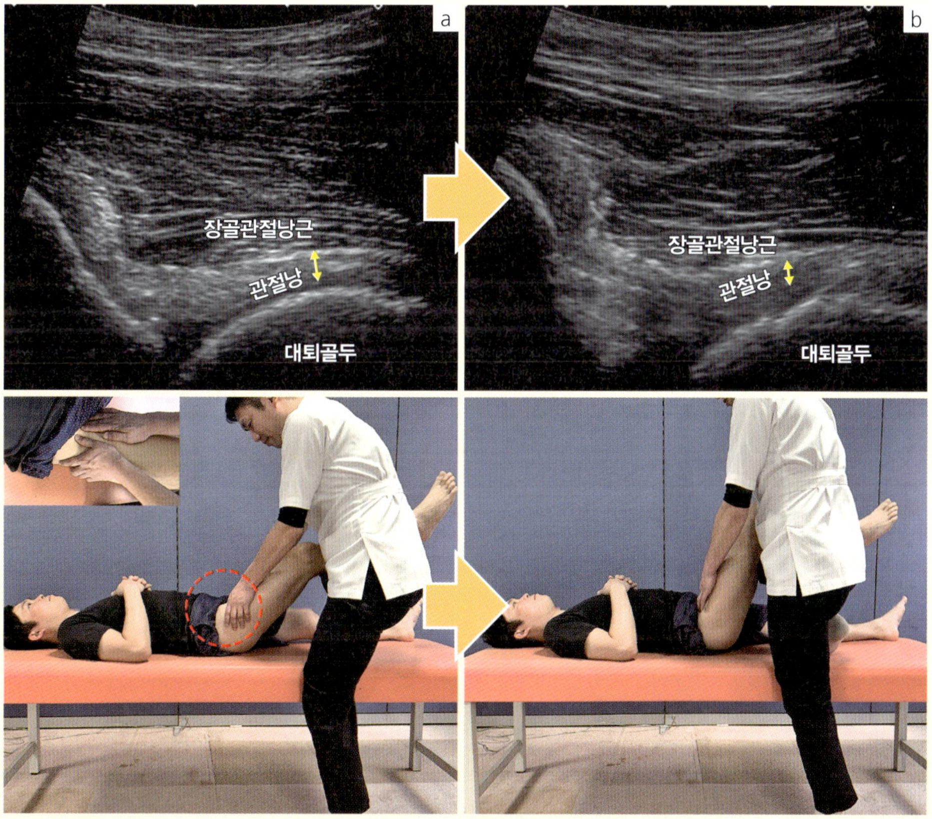

a. 경도 굴곡 자세 b. 저부하에서의 고관절 굴곡 시

▶**그림 6-22**
위 사진은 접근 시의 초음파 동태를 보여준다.

영상

(4) 대퇴 내측부에서 복재신경의 활주성을 촉진하는 접근

대퇴골 경부 골절 · 전자부 골절 및 인공 고관절 치환술 후에는 고관절 내전근의 과긴장으로 인해 대퇴 내측부 및 슬관절 내측부 통증이 발생한다. 따라서 **내전근**의 가동성 개선과 함께 근육 사이를 주행하는 폐쇄신경이나 복재신경과 주위 소성결합조직의 활주성을 높이는 것이 필요하다.

복재신경은 봉공근의 심층에서 장내전근과 내측광근 사이를 주행한다(▶**그림 6-23**). 내전근의 과긴장으로 인해 신경 주위의 부동이 지속되면 복재신경의 활주성이 저하된다.

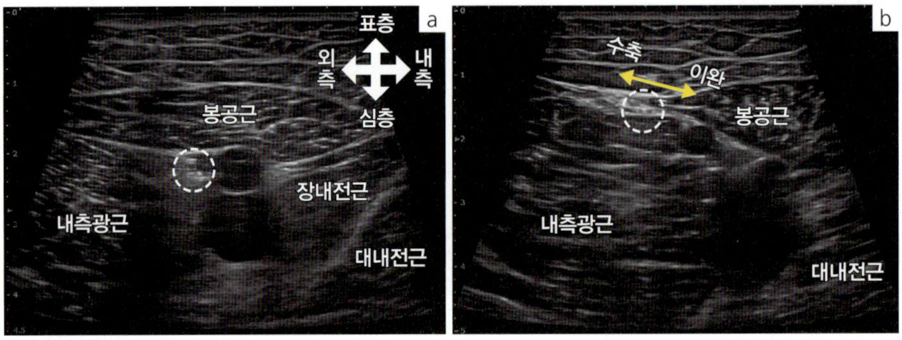

a. 장내전근 레벨 b. 내전근관 레벨

▶**그림 6-23** 복재신경의 초음파 영상

복재신경 주위 조직에의 접근

고관절 굴곡 · 외전 · 외회전 자세로 봉공근의 긴장을 이완시키고, 봉공근의 내측과 외측보다 장내전근과 내측광근 사이에 손가락을 넣어 복재신경이 표층으로 활주하듯 도수 조작을 가한다(▶**그림 6-24a, d**). 그 후 대퇴사두근 세팅으로 근수축을 유도함으로써 근육 사이의 가동성 향상과 복재신경 표층으로의 활주성을 촉진한다(▶**그림 6-24b, c, e**).

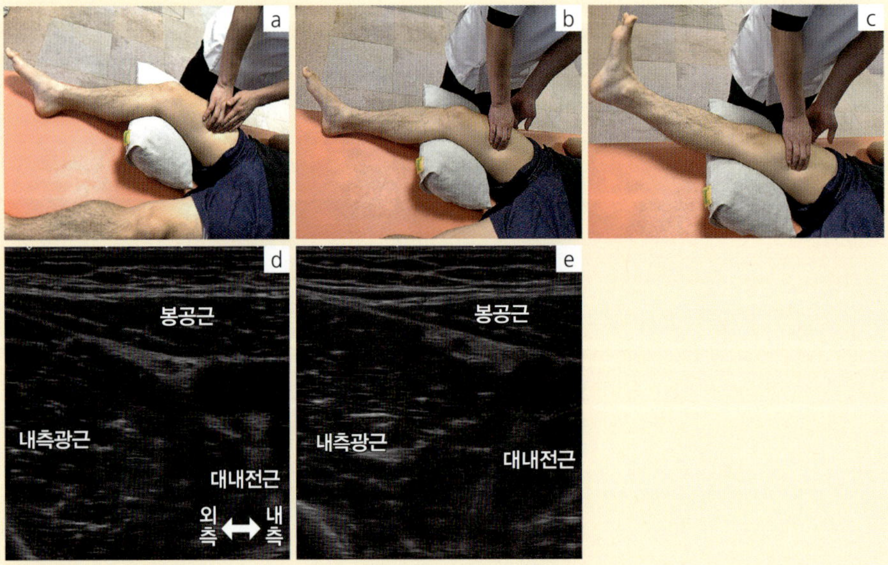

d. 도수치료 시 초음파 영상 e. 대퇴사두근 세팅 시 복재신경의 심층-표층 이동

▶**그림 6-24**

영상

(5) 대둔근-외측광근 사이의 활주성을 촉진하는 접근

대퇴 외측부나 대둔근-외측광근 사이에서의 활주성을 개선하기 위해서는 표층의 **대둔근**(둔근조면으로의 섬유)과 심층의 **외측광근** 사이의 활주성을 개선할 필요가 있다(▶**그림 6-25**). 대퇴골 전자부 골절 수술 후에는 고관절~대퇴 외측에 종창이 자주 발생하며, 근육 사이 소성결합조직의 상태가 변화하여 활주 부전이 발생할 것으로 생각된다.

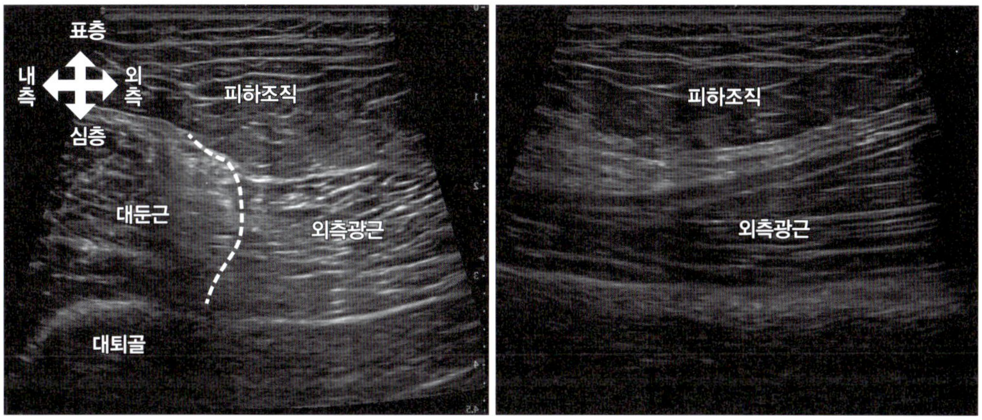

a. 단축상 b. 장축상

▶**그림 6-25** 대둔근과 외측광근의 초음파 영상

대둔근-외측광근 사이의 활주성을 촉진하는 접근

대둔근-외측광근 사이에 손가락을 넣고 장축-단축의 양방향으로 움직여 근육 사이의 활주성을 향상시킨다(▶**그림 6-26**, 28a). 그리고 도수적으로 대둔근을 압박함과 동시에 슬관절을 수동적으로 굴신시켜 외측광근의 신장-이완을 반복하면 근육 사이의 활주성이 개선되고, 동시에 하중 시 통증이 개선될 수 있다(▶**그림 6-27**, 28b).

또한, 슬관절의 굴곡/신전 운동을 통증이 발생하지 않는 범위에서 실시하여, 운동 속도를 점진적으로 높임으로써 대둔근과 외측광근 사이의 활수성이 더욱 높아지는 것을 알 수 있다.[37]

영상 6-26

영상 6-27

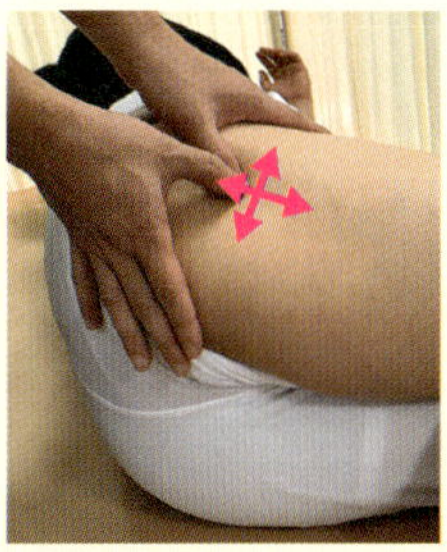

▶**그림 6-26**

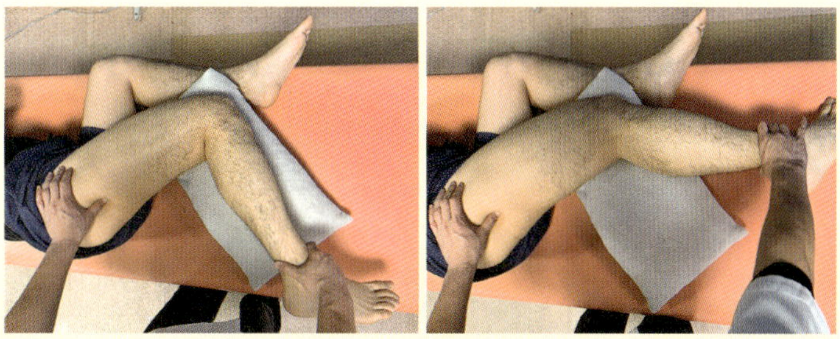

a. 슬관절을 굴곡시킨다 b. 슬관절을 신전시킨다

▶**그림 6-27**

영상 a

영상 b

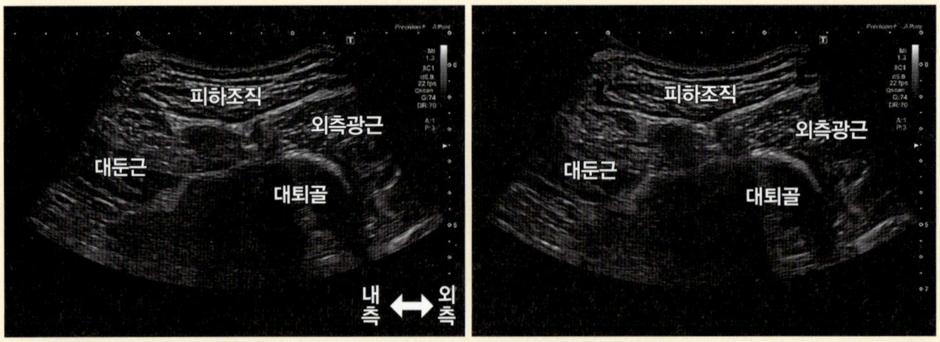

a. 도수치료 시　　　b. 슬관절 굴곡/신전 시

▶그림 6-28　대둔근-외측광근 사이의 초음파 영상

(6) 외측대퇴피신경 주위의 활주성을 촉진하는 접근

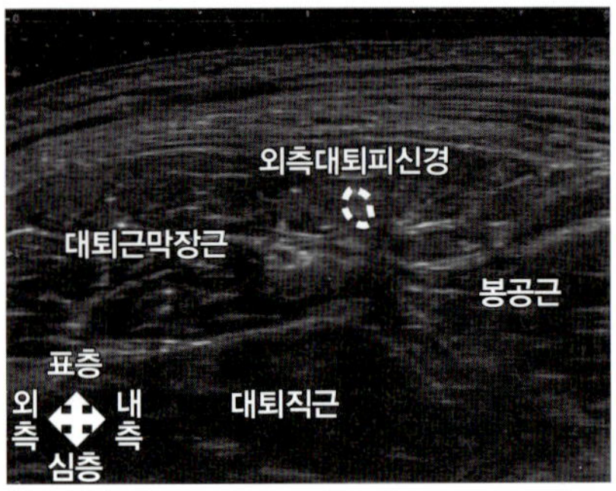

▶그림 6-29　외측대퇴피신경과 그 주위의 초음파 영상

대퇴골 전자부 골절 수술 후나 인공 고관절 치환술 후의 경우, 고관절 외측면부터 대퇴 외측 중앙부까지 통증이 남는다. 통증 발생 부위는 **외측대퇴피신경**의 감각 영역이다. 외측대퇴피신경의 외측에는 **대퇴근막장근**이 위치하며, 내측에 **봉공근**, 심층에 **대퇴직근**이 위치한다(**▶그림 6-29**).

외측대퇴피신경 주위의 활주성을 촉진하는 접근

수술 침습이나 종창 등으로 인해 주위 소성결합조직의 상태가 변화하면 신경의 활주성이 저하된다. 이러한 상태에서 대퇴근막장근 등의 수축에 의해 역학적 부하가 가해질 것으로 예측된다. 따라서 초음파 유도하에서 도수적으로 외측대퇴피신경 주위의 활주성을 촉진하면 통증이 감소한다(**▶그림 6-30**).

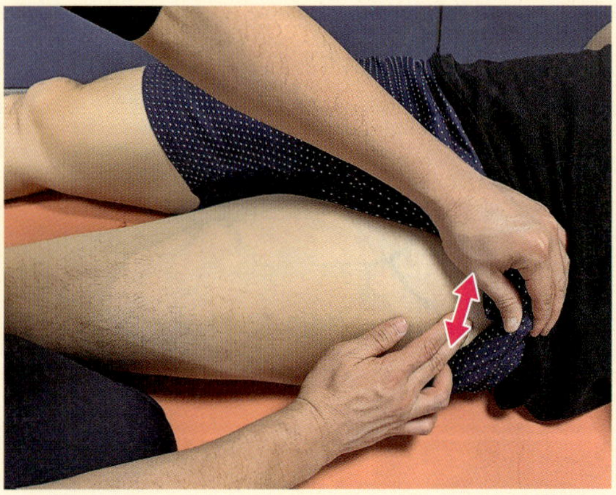

▶그림 6-30

(7) 소둔근의 선택적 트레이닝

소둔근의 전부 섬유 · 후부 섬유에 대한 선택적 트레이닝

고관절의 충돌 및 동적 안정성 저하에 대해 **소둔근**에 대한 선택적 트레이닝을 실시한다. 특히, 대퇴골두의 전방 변위에 대해서는 소둔근의 전부 섬유에 대한 접근이 필요하다. 소둔근의 **전부 섬유**는 고관절 내회전 작용을, **후부 섬유**는 외회전 작용을 하는 것으로 보고되었다.[38] 따라서 소둔근을 전부 섬유와 후부 섬유로 나누는 개입이 효과적이다. 그래서 필자들은 고관절 내회전 자세에서의 외전 운동(▶**그림 6-31**)과 외회전 자세에서의 외전 운동(▶**그림 6-32**)을 초음파를 이용하여 시각적으로 확인하면서 실시하고 있다.

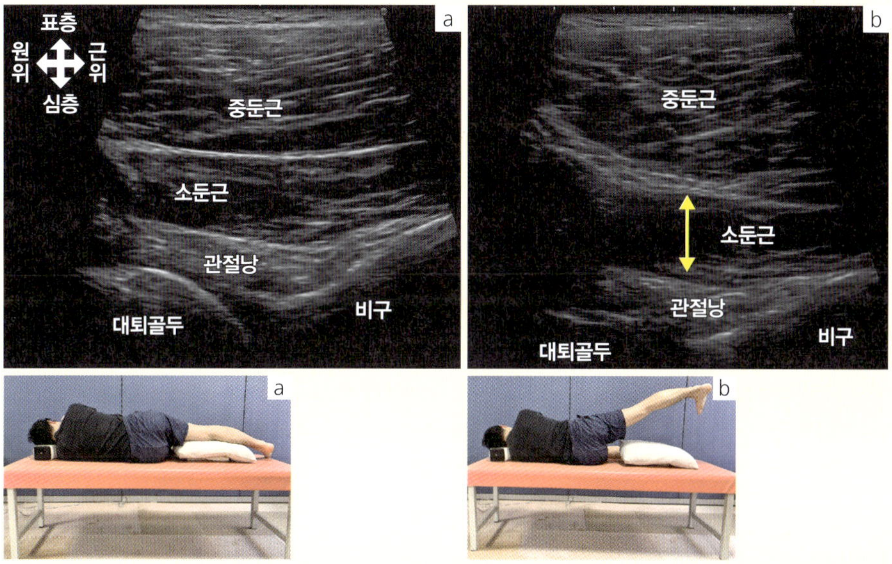

▶**그림 6-31** 전부 섬유의 트레이닝

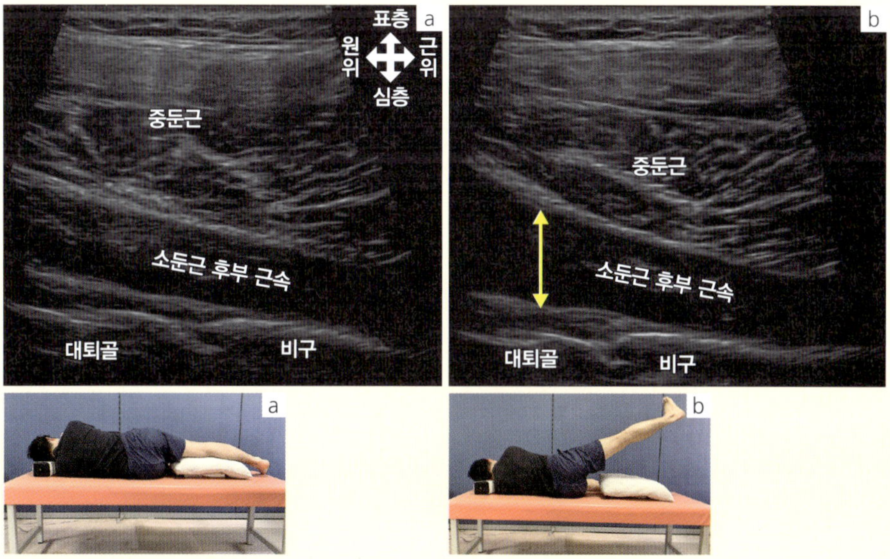

▶**그림 6-32** 후부 섬유의 트레이닝

(8) 하중하에서 소둔근 · 중둔근의 활동을 촉진하는 트레이닝

➡ **열린 사슬 운동**
open kinetic chain : OKC

고관절 외전근의 트레이닝으로는 일반적으로 측와위에서의 고관절 외전 트레이닝(OKC 트레이닝)이 이용된다. 그러나 임상에서는 보행 시 골반의 거상이나 하제, 측방 동요나 트렌델렌버그(Trendelenburg) 보행 등의 문제가 많이 발생한다.

보행 시 소둔근 기능부전에 대해서는 소둔근 후부 섬유의 근활동이 높다.[39] 또한, 하중하에서 소둔근 · 중둔근 트레이닝으로서 한발로 선 자세나 hip hitch exercises가 와위에서의 트레이닝보다 근활동이 높은 것으로 보고되었다.[40]

소둔근 · 중둔근의 활동을 촉진하는 트레이닝

10cm 대에서 전방 · 측방으로 스텝을 밟아 하중 시 근활동을 촉진한다(▶**그림 6-33**).

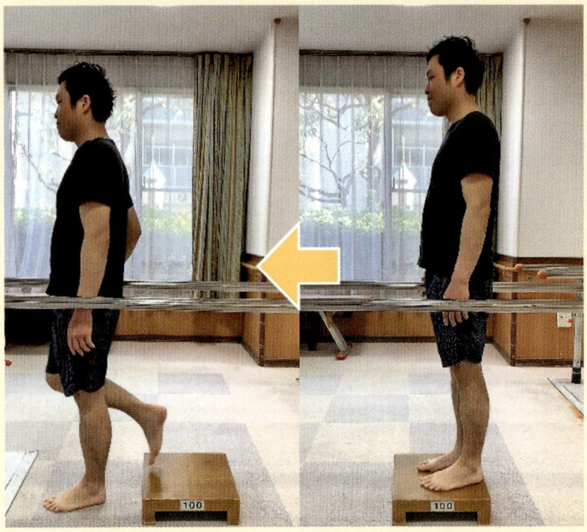

a. 전방으로의 스텝

영상 a

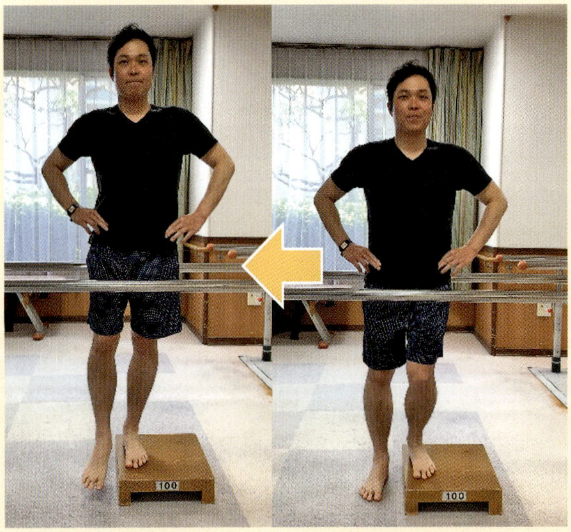

b. 후방으로의 스텝

영상 b

▶**그림 6-33**

(9) 심층회전근의 선택적 트레이닝

심층회전근의 선택적 트레이닝

심층회전근의 근수축을 촉진하는 방법으로, 측와위에서의 고관절 벌리기 운동이 자주 이용된다(▶**그림 6-34**). 기본 자세는 고관절 45° 굴곡 · 슬관절 90° 굴곡의 측와위로 하고(▶**그림 6-35b**), 필요에 따라 고관절 30° 굴곡(▶**그림 6-35a**)이나 고관절 90° 굴곡(▶**그림 6-35c**) 등 각도를 달리하여 실시한다. 각도를 변화시키는 것은 고관절 굴곡 각도가 증가함에 따라 많은 심층회전근은 작용이 역전되어 고관절 내회전 작용으로 전환되기 때문이다.[41] 예를 들어, 내 · 외폐쇄근과 대퇴방형근의 활동을 높이기 위해서는 고관절 90° 굴곡에서의 벌리기 운동이 효과적이다. 특히 **외폐쇄근**은 고관절 내전 및 외회전 작용을 가지고 있으며, 유사한 작용을 하는 내폐쇄근보다 근활동이 유의하게 높아[42] 임상에서는 중요한 근육이다.

이처럼 고관절의 굴곡 각도를 변화시키면서 트레이닝을 실시하면 외회전근의 선택적인 근력 트레이닝이 가능해진다(▶**그림 6-34**).

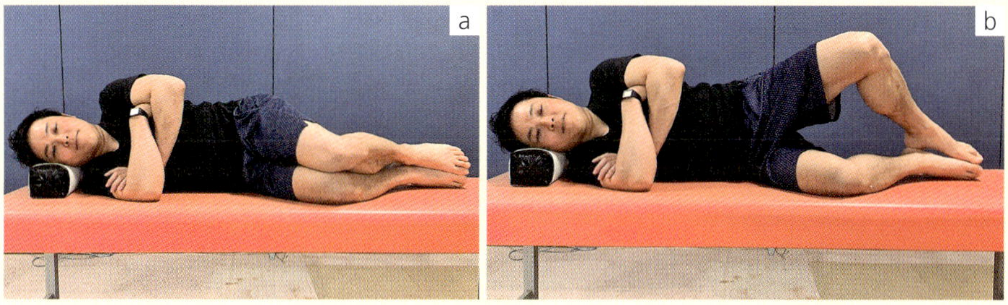

▶**그림 6-34** 고관절의 벌리기 운동

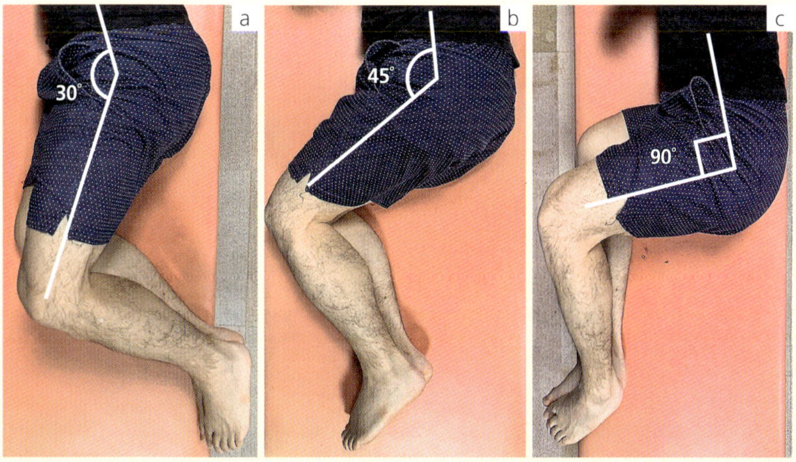

▶**그림 6-35** 기본 자세

◈ 참고문헌

1. Akiyama K, et al : Evaluation of translation in the normal and dysplastic hip using three-dimensional magnetic resonance imaging and voxel-based registration. Osteoarthritis and Cartilage 19 (6) : 700-710, 2011.
2. 米本恭三 : 関節可動域表示ならびに測定法. リハビリテーション医学32(4) : 207-217, 1995.
3. 吉尾雅春 : セラピストのための解剖学—根本から治療に携わるために必要な知識. Sportsmedicine 25 (2) : 4-9, 2013
4. Richard W, et al : Research describing pelvifemoral rhythm : a systematic review. J Phys Ther Sci 29(11) : 2039-2043, 2017.
5. Azevedo DC, et al : Pelvic rotation in femoroacetabular impingement is decreased compared to other symptomatic hip conditions. J Orthop Sports Phys Ther 46(11) : 957-964, 2016
6. Nakahara I, et al : Gender differences in 3D morphology and bony impingement of human hips. J Orthop Res 29(3) : 333-339, 2011.
7. 畠山智行, 他 : 大腿骨頸部前捻角が股関節屈曲角度に及ぼす影響. 理学療法科学 32(6) : 855-860, 2017.
8. 佐藤香緒里, 他 : 健常人における股関節外旋筋群が股関節屈曲に及ぼす影響. 理学療法科学 23(2) : 323-328, 2008
9. 福元哲也, 他 : 股関節可動域制限と短外旋筋の癒着の関係. 整形外科と災害外科68(3) : 412-414, 2019.
10. 迫田真輔, 他 : 股関節唇損傷による股関節痛の診断, 治療. 医道の日本72(4) : 103-111, 2013
11. Hasija R, et al : Nerve injuries associated with total hip arthroplasty. J Clin Orthop Trauma 9(1) : 81-86, 2018.
12. 吉田信也, 他 : ラット膝関節拘縮2 週間後における坐骨神経周囲の病理組織学的変化. 理学療法科学24(2) : 287-291, 2009
13. 松崎太郎, 他 : ラット膝関節拘縮モデルにおける大腿部筋間脂肪織の病理組織学的変化. 理学療法科学24(6) : 901-905, 2009
14. Hernando MF, et al : Deep gluteal syndrome : anatomy, imaging, and management of sciatic nerve entrapments in the subgluteal space. Skeletal Radiol 44(7) : 919-934, 2015.
15. Martin HD, et al : The endoscopic treatment of sciatic nerve entrapment/deep gluteal syndrome. Arthroscopy 27(2) : 172-181, 2011.
16. Wu JZ, et al : A prospective study about the preoperative total blood loss in older people with hip fracture. Clin Interv Aging. 2016 Oct 31 ; 11 : 1539-1543. eCollection 2016.
17. Smith GH, et al : The hidden blood loss after hip fracture. Injury 42(2) : 133-135, 2011
18. Kazmi SS, et al, Edema in the lower limb of patients operated on for proximal femoral fractures. The Journal of TRAUMA 62(3) : 701-707, 2007.
19. Kawanishi K, et al : Relationship between gliding and lateral femoral pain in trochanteric fractures. Arch Phys Med Rehabil 101(3) : 457-463, 2020
20. Casting J, 他 : 図解 関節・運動器の機能解剖 下肢編. 協同医書出版社, 第21 版, 2009
21. Hewitt JD, et al : The mechanical properties of the human hip capsule ligaments, J Arthroplasty 17(1) : 82-89, 2002.
22. 松原正明 : 人工股関節置換術と術後リハビリテーション. Jpn J Rehabil Med 49(8) : 518-527, 2012
23. Brian LW, et al : New findings in hip capsular anatomy : dimensions of capsular thickness and pericapsular contributions. Arthroscopy 30(10) : 1235-1245, 2014.
24. 木下一雄 : 股関節深層筋群のコンディショニングと下肢運動連鎖. 臨床スポーツ医学 30(3) : 269-277, 2013.

25. Gottschalk F, et al : The functional anatomy of tensor fasciae latae and gluteus medius and minimus. J Anat, 166 : 179-189, 1989.

26. Hodges PW, et al : Insight into the function of the obturator internus muscle in humans : observations with development and validation of an electromyography recording technique. J Electromyogr Kinesiol 24(4) : 489-496, 2014

27. Ward WT, et al : Anatomy of the iliocapsularis muscle. Relevance to surgery of the hip. Clin Orthop Relat Res 374 : 278-285, 2000

28. Tsutsumi M, et al : An anatomical study of the anterosuperior capsular attachment site on the acetabulum. J Bone Joint Surg Am 101 : 1554-1562, 2019

29. Nielsen ND, et al : Spread of injectate around hip articular sensory branches of the femoral nerve in cadavers. Acta Anaesthesiol Scand 62 : 1001-1006, 2018

30. Tubbs RS, et al : Does a third head of the rectus femoris muscle exist？ Folia Morphol(Warsz) 65 : 377-380, 2006

31. Birnbaum K, et al : The sensory innervation of the hip joint--an anatomical study. Surg Radiol Anat 19 : 371-375, 1997

32. Tsutsumi M, et al : The gluteus medius tendon and its insertion sites : An anatomical study with possible implications for gluteus medius tears. J Bone Joint Surg Am 101 : 177-184, 2019

33. 荒川高光：大殿筋の筋束構成とその機能的意義：なぜ肛門を締めると大殿筋が活動しやすくなるのか？ 理療兵庫(17) : 8-11, 2011

34. 工藤慎太郎, 他：大腿直筋に対する超音波エコーガイド下徒手筋膜リリースの効果. 日整超会誌, 31 (1) : 36-43, 2020.

35. Babst D, et al : The iliocapsularis muscle : An important stabilizer in the dysplastic hip. Clin Orthop Relat Res 469(6) : 1728-1734, 2011.

36. Bordalo-Rodrigues M, et al : MR imaging of the proximal rectus femoris musculotendinous unit. Magn Reson Imaging Clin N Am 13(4) : 717-725, 2005

37. Kawanishi K, et al : Quantitative analysis of gliding between subcutaneous tissue and the vastus lateralis-influence of the dense connective tissue of the myofascial-. Journal of Bodywork and Movement Therapies 24(4) : 316-320, 2020.

38. Beck M, et al : The anatomy and function of the gluteus minimus muscle. J Bone Joint Surg Br 82(3) : 358-363, 2000.

39. Adam IS, et al : Gluteus minimus : An intramuscular EMG investigation of anterior and posterior segments during gait. Gait Posture 39(2) : 822-826, 2014

40. Dieterich A, et al : Differentiation of gluteus medius and minimus activity in weight bearing and nonweight bearing exercises by M-mode ultrasound imaging. Manual Therapy 20(5) : 715-722, 2015.

41. Delp SL, et al : Variation of rotation moment arms with hip flexion. J Biomech 32(5) : 493-501, 1999

42. 木下一雄, 他：Magnetic Resonance Imaging(MRI)の特性を用いた単一運動課題における内閉鎖筋, 外閉鎖筋の筋活動の差異についての検討. PT ジャーナル44(12) : 1113-1117, 2010

7 슬관절

슬관절은 슬개골과 대퇴골 사이의 관절(이하, **슬개대퇴관절**)과 대퇴골과 경골 사이의 관절(이하, **대퇴경골관절**)로 구성되어 굴곡/신전 운동을 가능하게 한다.

임상적으로는 슬관절의 굴곡 제한으로 인해 쪼그리고 앉는 동작이나 무릎꿇기 시 통증이 발생하거나 퇴행성 슬관절증으로 인한 신전 제한이 문제가 되는 경우가 많다. 또한, 대퇴경골관절은 골성 안정성이 낮고, 스포츠에 의한 인대 손상도 많아 불안정성 자체가 문제가 되는 경우가 많다.

1 슬관절의 가동성과 안정성의 병태 포인트

(1) 슬관절의 가동성 장애

a. 정상 슬관절의 굴곡/신전 운동

■ 슬개대퇴관절

슬관절의 굴곡 운동에 따라 슬개골은 내려감과 동시에 관상면상에서의 외회전과 수평면상에서의 내회전이 발생한다(▶**그림 7-1**).[1] 따라서 슬개골의 상방에 있는 구조, 특히 관상면상에서의 외회전과 수평면상에서의 내회전이 발생하므로 **외측부에 위치한 구조의 신장성**이 필요하다.

슬관절의 신전 운동에서 슬개골은 상방으로 이동해야 한다. 이를 위해서는 **슬개골 하방의 신장성**이 필요하다.

■ 대퇴경골관절

슬관절의 굴곡 운동에 따라 대퇴골은 후방으로 구르고 전방으로 미끄러진다. 특히 심굴곡 운동에서는 경골 내측과 · 외측과 위에 대퇴골 내측과 · 외측과가 올라간다(▶**그림 7-2**).

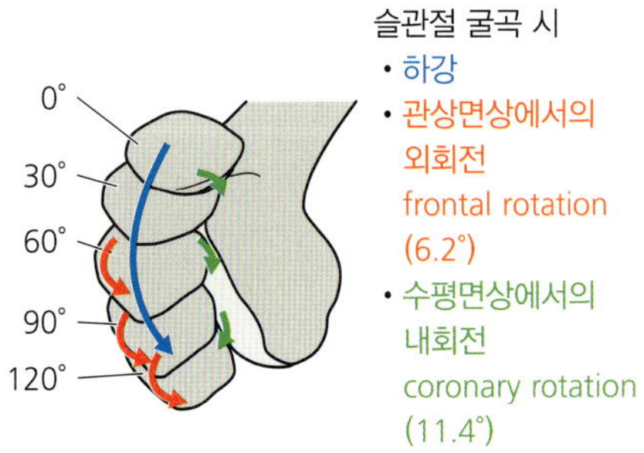

▶**그림 7-1** 슬개골의 운동

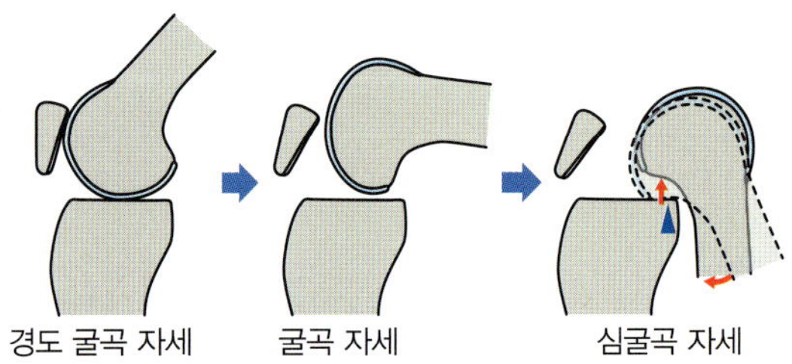

▶**그림 7-2** 심굴곡 자세에서의 대퇴경골관절

이를 위해서는 **대퇴골 전면에 위치한 슬개골 주위의 신장성**이 중요하다. 또한, 대퇴경골관절[2)]은 굴곡 시 하퇴의 내회전이 발생한다. 하퇴의 내회전 운동은 경골 내측과가 후방으로, 외측과가 전방으로 미끄러지는 운동으로 이루어진다(▶**그림 7-3**). 따라서 경골 내측과의 후방 이동을 제한하는 **전내측부와 후외측부의 신장성**이 문제가 된다.

슬관절 신전 운동에 따라 대퇴골은 전방으로 굴러서 후방으로 미끄러진다. 특히 최종 신전 시에는 하퇴의 외회전이 발생한다. 전방으로 구르기 위해서는 **슬관절 후면의 신장성**이 필요하며, 특히 하퇴가 외회전하기 때문에 경골 내측과는 크게 전방으로 이동한다. 따라서 **후내측부의 신장성**이 요구된다.

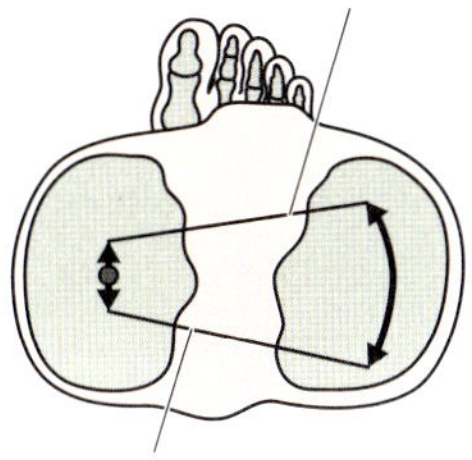

▶**그림 7-3** 대퇴경골관절의 회전 운동

b. 가동성 장애의 포인트가 되는 구조

■ 슬개대퇴관절

- **슬개골 상외측부** : 슬개골 상외측부의 조직에서 굴곡 시 문제가 되는 구조로 장경인대, 외측광근, 중간광근과 그 심층에 위치한 지방체(**대퇴전지방체**), 슬개상낭이 있다. 특히 대퇴 골과부 골절이나 관절의 염증 후 가동범위 제한에서는 관절에 가까운 슬개상(활액)낭과 그 심층 대퇴전지방체의 신장성이 저하된 경우가 많다(▶**그림 7-4**). 또한, 슬개대퇴관절증을 비롯한 **전방무릎통증증후군**에서는 장경인대 및 외측광근의 신장성 저하가 문제가 되는 경우가 많다. 외측광근은 대퇴사두근 중 가장 큰 부피를 가진 근육이다. 운동선수들은 슬관절을 굴곡 자세에서 운동하는 경우가 많기 때문에 외측광근이 강하게 작용하는 경우가 많고, over use로 인해 신장성이 저하되기 쉽다고 생각된다.
- **슬개골 하방** : 슬개인대와 내 · 외측슬개지대가 표층에 위치하며, 그 심층에 슬개하지방체가 퍼져 있다. 슬관절의 관절경하 수술은 대부분 내 · 외측슬개지대 부분에서 관절경을 삽입하기 때문에 수술 침습으로 인한 **반흔화**가 발생한다. 특히 **슬개하지방체**는 관절낭의 활막과 섬유층 사이에 존재하는 유연성이 풍부한 조직이기 때문에 반흔화가 발생하면 슬개골의 운동을 현저하게 제한한다(▶**그림 7-4**). 또한, 퇴행성 슬관절증에서는

➡ **대퇴전지방체**
pre-femoral fat pad

➡ **전방무릎통증증후군**
anterior knee pain syndrome
: AKPS

Memo

반흔화와 섬유화
수술 침습에 의한 연부조직의 유착을 반흔화라고 하며, 보존적 치료에 의한 것을 섬유화라고 한다.

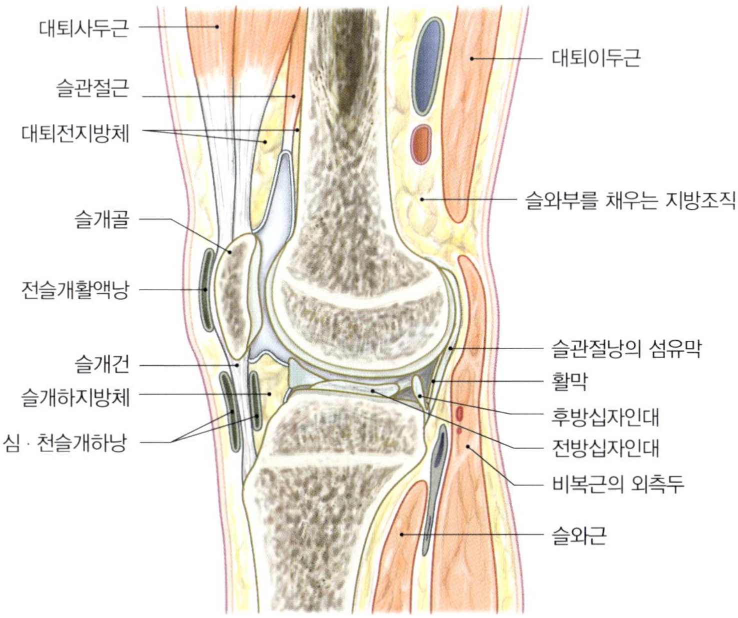

▶**그림 7-4** 슬관절의 시상면

슬개하지방체가 위축된 것으로 보고되었다.[2)]

■ 대퇴경골관절

- **대퇴경골관절 전내측부** : 대퇴경골관절의 전내측부에는 내측슬개지대, 슬개하지방체가 있으며, 특히 내측에는 **복재신경**의 가지인 **슬개하지**와 **하행슬동맥 · 정맥**, **내측상슬동맥 · 정맥**이 주행, 분포한다(▶**그림 7-5**). 슬개하지방체의 유연성 저하는 이들 신경과 혈관을 덮고 있는 소성결합조직의 가동성 저하를 의미하므로 신경 · 혈관의 활주성을 떨어뜨린다. 또한, 이러한 신경 · 혈관은 대퇴 원위 내측부에서 **광근 내전근판**을 관통한다. 따라서 광근 내전근판부와 슬개골 하부 모두에서 신경 · 혈관의 활주성이 약간 저하된 경우에도 대퇴경골관절의 전내측부에 통증이 발생할 수 있다.

➡ **후외측지지기구**
postero-lateral structure : PLS

- **대퇴경골관절 후외측부** : 대퇴경골관절의 후외측부는 임상에서 **후외측지지기구(PLS)**라고 한다.[3)] PLS는 대퇴이두근 · 비복근 외측두 · 슬와근건과 같은 동적안정화기구와 외측측부인대 · 궁상슬와인대 등 정적안정화기구의 총칭이다(▶**그림 7-6**). 또한, 대퇴이

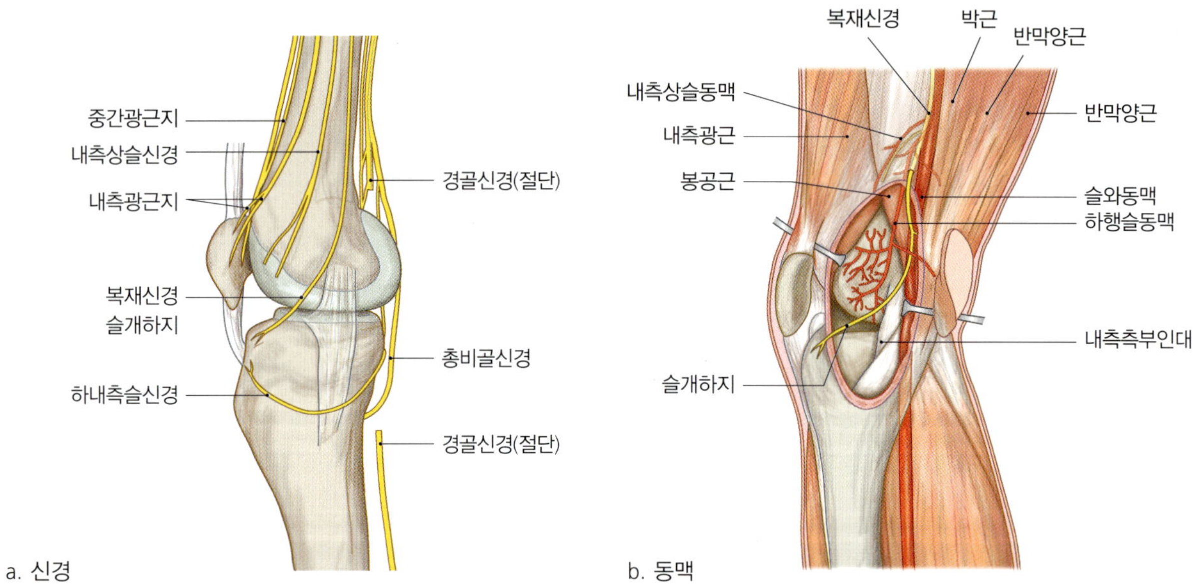

▶**그림 7-5 슬관절 전내측부의 신경과 동맥**

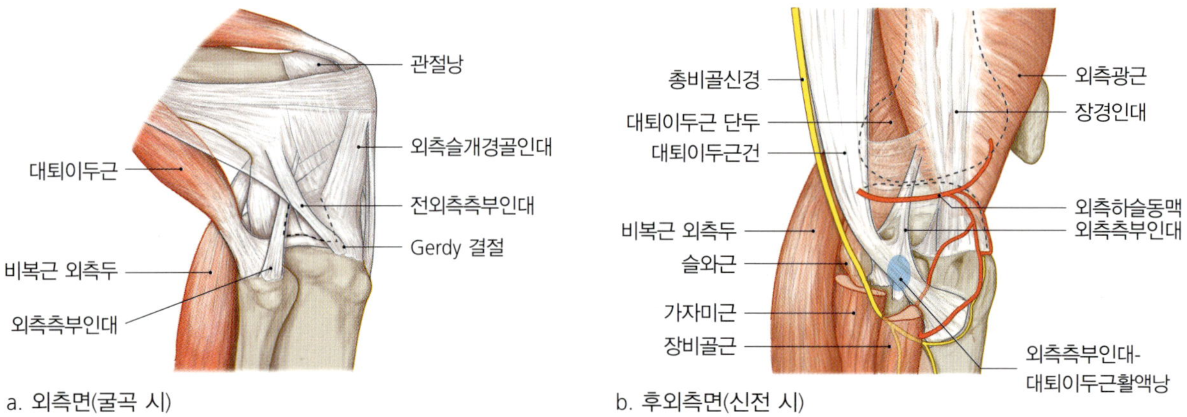

▶**그림 7-6 후외측지지기구**

두근과 비복근 외측두 사이에는 **총비골신경(common peroneal nerve)**이 주행한다. 따라서 근육 사이 소성결합조직의 기질 고갈(▶17, 23p)은 총비골신경의 활주성을 저하시킨다.

• **대퇴경골관절 후내측부** : 대퇴경골관절 후내측부에는 표층에서 반건양근, 반막양근, 비복근 내측두가 있으며, 그 심층에 **내측측부인대(MCL)**를 포함한 관절낭 · 인대의 정적 안정화기구가 존재한다(▶**그림 7-7**). 모든 근육은 슬관절의 굴곡과 최종 영역에서 하퇴 외전을 제한한다. 모든 근육이 무릎 굴곡과 하퇴 내회전에 작용하기 때문에 슬관절의 신전과 최종 영역에서의 하퇴 외회전을 제한한다. 또한, 슬관절 후면에는 슬와동맥 · 정맥과 함께 **경골신경**이 주행하며, 슬관절 후내측에는 경골신경에서 분지된 관절지도 주행한다. 따라서 반건양근과 반막양근, 비복근 내측두와 그 주위 결합조직 및 경골신경 가지 사이의 활주성이 중요하다.

➡ **내측측부인대**
medial collateral ligament
: MCL

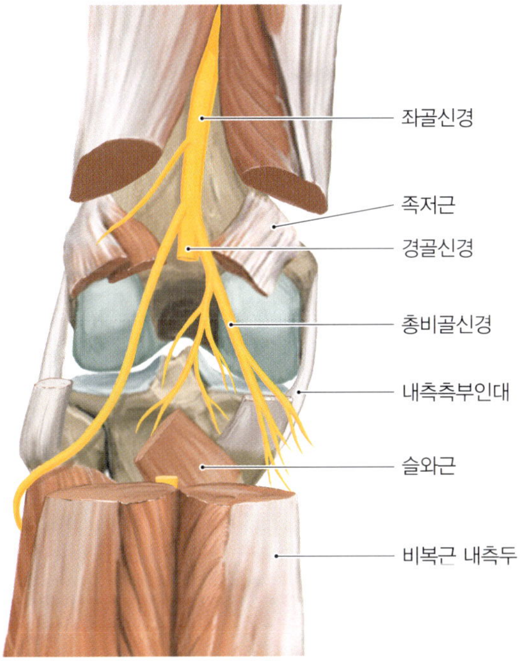

▶**그림 7-7** 후내측지지기구와 경골신경의 관절지

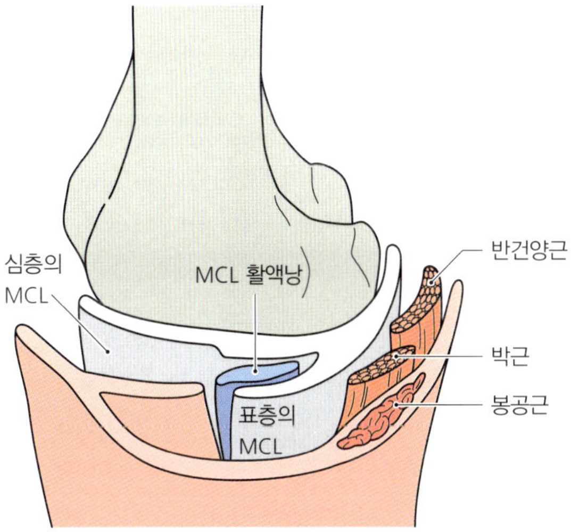

▶**그림 7-8** 내측측부인대(MCL)와 거위발의 위치 관계

(2) 슬관절의 안정성 장애

a. 안정성 장애의 포인트가 되는 구조

• **측방 안정성**

내측지지기구는 외반 불안정성을, 외측지지기구는 내반 불안정성을 제동한다.

내측지지기구 중 정적안정화기구로서 **MCL**, 동적안정화기구로서 **거위발 구성근**이 있다(▶**그림 7-8**). MCL은 신전 자세에서 후방 부분이 강하게 긴장하기 때문에 신전 제한이 생기면 인대의 긴장을 얻을 수 없어 안정성이 저하된다. 거위발 구성근은 모두 슬관절 내측을 통과하여 경골조면 내측에서 하퇴 근막에 부착한다. 슬관절이 외반하면 거위발 구성근이 신장하므로 외반 불안정성을 제동한다.

외측지지기구는 **장경인대**와 **PLS**가 중요한데, PLS는 슬관절의 후방에 위치하며 신전 자세에서 긴장된다. 따라서 신전 제한이 생기면 측방 안정성은 내반 · 외반 불안정성 모두 감소한다.

■ 전방/후방의 안정성

전방의 안정성은 **전방십자인대** · **반월연골판 후절** · **MCL**과 같은 정적안정화기구와 **햄스트링 · 거위발 구성근**에 의해 유지된다. 특히, 전방십자인대가 중요한 요소를 차지한다.

후방의 안정성에 대해서는 **후방십자인대 · PLS · 반월연골판 전절**과 같은 정적안정화기구와 동적안정화기구로서의 **대퇴사두근**이 중요해진다.

운동치료로 전후 방향의 안정성을 높이기 위해서는 동작 장면에서 대퇴사두근과 햄스트링의 동시 수축이 중요하다.[4] 또한, 십자인대 손상 후에는 회전 불안정성이 나타날 수 있다. 이는 전후 방향과 측방 불안정성의 조합으로 발생한다고 생각된다.

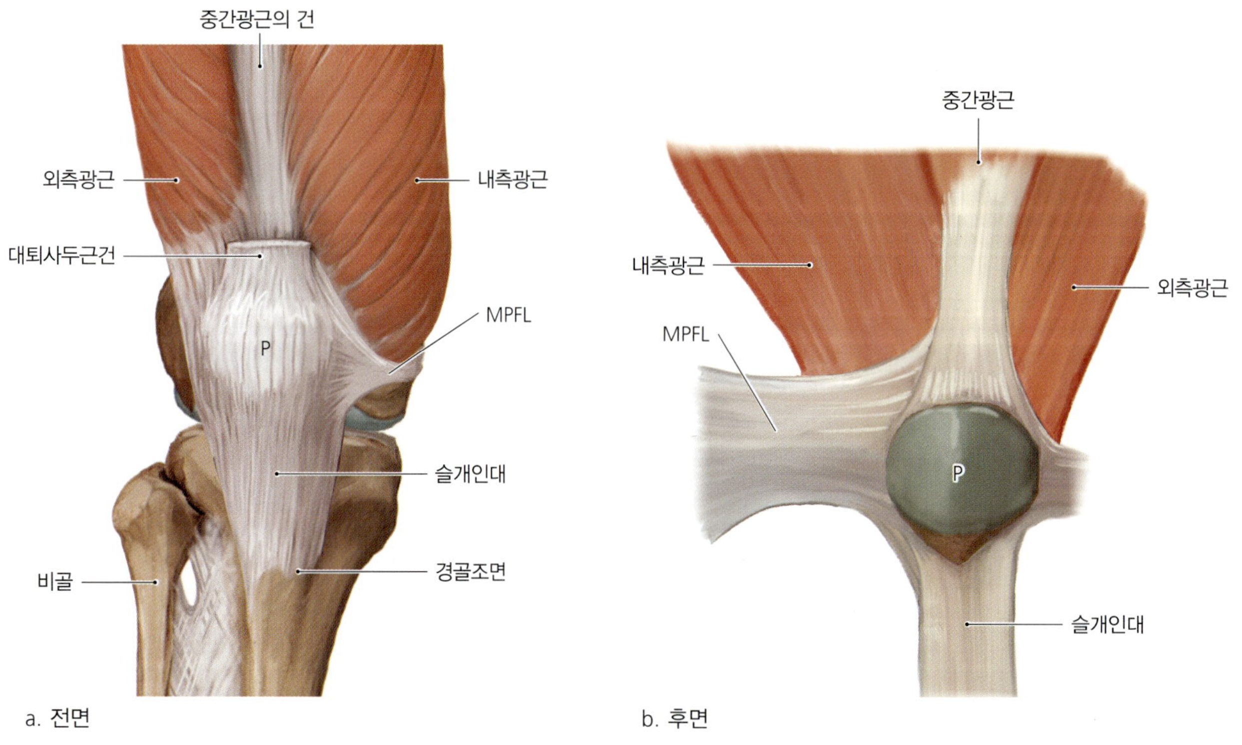

▶**그림 7-9** MPFL과 광근

P : 슬개골

MPFL은 내측광근보다 표층에 있으며 중간광근과 연속된다.

■ 슬개대퇴관절의 안정성

슬개골은 대퇴골 내측과와 외측과 사이의 슬개대퇴 관절면상에 위치한다. 대퇴골 내측과는 외측과보다 크기 때문에 슬개골은 외측으로 탈구된다. 이 슬개골의 안정성을 유지하기 위해 **내측슬개대퇴인대(MPFL)**가 존재한다. 또한, 동적안정화기구로는 슬개골을 내측으로 당기는 벡터를 가진 **내측광근**이 중요해진다. 또한, 내측광근뿐만 아니라 외측광근, 중간광근을 합친 광근의 수축은 슬개골을 대퇴골로 끌어당기는 벡터를 가진다. 따라서 슬개대퇴관절의 안정성을 높이기 위해서는 **광근**의 수축이 필요하다(▶**그림 7-9**).

➡ **내측슬개대퇴인대**
medial patellofemoral ligament : MPFL

요약

▌가동성

슬개대퇴관절의 가동성에는 광근의 신장성과 슬개하지방체의 유연성이 중요하다. 대퇴경골관절의 가동성을 개선하기 위해서는 슬개대퇴관절의 가동성과 함께 슬개하지의 활주성이 중요해진다. 또한, 대퇴경골관절 후면에서 측면에 존재하는 인대, 특히 신전 제한에서는 하퇴의 외회전을 제한하는 거위발 구성근과 반막양근, 비복근 내측두가 중요해진다.

▌안정성

안정성에는 광근의 근력과 내측슬개대퇴인대의 장력이 중요하다. 또한, 내반 불안정성은 PLS, 외반 불안정성은 거위발 구성근의 장력이 필요하다. 그리고 전방 불안정성에는 햄스트링, 후방 불안정성에는 대퇴사두근의 장력이 중요하다. 회전 불안정성은 측방과 전후 불안정성의 조합에 의해 발생한다고 생각된다.

2 슬관절의 기능 개선에 필요한 해부학

슬관절 주변의 활액낭 중 슬관절의 활액낭(활막)과 연속되어 있는 경우가 많은 것은 **슬개상(활액)낭, 슬와근낭, 비복근건하낭**이다(●**표 7-1**). 이러한 활액낭의 가동성이 저하되면 슬관절 자체의 가동성에도 영향을 미칠 가능성이 높다. 따라서 표층에서 촉지할 수 있는 이러한 활액낭의 가동성을 회복시키기 위해 치료를 하면 슬관절 자체의 가동성이 회복될 수 있다.

여기서는 중요한 활액낭을 중심으로 거기에 관련된 신경 · 혈관 · 근육에 대해 개괄적으로 설명한다.

(1) 슬개상(활액)낭(▶그림 7-10)

슬개골 뒷면의 관절낭이 상방으로 연장되어 있는 부분이다. 그 상단은 일부가 건막성이며, 중간광근 심층의 근속(**슬관절근**)이 부착된다(▶**그림 7-4**). 슬개골과 대퇴골 사이의 움직임을 회복시키기 위해서는 슬개상낭의 상단이 아닌 상외측 · 상내측 활액낭(=소성결합조직)의 기질 고갈을 원래대로 되돌리는 조작이 중요하다. 이를 위해서는 슬관절근 수축-이완의 반복과 더불어 올바른 위치에 대한 반복적인 도수 압박이 중요하다.

슬개상낭에 분포하는 감각지는 **복재신경의 분지**이다(▶173p). 또한, 하행슬동맥이 분포하는 것으로 생각된다.

■ 중간광근

중간광근(vastus intermedius muscle)의 심층에는 슬관절근이 되는 부분이 있는데, 이 부분이 슬개상낭에 정지하고 있다. 또한, 중간광근은 내측슬개대퇴인대(**MPFL**, ▶**그림 7-9**)에 부착되어 있으며, **MPFL**은 내측슬개지대의 심층과 서로 맞물려 슬개건 내측에 부착되어 있는 것으로 밝혀졌다.[5)]

●**표 7-1** 슬관절 주위의 활액낭

활액낭	위치	상세 내용
슬개상낭	대퇴골과 슬개골 사이	슬관절근에 의해 고정된다. 슬관절 활액낭과 교통
슬와근낭	슬와근과 경골 외측과의 사이	외측반월의 하방. 슬관절 활액낭과 교통
거위발낭	봉공근, 박근, 반막양근의 건 및 경골과 외측측부인대 사이	
비복근건하낭	비복근 내측두 기시건의 심층	슬관절 활액낭과 교통
반막양근낭	비복근 내측두와 반막양근 사이	
슬개전피하낭	피부와 슬개골 전면 사이	
슬개하피하낭	피부와 경골조면 사이	
심슬개하낭	슬개인대와 경골 전면 사이	슬개하지방체에 의해 슬관절에서 분리되어 있다

즉, 대퇴골 전면 소성결합조직의 활주성을 회복시키면 슬관절근의 움직임이 회복되어 슬개상낭의 가동성도 향상될 것으로 생각된다. 또한, 중간광근의 수축이 충분히 이루어지면 내측슬개대퇴인대에 대한 기능도 회복하고, 슬개골의 안정성에 기여할 수 있을 것으로 생각된다.

■ 슬개하지방체

슬개하지방체(infrapatellar fat pad)는 슬개인대의 심층에서 슬관절 활액낭의 전면 사이에 위치한 지방조직 덩어리이다. 여기서 필자는 '슬개하지방체는 활액낭의 내용물을 지방조직으로 대체한 것'이라는 생각을 제시하고자 한다. 활액낭은 소성결합조직성의 주머니로 내부에 활액을 담고 있는 것이다(▶19p). 슬개하지방체는 슬개인대의 심층에 있으며, 지방조직과의 사이를 소성결합조직이 개재한다. 또한, 슬관절 활액낭의 전면은 소성결합조직이다. 따라서 슬개하지방체는 소성결합조직으로 둘러싸여 있다고 볼 수 있다.

지방조직은 세망조직(reticular tissue)이며, 그 미세한 그물망은 지방세포와 세망섬유(가는 교원섬유)로 이루어져 있고, 그 그물망 안에 콜레스테롤을 저장하고 있다. 즉, 혈관이나 신경이 주행하는 공간은 거의 없다.

그러나 슬개하지방체가 압박을 받거나 변위되면 통증과 불편함을 느끼게 될 뿐만 아니라 가동성이 저하된다. 지방조직 내 콜레스테롤이 변화하여 가동성이 저하되는 것일까? 아니면 지방세포나 세망섬유가 변성되는 것일까? 그렇다면 도수치료로 회복하기는 어려운 상태이다. 그러나 슬개하지방체를 초음파로 가시화하여 도수치료를 실시하면 가동성이 회복될 뿐만 아니라 통증과 불편감도 감소한다. 슬개하지방체가 지방조직으로만 구성되어 있다면 이러한 현상이 발생하기 어렵다. 즉, 슬개하지방체 주위에 있는 소성결합조직이 중요하며, 거기에 주행하는 신경 · 혈관을 포함하여 기질의 고갈 상태를 회복시키는 것이 치료의 기본이 된다.

■ 하행슬동맥

하행슬동맥(descending genicular artery)은 대퇴동맥에서 나오는 가지로, 내측광근 내를 통과해 그 하단에서 슬개골 내측으로 나와 슬개골 주위와 그 심층의 슬개상낭에 분포한다(▶**그림 7-11**). 하행슬동맥의 외막은 주위의 소성결합조직과 느슨한 연속성을 유지한다. 하행슬동맥의 외막과 그 주위 소성결합조직의 기질을 고갈 상태에서 원래대로 회복시키는 조작이 필요할 것이다.

■ 복재신경

복재신경(saphenous nerve)은 대퇴신경의 가지이다. 서혜인대의 심층에서 근열공(대퇴동맥의 외측)을 통과한 후 대퇴동맥의 앞을 내측으로 가로질러 내전근관으로 들어간다. 이후 광근내전근판을 관통하여 천층으로 나온다(▶**그림 7-11**).

슬개하지(infrapatellar branch)는 거위발의 건을 따라 슬개골의 하연을 전내측으로 주행한다. 미발표된 자료이지만, 필자는 슬개하지가 다시 슬개골 주위의 건막을 관통하여 관절강 내로 들어가는 가지도 확인하였다. 아마도 슬개하지는 거위발낭뿐만 아니라 슬개전피하낭, 슬개하피하낭, 슬개심낭으로 분포하는 것으로 추정된다.

내측하퇴피지는 대복재정맥을 따라 하퇴 내측을 원위로 주행한다. 제1지의 내측부까지 도달하지만, 발가락 끝에는 분포하지 않는다. 복재신경의 주행에 대해 이해하고, 특히 슬개하지의 주행을 추적하듯 도수치료를 시행하여 그 외막 기질의 고갈 상태를 회복시키면

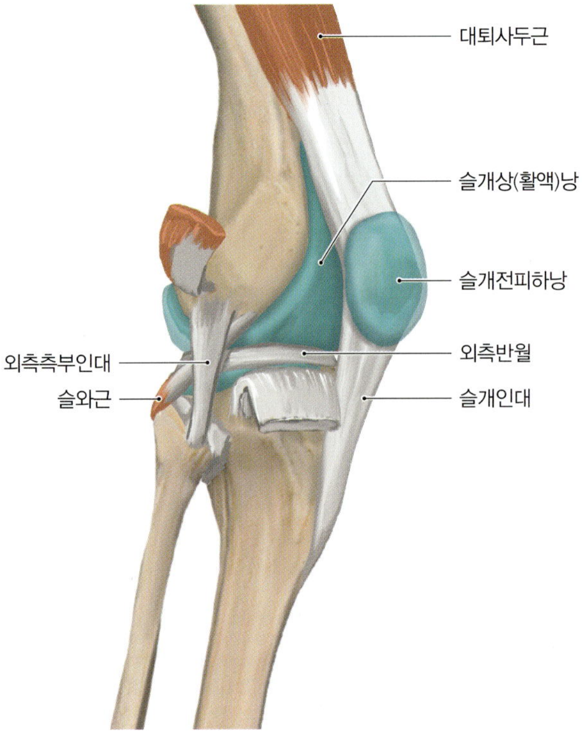

▶**그림 7-10 무릎의 관절낭**

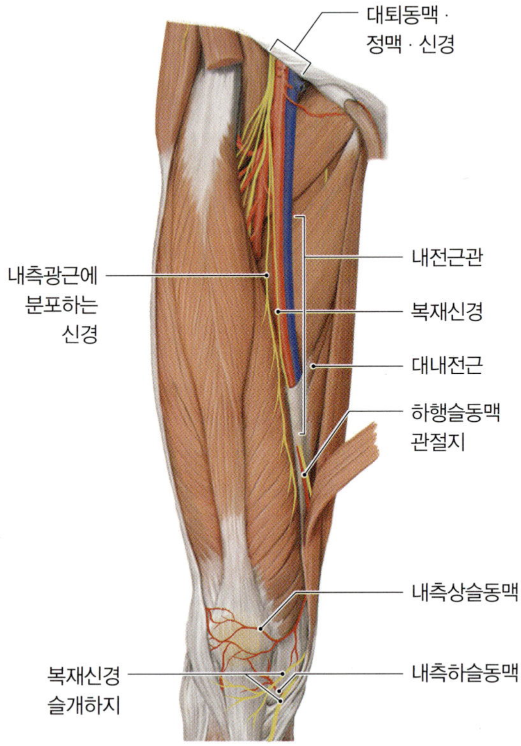

▶**그림 7-11 복재신경**

치유 효과는 높을 것으로 가정된다.

(2) 비복근건하낭

비복근건하낭은 비복근 내측두 기시건의 심층에 위치하며 슬관절낭과 교통한다(▶**그림 7-12**). 슬관절낭에 분포하는 감각신경은 경골신경의 분지이며, 비복근 양두 사이에서 나와 슬와 후방으로 향하는 가지이다(기존 책에 기록되어 있지는 않지만, 거의 존재하는 가지이다▶**그림 7-13**). 비복근건하낭에 분포하는 것은 내측상슬동맥(medial superior genicular artery)과 중슬동맥(middle genicular artery)이다.

■ 비복근

기존 책에서 비복근 양두의 기시는 대퇴골 내측과와 외측과의 후면으로 기재되어 있는 경우가 많다.[6, 7] 그러나 **비복근(gastrocnemius muscle)**의 **내측두**는 슬관절 후방의 관절낭에서도 기시하며, **외측두**(관절낭의 일부이자 반막양근의 정지건이기도 하다)는 사슬와인대에서도 기시하는 것으로 밝혀지고 있다.[8]

또한, 내측두 기시의 심층에는 비복근건하낭이 존재한다. 뿐만 아니라 비복근의 기시는 반막양근의 심층에 위치하기 때문에 이 두 근육 사이에도 활액낭이 존재한다. 반막양근은 그 천층에 반건양근이 위치한다. 비복근 내측두와 반막양근 사이의 활액낭은 거위발을 구성하는 근육인 반건양근의 활액낭과 연속되어 있다.

■ 반막양근

반막양근(semimembranous muscle)은 대퇴후면근의 심층 내측에 위치한다. 그 정지

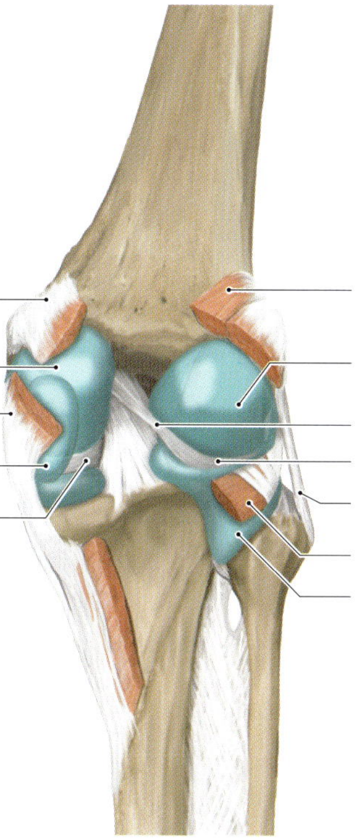

▶**그림 7-12 무릎 후면의 관절낭**

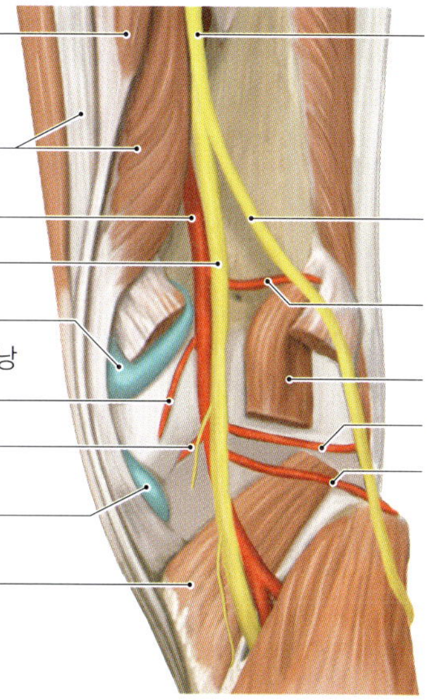

▶**그림 7-13 슬와부의 동맥 · 신경**

부는 경골 내측과 후면에 이르는 부분과 더불어 슬와 후면의 관절낭이 되어 사슬와인대 및 슬와근의 근막에도 연속된다.[6] 자세히 조사한 연구에 따르면, 전방으로 정지건을 늘리고, 거위발의 심층에도 정지건이 위치하며, 슬와근건과 유합하고, 사슬와인대에서 비복근 외측두와 족저근이 기시하는 것으로 보고되었다.[8]

실제 해부체에서 슬관절이 굴곡 구축을 일으키는 해부체는 반막양근건을 절단하면 슬관절의 가동범위 제한이 거의 없어지는 경우가 많다. 필자는 이러한 경험으로부터 임상에서 흔히 말하는 '슬관절의 후방 관절낭이 딱딱하고 늘어나지 않는' 상태는 '반막양근의 정지건이 딱딱하고 늘어나지 않는' 상태와 거의 동의어라고 생각한다. 이러한 굴곡 구축을 일으킨 치밀결합조직을 치료사가 도수 등으로 회복시키는 것은 거의 불가능하다. 그런 상황이 되기 전에 반막양근의 가동성을 확보해 두는 것이 중요하다.

반막양근의 천층과 심층에는 활액낭이 많이 존재한다. 이러한 활액낭의 가동성을 확보하는 것이 중요하다. 반막양근 정지건 중 경골 내측과에 이르는 부분의 외측에서 심층으로 비복근 내측두가 돌아들어가 심층에서 기시한다. 비복근과 반막양근 사이에는 활액낭이 존재하며, 비복근 기시의 심층에도 활액낭이 위치한다. 내측반월연골판 원위에서는 반막양근의 심층에 활액낭이 존재한다. 그러나 이 활액낭이 관절낭의 내부인지 여부는 명확히 알 수 없다. 이러한 내측 활액낭에는 내측상슬동맥 · 중슬동맥 · 내측하슬동맥의 가지가 분포하고 있는 것으로 생각된다. 관절지는 밝혀지지 않았지만, 실제로 해부하면 상기 동맥에 동반되는 관절지가 발견되는 경우가 있으며, 아마 신경도 동반 주행하고 있을 것으로 생각된다(사슬와인대와 슬와근 주위의 활액낭에 대해서는 다음 페이지 참조).

■ 내측상슬동맥 · 중슬동맥

내측상슬동맥은 슬와동맥에서 분리되어 반막양근과 대퇴이두근 단두 사이에서 내측으로 주행한다(▶**그림 7-13**). 반막양근의 후방, 더 심층까지도 가지가 나온다. **중슬동맥**은 슬와동맥의 약간 원위에서 나와 비복근 양두 사이에서 심층으로 주행한다. 슬와 후방의 활액낭, 슬관절강 내에도 가지가 나온다.

내측상슬동맥 · 중슬동맥과 그 동반 정맥의 외막과 그 주위 소성결합조직 사이의 가동성을 유지하기 위해 기질의 고갈 상태에 접근하는 것이 중요하다고 생각된다.

(3) 거위발낭

거위발을 구성하는 근육의 정지건 바로 심층에 MCL이 위치한다. MCL과 거위발 구성근 정지건의 사이에는 활액낭이 존재한다(▶**그림 7-14**). 그것은 바로 내측 후방에 있는 반막양근 심층의 활액낭(비복근 내측두와의 사이에 위치)과 인접해 있으며 두 활액낭은 교통하고 있는 것으로 생각된다.

■ 거위발을 구성하는 근육

천층에서 봉공근, 박근, 반건양근의 정지건이 겹쳐서 대퇴골 내측과의 후방을 원위로 주행하고, 내측 하방에서 전방으로 돌아서 경골 내측과 전면의 골막으로 펼쳐진다. 그 바로 외측 전방에 경골조면이 위치한다.

(4) 슬와근낭

슬와근(popliteus muscle)은 경골 근위 후면에 정지가 있고, 외측 상방을 향해 외측반월연골판의 외측에서 전방으로 건을 낸다. 슬와근의 지배신경은 그 근속의 원위단에서 심층으로 들어가 겉보기에 특이한 주행을 하여 촉지하기는 어렵다(▶**그림 7-13**). 슬와근의

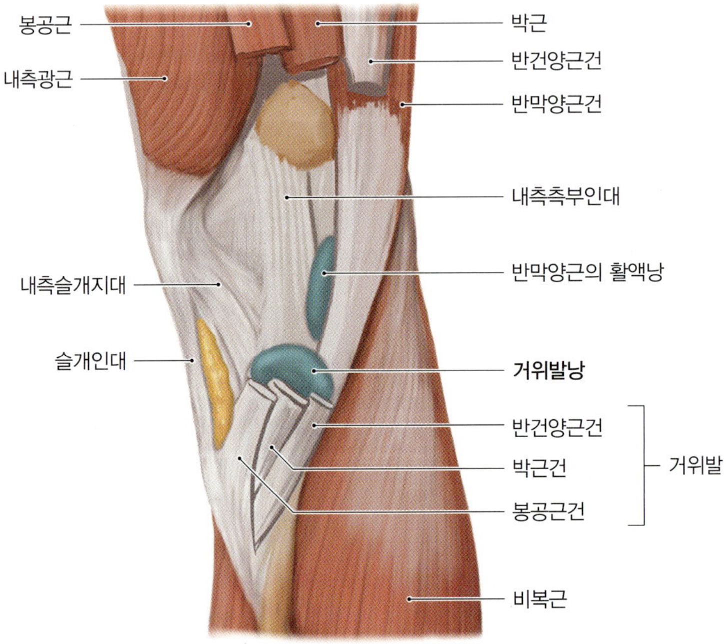

▶**그림 7-14** 거위발낭(anserine bursa)

천층은 반막양근 정지건의 연속부나 궁상슬와인대(arcuate popliteal ligament)가 덮고 있으며, 천층의 하지 중앙부에는 슬와동맥에서 후경골동맥, 경골신경이 주행한다. 슬와근의 외측부에는 반막양근에서 연속된 사슬와인대(oblique popliteal ligament)와 정지건이 연속한다(▶**그림 7-15**).[8] 사슬와인대와 슬와근 정지건의 심층에 **슬와근낭(popliteus bursa)**이 위치하며, 아마도 슬관절낭과 연속성이 있을 것이다. 슬와근 외측부의 천층에는 족저근과 비복근 외측두가 하행한다. 사슬와인대와 슬와근 정지건의 천층, 족저근과 비복근 외측두의 심층에도 활액낭이 있다. 이들 활액낭에는 총비골신경으로부터의 외측비복피신경에서 나온 가지와 외측하슬동맥으로부터의 가지가 주행 · 분포하는 것으로 생각된다. **외측하슬동맥(lateral inferior genicular artery)**은 족저근과 비복근 외측두의 심층을 외측으로 주행하며, 슬와근의 정지건과 외측측부인대 사이를 전방으로 돌고 있다. 비복근 외측두와 족저근의 천층에는 대퇴이두근의 정지건이 비골두로 주행한다. 비복근 외측두와 족저근의 천층, 대퇴이두근의 정지건 사이에 활액낭이 존재하는지 여부는 확실하지 않으나, 그곳에 총비골신경이 주행하여 외측비복피신경 등의 가지를 내고 있다.

즉, **족저근**과 **비복근 외측두**의 기시부 주변은 심층에 활액낭과 동맥이 있고, 활액낭 자체와 동맥 주위의 소성결합조직이 **슬와근** 사이의 층에서의 가동성에 관여한다. 족저근과 비복근의 천층에는 **총비골신경**의 가지가 있으며, 그 주위 소성결합조직의 상태는 비복근과 족저근의 가동성, 나아가 두 근육이 기시하는 **사슬와인대**(반막양근의 정지건) 사이의 가동성에도 관여한다. 다시 말하면, 족저근과 비복근 외측두의 천층과 심층의 소성결합조직에 **기질의 고갈화(matrix depletion)**가 발생하면 무릎의 가동성 문제나 불편함의 문제를 유발할 수 있다. 또한, 이 부위의 가동성 확보는 슬관절의 굴곡 구축을 예방하는 관점에서도 중요하다.

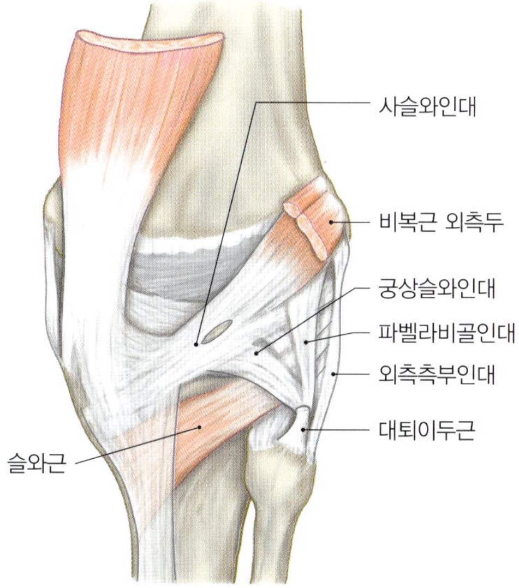

▶**그림 7-15 사슬와인대와 그 주위**

3 슬관절의 기능을 개선시키는 초음파 유도하 접근

(1) 광근 주위에의 접근

내측광근의 신장성을 높이는 접근

내측광근에는 대내전근의 정지건에서 기시하는 근속이 존재한다. 따라서 대내전근의 근길이를 바꾸면 내측광근의 근장력이 변화할 수 있다. 또한, 대내전근은 좌골결절에서 기시하기 때문에 고관절 굴곡 자세에서 긴장한다. 따라서 내측광근의 수축을 촉진하기 위해서는 고관절을 굴곡 자세로 하는 것이 좋다(▶**그림 7-16**).

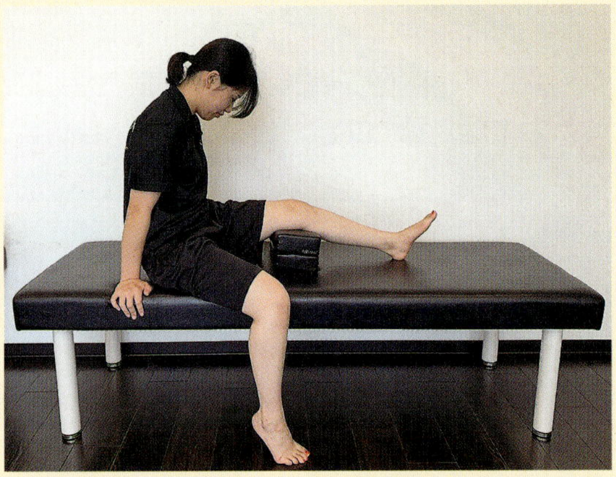

▶**그림 7-16**

대퇴전지방체의 활주성을 촉진하는 접근

광근의 심층에는 **대퇴전지방체**가 존재한다. 수술 후 부동이나 활막의 염증으로 인해 이 부위의 소성결합조직에 변화가 생기면 슬관절의 굴곡 가동범위가 제한된다. 따라서 대퇴 원위부 전면을 끼워 넣듯이 파지하여 들어 올리면 대퇴전지방체, 즉 중간광근의 심층을 움직일 수 있다(▶**그림 7-17**). 이 조작은 중간광근을 통해 슬개상낭과 슬관절의 활액낭에 접근할 수 있다는 것을 의미한다.

영상

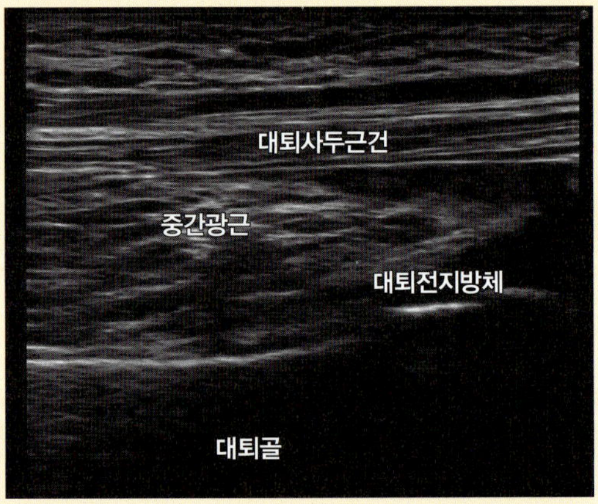

▶**그림 7-17 대퇴전지방체 주위의 초음파 영상**

(2) 슬개하지방체 활막의 활주성을 촉진하는 접근

➡ **슬개하지방체**
infrapatellar fat pad : IFP

슬개하지방체(IFP)는 슬관절 전방의 활막과 섬유층(내측 · 외측슬개지대, 슬개건) 사이에 위치한다. 부동화로 인해 활막의 순환장애가 발생하면 이 지방체와 활막의 섬유화가 일어난다.[3] 따라서 슬관절을 고정하는 기간이 있는 경우, 고정 기간 동안 어떻게 활막에 가동성을 계속 부여할 수 있는지가 중요하다.

기존부터 빈번하게 시행되고 있는 **대퇴사두근 세팅**(▶**그림 7-16**)에서는 슬개하지방체의 **경도**가 높아진다(▶**그림 7-18**). 이는 최종 신전 시에 경골이 전방으로 미끄러지면서

IFP를 압박하기 때문인 것으로 생각된다. 즉, 대퇴사두근 세팅은 수축-이완을 반복하는 것이 중요하다. 이는 슬개하지방체에 존재하는 혈관, 신경의 주위를 한 번 단단하게(수축) 하고, 그 후 이완 상태를 만들어 냄으로써 기질 고갈 상태로부터의 회복을 노릴 수 있다.

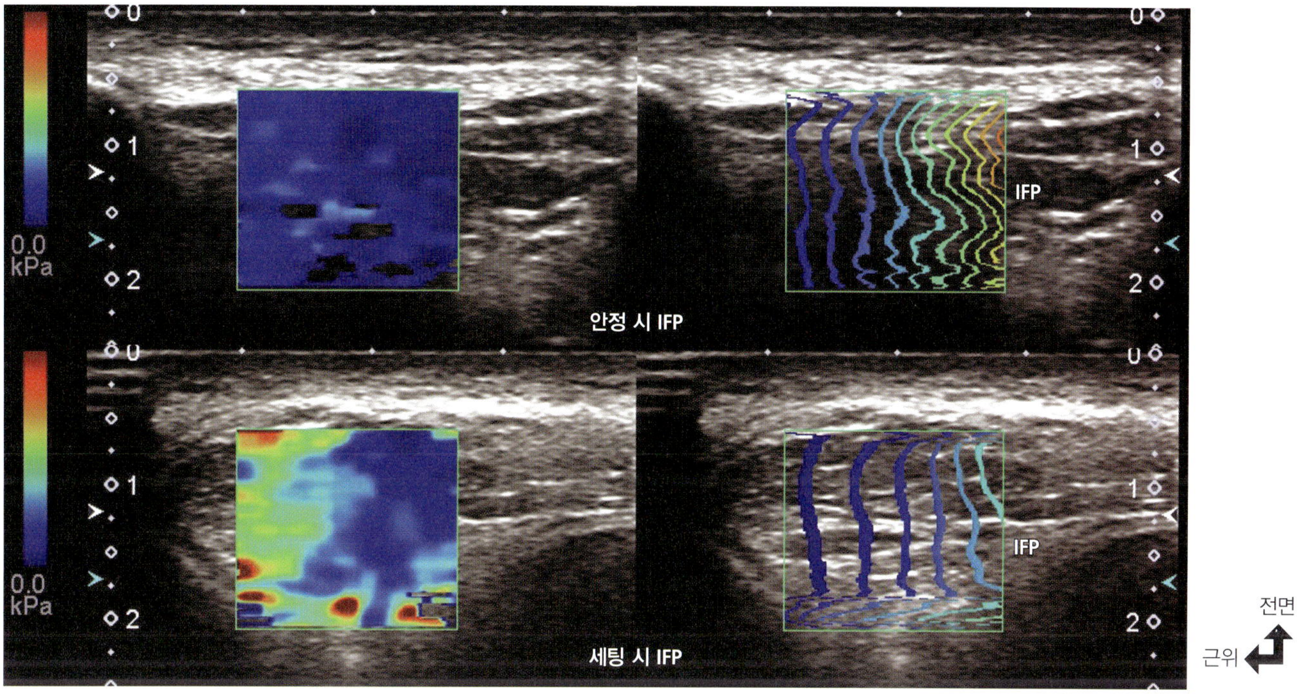

▶그림 7-18 대퇴사두근 세팅 시 IFP 경도

상단은 안정 시, 하단은 세팅 시 IFP의 경도를 나타낸다.
슬개건 외측에서 IFP의 경도를 측정하고 있다. 경도가 높아지면 빨강색~노랑색 · 연두색으로 변화하고, 부드러운 조직은 파란색으로 보인다. 세팅을 실시하면 IFP의 경도가 높아진다.

(3) 슬개하지(복재신경)의 활주성을 촉진하는 접근

슬개골 하방에 분포하는 복재신경의 슬개하지는 분포 부위에 존재하는 슬개하지방체의 변화로 인해 신경 주위의 가동성이 변화하거나 관절 운동 시 슬개하지에 과도한 견인이 가해질 수 있다. 슬개하지를 외막의 가동성 저하로부터 해방시키기 위해서는 슬개하지방체의 유연성을 회복할 필요가 있다. 또한, 복재신경 자체의 활주성을 높이기 위해서는 광근내전근판을 형성하는 대내전근(adductor magnus muscle)과 장내전근(adductor longus muscle)의 활주성을 개선시킬 필요가 있다.

복재신경의 활주성을 촉진하는 접근

슬관절의 굴곡 · 신전 운동 중에 봉공근과 박근 사이에서 심층에 손가락을 넣어 주위 소성결합조직과의 사이를 문지르듯이 손가락으로 조작한다(**▶그림 7-19**).

영상

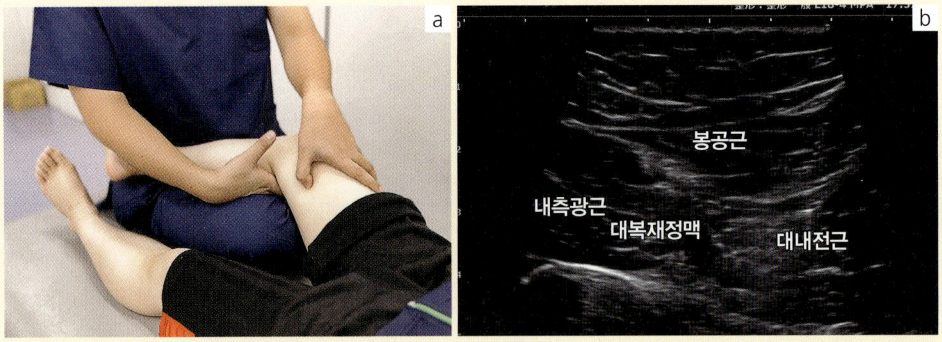

▶그림 7-19

(4) 거위발 구성근의 유연성을 높이는 접근

거위발 구성근의 과도한 긴장으로 인해 거위발 부착 부위에서 변성이나 활액낭의 염증이 발생한다. 따라서 거위발 구성근의 유연성을 높여야 한다.

또한, 거위발의 표층에도 슬개하지가 주행하기 때문에 거위발 부위의 변성이나 활막염으로 인해 주위 소성결합조직에 변화=기질 고갈 상태가 발생하여 슬개하지의 활주성을 저해할 수 있다고 생각된다.

봉공근에 대한 gliding 조작

봉공근(sartorius muscle)은 대퇴 전면을 대퇴 원위 내측을 향해 비스듬히 주행한다. 봉공근의 심층에는 복재신경이 존재하며, 대퇴신경의 전피지는 봉공근을 따라 주행하고 봉공근을 관통하여 대퇴 전면에서 내측부의 피부와 피하조직, 근막에 분포한다(**▶그림 7-20b**). 봉공근의 근막은 정지부를 제외하고 소성결합조직이다. 그 때문에 봉공근 근막의 소성결합조직에 변화가 생기면 슬개하지의 활주성과 대퇴 원위 내측부에 분포하는 대퇴신경의 활주성을 저하시킨다.

따라서 봉공근의 긴장이 풀리도록 고관절 굴곡 · 외전 · 외회전 자세, 슬관절 굴곡 자세에서 봉공근의 후연을 전방으로 gliding시키면서 무릎을 굴곡시킨다(**▶그림 7-20a**).

영상

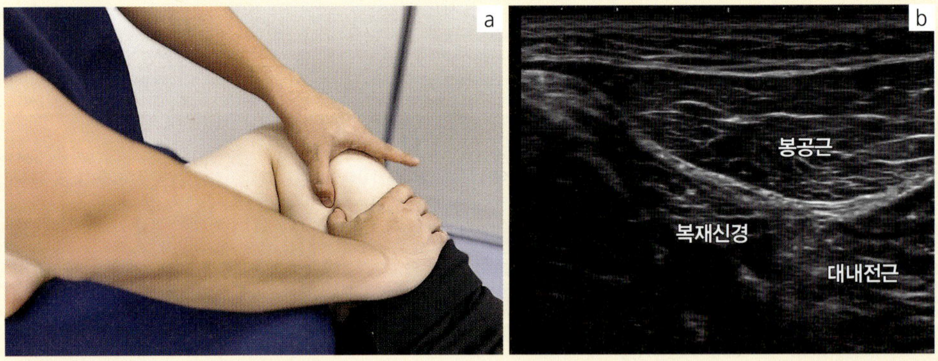

▶그림 7-20

박근에 대한 gliding 조작

박근(gracilis muscle)은 폐쇄신경 지배의 근육이지만, 대퇴 원위 내측부의 피하조직이나 근막은 복재신경이나 대퇴신경 전피지가 분포한다(▶**그림 7-21b**). 박근 주위의 근막도 대퇴부에서는 소성결합조직이다. 따라서 박근의 긴장을 풀고 싶을 때도 복재신경의 활주성을 개선시키는 것이 좋다.

슬관절 신전 자세에서 고관절을 외전시켜 박근을 신장시키고, 그 자세에서 박근과 반막양근 사이 또는 박근과 봉공근 사이에 손가락을 넣고, 고관절을 더욱 외전시킴으로써 박근 주위의 결합조직을 압박하고, 마찰 자극을 가한다(▶**그림 7-21a**).

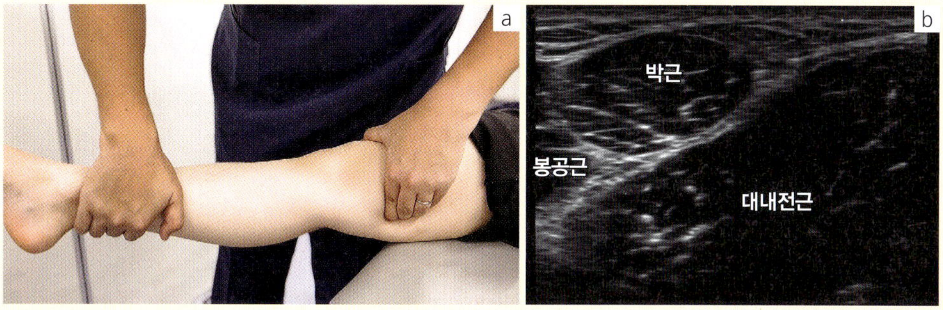

▶**그림 7-21**

영상

반건양근에 대한 gliding 조작

반건양근(semitendinous muscle)은 대퇴 원위 내측부의 후방에서 거위발에 합류한다(▶**그림 7-22b**). 반건양근도 경골 전면으로 나오기 전까지는 대부분의 부위에서 근막은 소성결합조직이다.

따라서 슬관절 경도 굴곡 자세에서 고관절을 굴곡시키고, 반건양근을 신장시킨 상태에서 반건양근의 정지건과 반막양근 사이에 손가락을 넣어 무릎의 굴곡 운동을 시행하게 한다(▶**그림 7-22a**).

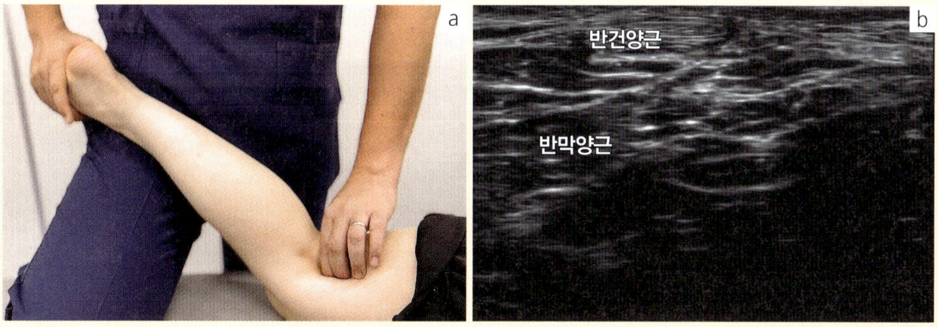

▶**그림 7-22**

영상

(5) 반막양근의 활주성을 촉진하는 접근

반막양근 주위의 활주성을 개선하기 위해서는 내측에 존재하는 대내전근, 정지부 심층에 위치한 활액낭, 외측에 위치한 경골신경과의 활주성을 확보해야 한다. 반막양근의 정지건은 슬관절 후면을 하행하며 경골 내측과의 후면과 후방 관절낭 그 자체가 된다. 따라서 정지부가 아닌 **슬관절 후면을 하행하는 부분**에서 슬관절 활액낭과의 기질 고갈 상태를 예방할 필요가 있다.

반막양근과 관절낭의 release

슬관절 경도 굴곡 자세에서 슬관절의 활액낭과 반막양근의 경골 내측과에 정지하는 건 사이에 손가락을 넣어 근위⇔원위로 활주시키고 있다(▶**그림 7-23**).

영상

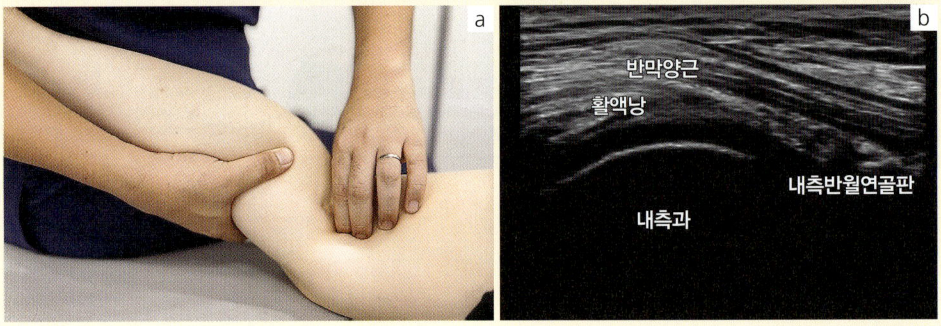

▶**그림 7-23**

대내전근과 반막양근의 release

슬관절 90° 굴곡 자세에서 반막양근의 내측에 존재하는 대내전근과의 경계에 손가락을 넣고 슬관절을 신전시킨다.

대내전근은 단관절근으로 슬관절의 운동에는 관여하지 않는다. 무릎 신전에 따라 반막양근은 원위로 활주하므로 대내전근을 전방으로 압박하여 대내전근과의 사이를 벌릴 수 있다(▶**그림 7-24**).

영상

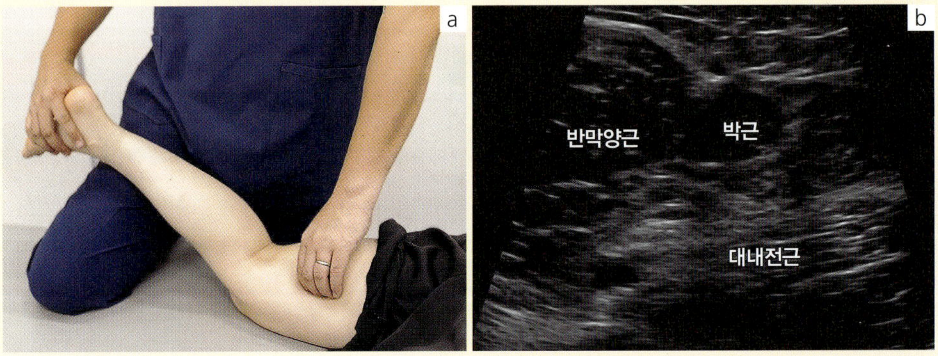

▶**그림 7-24**

경골신경의 release

경골신경(tibial nerve)은 좌골신경에서 분지되어 반막양근과 대퇴이두근 사이를 하행한다. 이 부분은 소성결합조직이 많이 존재하기 때문에 어떤 원인으로 인해 부동이나 염증이 생기면 이 부위의 신경 활주성이 저하되고, 슬관절 신전 시에 신경외막(epineurium)에 위치한 미세한 신경(신경의 신경)에 과도한 신장이 가해지게 된다. 따라서 통증이 없는 범위에서 경골신경과 주위 결합조직 사이에 손가락을 넣고, 슬관절의 굴곡 · 신전 운동을 실시하여 신경외막에 기질을 되돌려 활주성을 개선시킨다(▶**그림 7-25**).

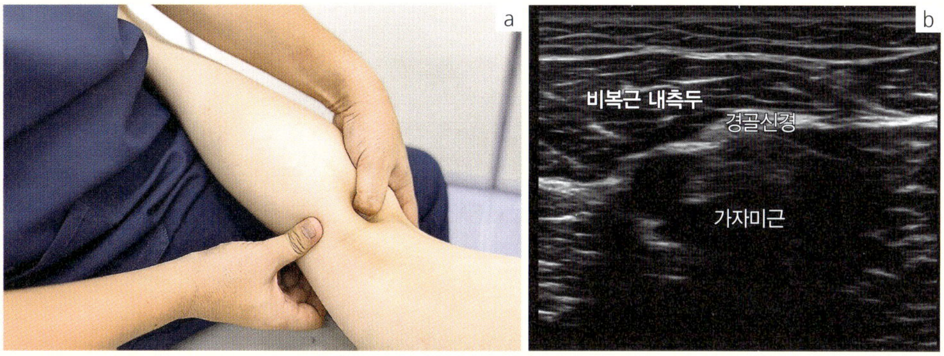

▶**그림 7-25**

영상

반막양근 트레이닝

반막양근의 근수축을 촉진하는 방법으로 레그컬과 같은 운동이 알려져 있다. 특히 **반막양근**은 무릎 굴곡 105° 정도와 90° 이상 굴곡 시 높은 근활동을 보인다.[4] 따라서 반막양근의 수축을 촉진하기 위해서는 깊은 굴곡 각도로 트레이닝한다(▶**그림 7-26**).

또한, 스쿼트 등 하중 자세에서의 동작 시 골반을 전경 자세로 하면(▶**그림 7-27** ◁) 햄스트링이 신장 자세가 되어 근활동이 높아진다(▶**그림 7-27**).

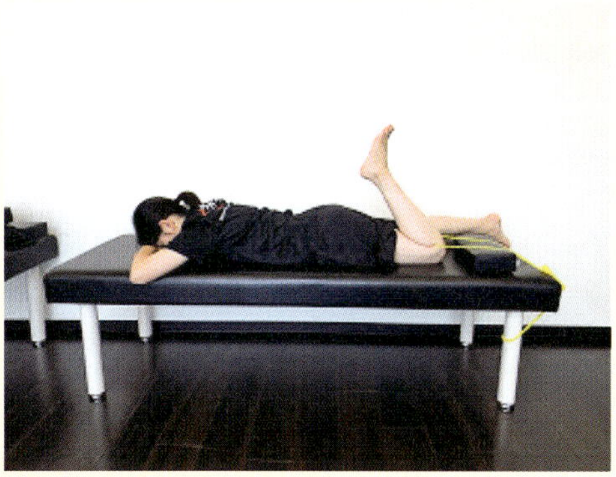

▶**그림 7-26 레그컬 운동**

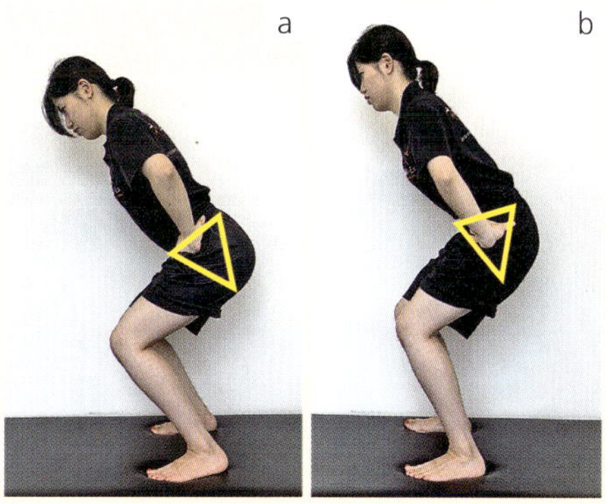

a. 전경 자세 b. 후경 자세

▶**그림 7-27 스쿼트**

(6) 비복근 내측두의 활주성을 촉진하는 접근

비복근 내측두는 슬관절 후방에 반막양근의 심층 내측에서 관절낭의 표층을 하행한다. 즉, 표층에서는 **반막양근**과 심층에서는 **관절낭** 사이에 활액낭을 포함한 소성결합조직이 풍부하게 존재한다. 특히 비복근 내측두와 관절낭 사이에는 후방의 슬관절낭에 분포하는 **경골신경의 가지**가 주행하고 있다. 따라서 비복근 내측두와 주위 조직의 활주성을 개선시키는 것이 중요하다.

비복근 내측두의 활주성을 촉진하는 접근

비복근 내측두는 엎드린 자세·슬관절 경도 굴곡 자세에서 족관절 저굴 운동을 하면 반막양근의 심층으로 미끄러지듯 내측으로 이동한다(▶**그림 7-28**).

따라서 비복근 내측두를 잡고 족관절 저굴 운동에 따라 비복근 내측두를 내측으로 이동하게 하여 비복근 내측두와 주위 조직의 활주성을 확보한다(▶**그림 7-29**).

영상

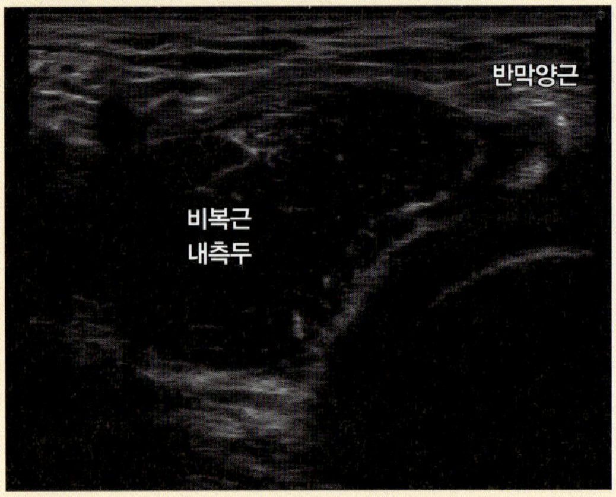

▶**그림 7-28** 비복근 내측두의 초음파 영상

영상

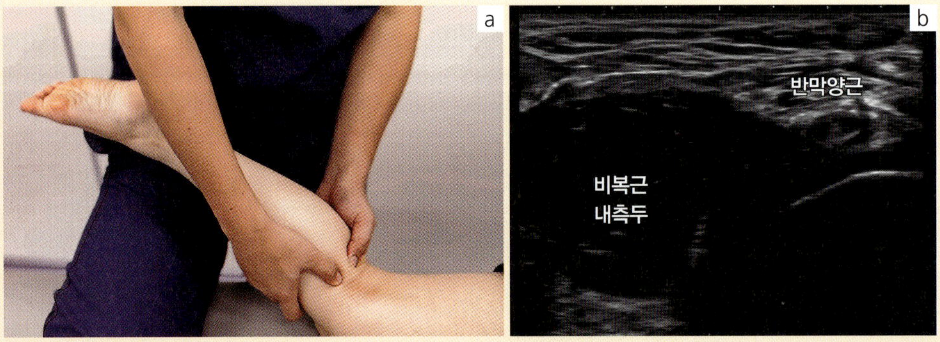

▶**그림 7-29** 비복근 내측두의 release

(7) PLS의 기능을 높이는 접근

PLS(후외측지지기구)는 내반을 제동하는 구조로, 슬관절 신전에 의해 긴장된다. 따라서 PLS가 기능하기 위해서는 무릎의 신전 가동범위가 충분히 확보되어야 한다. PLS를 구성하는 것 중 도수치료로 치료 가능한 것은 **대퇴이두근, 비복근 외측두** 및 **총비골신경**을 포함하여 그 주위에 존재하는 **소성결합조직**이다.

총비골신경의 release

총비골신경(common peroneal nerve)은 대퇴이두근과 비복근 외측두 사이를 주행하므로 이 부위의 소성결합조직의 변화=기질 고갈 상태는 무릎의 신전 제한과 무릎 후외측부의 통증에 깊이 관여한다. 총비골신경은 대퇴이두근건과 함께 비복근 외측두의 표층을 하행한다. 따라서 대퇴이두근과 총비골신경 사이에 손가락을 넣어 대퇴이두근에서 총비골신경을 분리시키듯이 조작한다(▶**그림 7-30**).

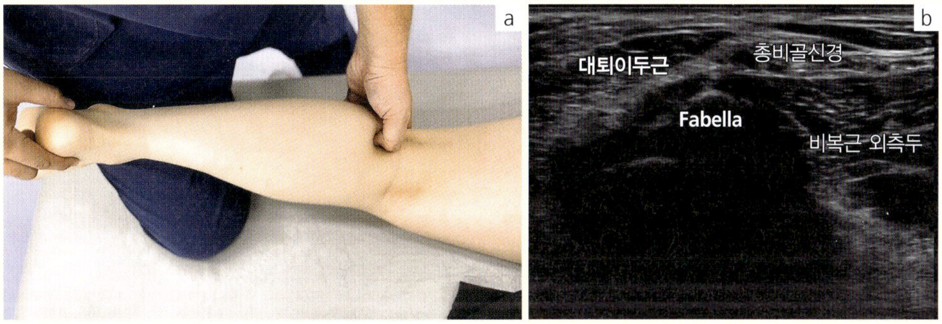

▶**그림 7-30**

영상

◈ 참고문헌

1. 富士川恭輔，他：膝関節障害に対する新しい評価法　膝関節のバイオメカニクス. 関節外科 16：310-319, 1997
2. Cai J, et al：Association between infrapatellar fat pad volume and knee structural changes in patients with knee osteoarthritis. J Rheumatol 42：1878-1884, 2015
3. Sotobayashi D, et al：Therapeutic effect of intra-articular injection of ribbon-type decoy oligonucleotides for hypoxia inducible factor-1 on joint contracture in an immobilized knee animal model. J Gene Med 18：180-192, 2016
4. Onishi H, et al：EMG-angle relationship of the hamstring muscles during maximum knee flexion. J Electromyogr Kinesio 12：399-406, 2002
5. Mochizuki T, et al：Anatomic study of the attachment of the medial patellofemoral ligament and its characteristic relationships to the vastus intermedius. Knee Surg Sports Traumatol Arthrosc 21：305-310, 2013
6. 森於菟：下肢の筋. 森於菟，他：解剖学 第1 巻. 第11 版，pp378-436，金原出版，1982
7. 秋田恵一(訳)：下腿の後区画(屈筋区画). グレイ解剖学. 原著第4 版，pp510-511，エルゼビア・ジャパン，2019
8. LaPrade RF, et al：The anatomy of the posterior aspect of the knee. An anatomic study. J Bone Joint Surg Am 89：758-764, 2007

8 족관절 · 족부

족관절 복합체는 거퇴관절과 거골하관절로 구성되며, **족부**는 7개의 족근골과 5개의 중족골, 14개의 지절골로 구성되어 있다. 임상적으로 족관절과 족부의 기능장애는 서로 밀접한 관련이 있기 때문에 1개의 장으로 정리하여 설명한다.

직립이족보행을 하는 인간에게 발바닥은 유일하게 지면에 접하는 부분이며, 족관절에는 족부 이외의 체중을 작은 관절면에서 받는 큰 역학적 부하가 가해진다. 따라서 이동 시에는 높은 안정성과 가동성이 요구된다. 임상적으로는 족관절의 배굴 제한이나 불안정성, 특히 하중 자세에서 배굴 시 통증과 아치 구조의 손상이 문제가 되는 경우가 많다.

1 족관절 · 족부의 가동성과 안정성의 병태 포인트

(1) 족관절 · 족부의 가동성 장애

a. 정상 족관절 · 족부의 저굴/배굴 운동

■ 거퇴관절

거퇴관절(talocrural articulation)은 상면이 경골 하단, 내측면은 내과, 외측면은 외과로 구성된 **ankle mortise(장붓구멍)**에 **tenon(장부)**이라는 **거골활차(trochlea of talus)**가 끼워진 구조를 하고 있다(**▶그림 8-1**). 따라서 내번/외번, 내전/외전과 같은 운동은 골성 제한이 강하고, 저굴/배굴 운동의 운동범위가 크다. 그러나 거퇴관절의 운동축은 내과 하

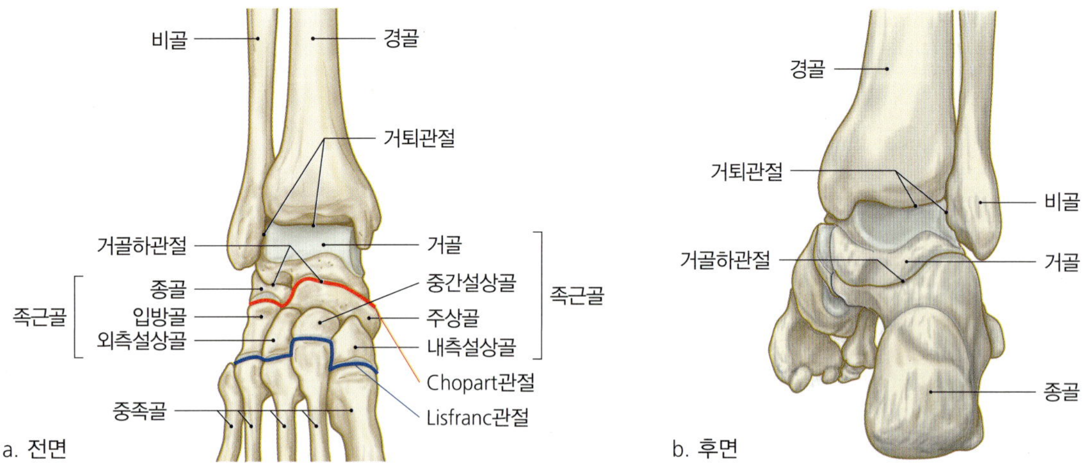

▶그림 8-1 족관절 복합체의 개요

단과 외과 하단을 연결하는 축과 유사하다. 내과 하단과 외과 하단을 연결한 축은 관상축, 수평축과는 일치하지 않는다. 즉, **배굴 운동**에는 거퇴관절의 **외번 · 외전 운동**이 복합되고, **저굴 운동**에는 **내번 · 내전 운동**이 복합된다(**▶그림 8-2**). 또한, **병진 운동**에 관해서는 족관절 복합체에서 최대 배굴 자세로 최대 저굴하면 후방으로 0.8±1.4mm, 외측으로 0.5±1.6mm, 원위로 0.2±1.0mm 병진하며(**▶그림 8-3**),[1] 그 운동량은 매우 작고, 개인차가 큰 것으로 알려져 있다.

■ 거골하관절

거골하관절(subtalar joint)은 거골과 종골 사이에 위치한 관절로 전 · 중 · 후 3개의 관절면으로 구성되어 있다. 그 운동축은 우측을 위에서 보았을 때 족부 장축보다 약 16~23°, 반시계 방향으로 기울어져 있으며, 수평면에서 볼 때 내측이 약 42~46° 상방에 위치하는 3차원적인 기울기를 가진다(**▶그림 8-4**).[1] 따라서 순수한 저굴/배굴 운동이나 외번/내번, 내회전/외회전 운동은 불가능하고, 종골에 대한 거골의 저굴과 외번, 내회전 운동이 복합적으로 일어난다. 그러나 비하중 자세에서의 저굴/배굴 운동에 있어서 거골하관절의 운동은 크지 않다.[1]

■ 보행 중의 족관절 복합체 운동

보행 중의 족관절 운동은 저굴/배굴 운동이 주를 이루지만, 외번/내번 운동과 내회전/외회전 운동도 발생한다. 많은 연구에서 거퇴관절이 저굴/배굴 운동을 하고, 거골하관절이 외번/내번 운동과 내회전/외회전 운동을 하고 있음을 보여주고 있다.[1-3] 또한, Koo 등은 보행 중의 족관절 복합체 운동을 조사하여 보행주기 중 terminal stance phase에서의 족관절 배굴 운동에 있어서 거퇴관절의 배굴과 동시에 **거골하관절의 저굴 운동**이 발생한다는

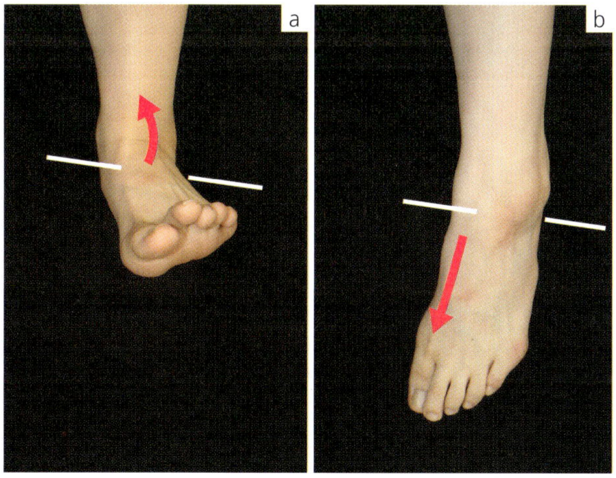

▶그림 8-2　족관절 운동

a : 배굴. b : 저굴

운동축이 시상면에 직교하지 않기 때문에 배굴 운동은 족부의 외번과 외전을 동반하고, 저굴 운동은 족부의 내번과 내전을 동반한다.

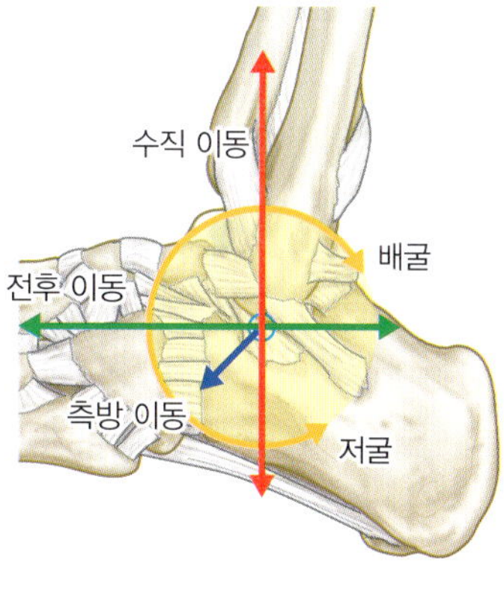

▶그림 8-3　거퇴관절 운동

거퇴관절 운동은 거퇴관절의 관절면에 일치한 곡률의 회전 운동과 수직 · 전후 · 측방의 축에 일치한 평행 이동(병진 운동)으로 구성된다. 거퇴관절의 배굴 운동 시에 거골의 전방 부분은 상방에서 후방으로 병진할 것으로 예측되지만 실제 병진 운동은 미미하다. 즉, 거퇴관절의 배굴 운동은 관절면의 곡률에 일치한 회전 운동이라고 할 수 있다.

것을 보여주었다.[4] 거골하관절의 저굴은 **족부 아치가 저하하는** 운동이 되므로 하중 자세에서의 족관절 배굴 시에 족부 아치가 저하되는 것을 이해할 수 있다(▶**그림 8-5**).

■ 횡족근관절

횡족근관절(Chopart joint)은 거종주관절(talocalcaneonavicular joint)의 거골-주상골 사이(이하, 거주관절)와 종입방관절(calcaneocuboid joint)을 합친 것이다. 각 뼈는 인대로 연결되어 있기 때문에, 거골 · 종골에 대한 주상골 · 입방골의 운동으로서(Chopart joint로서) 분석되는 경우가 많다. Chopart joint의 운동은 두 개의 축으로 구성되며, 하나는 수평면에서 15° 내측이 상방으로 경사져 있고, 우측을 위에서 보면 반시계 방향으로 9° 경사져 있다.[3] 다른 하나는 수평면에서 52° 내측이 상방으로, 우측을 위에서 보면 반시계 방향으로 57° 경사져 있다(▶**그림 8-6**).[3] 이 두 축을 중심으로 운동함으로써 **저굴 · 내번 · 내전/배굴 · 외번 · 외전** 운동이 발생한다. 족부가 수직으로 하중을 받았을 때는 거주관절의 운동이 가장 크고, 하중에 따라 배굴 · 외전 · 외번 운동하는 것으로 나타났다(▶**그림 8-5**).[5]

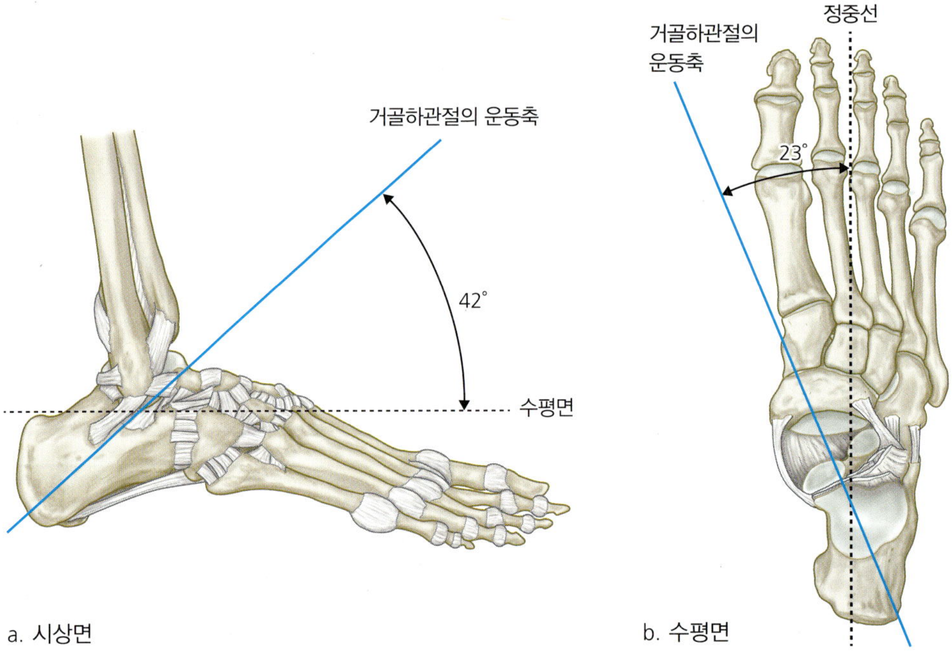

▶**그림 8-4 거골하관절의 운동축**

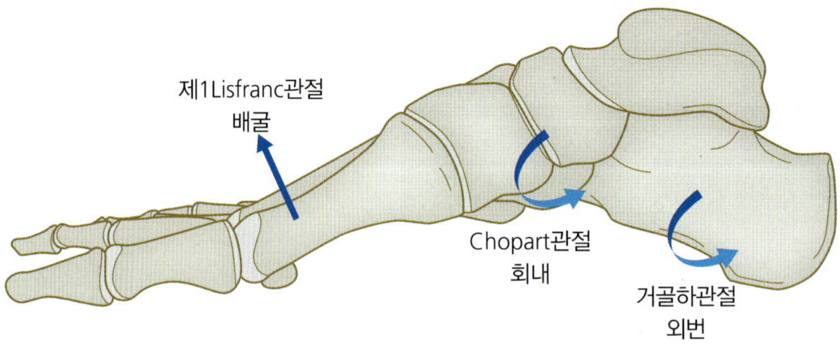

▶**그림 8-5 하중 자세에서의 배굴 운동**

회내(배굴+외번+외전)

또한, 보행 중의 거주관절과 종입방관절의 운동은 거골하관절의 운동보다 큰 것으로 알려져 있다.[6)]

■ 족근중족관절

족근중족관절(Lisfranc joint)은 내측설상골과 제1중족골, 중간설상골과 제2중족골, 외측설상골과 제3중족골, 입방골과 제4 · 5중족골이 이루는 관절이다. 제1중족골과 내측설상골 사이에는 저굴 · 외번 운동과 배굴 · 내번 운동이 발생한다. 제2중족골과 중간설상골 사이는 '장부'와 '장붓구멍'의 관계이기 때문에 회전이 발생하지 않고, 저굴/배굴 운동만의 운동이며, 가동성은 낮다. 제3중족골과 외측설상골 사이에서도 양측에 중족골이 존재하기 때문에 회전이 발생하지 않고, 저굴/배굴 운동만 발생한다. 제4 · 5중족골과 입방골 사이 관절은 가동성이 다른 관절보다 커서 저굴 · 내번 운동과 배굴 · 외번 운동이 발생한다

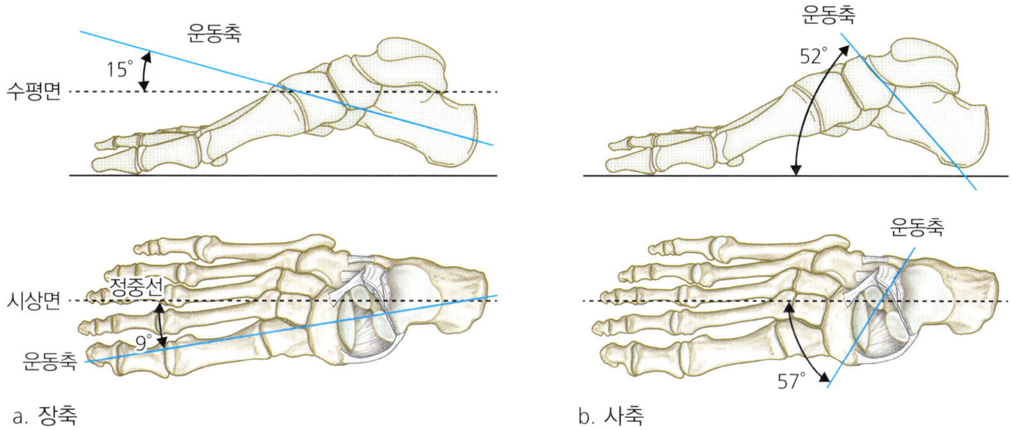

▶**그림 8-6** 거주관절의 운동축

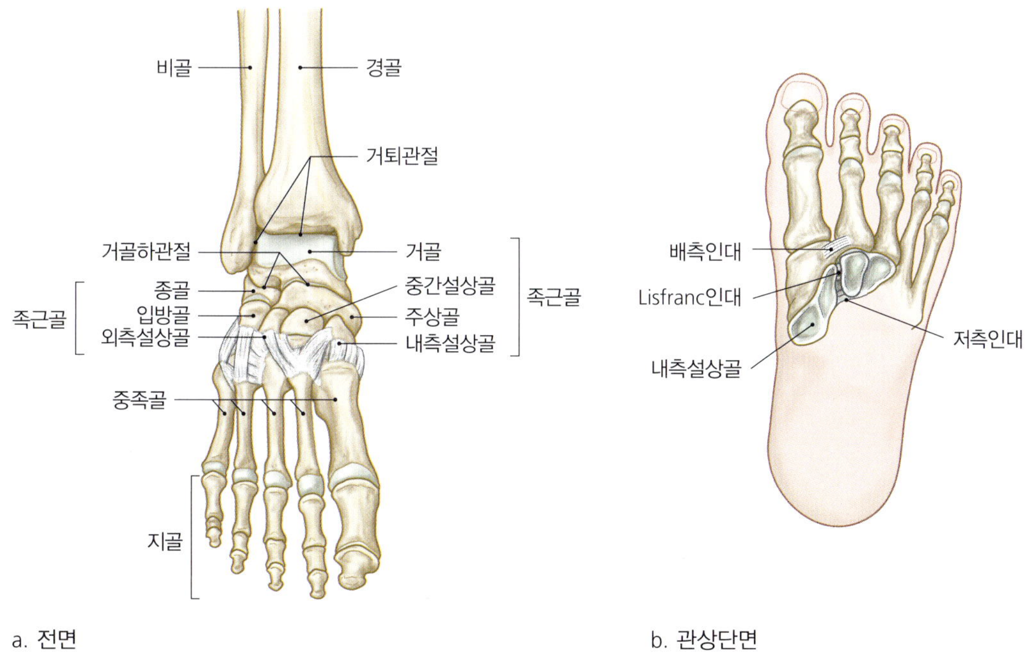

▶**그림 8-7** Lisfranc관절(족근중족관절)

(▶그림 8-7). 무지열에서 저굴/배굴 방향의 가동범위는 설주관절(cuneonavicular joint)과 Lisfranc관절의 가동성만으로 약 90%에 달한다.[7, 8)]

Memo

metatarsophalangeal joint : MP관절. 운동학이나 임상에서는 손의 MP관절과 구별하기 위해 다음과 같이 호칭할 수 있다. midtarsal-phalangeal joint : MTP관절. 이 책에서는 후자로 표기한다.

■ 중족지절관절

중족지절관절(midtarsal-phalangeal joint : MTP관절)은 무지MTP관절이 가장 크며, 제1중족골두와 제1기절골저로 구성된다. 무지에만 중족골두 저면에 **내측 · 외측 종자골**이 존재하며, 골두부에 가해지는 충격을 흡수하고, 장무지굴근건과 저측지신경, 혈관을 보호하는 역할도 한다. 보행 · 주행 시에는 보행 주기의 terminal stance로 45~65° 정도 신전한다.[9)]

b. 가동성 장애의 포인트가 되는 구조

■ 거퇴관절

영상 1

• **족관절 전부** : 족관절 전부에서의 **배굴 제한** 병태는 **거골전지방체**나 **전방 관절낭**의 충돌이다. 정상적으로는 거퇴관절의 배굴 운동에 의해 거골이 근위로 이동하지만(▶영상 1), 족관절의 불안정성이나 어떤 원인으로 거골의 전방 이동이나 근위로의 이동이 증가하면 거퇴관절 전면에 존재하는 구조가 거퇴관절에 끼인다. 이때 끼이기 쉬운 위치에 있는 것이 관절낭과 거골전지방체이다(▶그림 8-8). **저굴 제한**의 원인이 되는 족관절 전방의 구조로는 관절낭과 거골전지방체 외에도 전경골근과 장무지신근, 장지신근

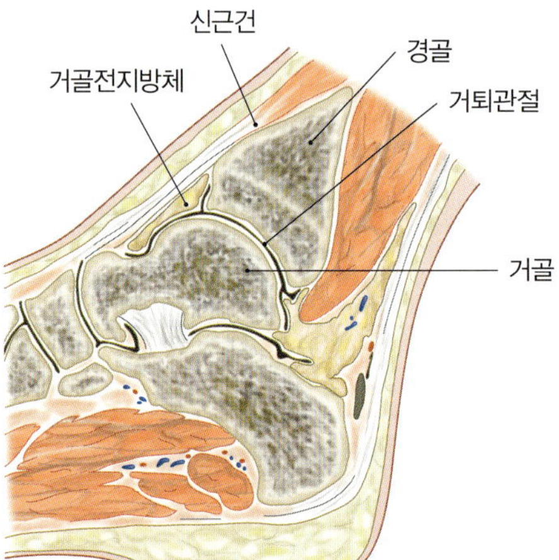

▶**그림 8-8** 거골전지방체(pretalar fat pad)

영상

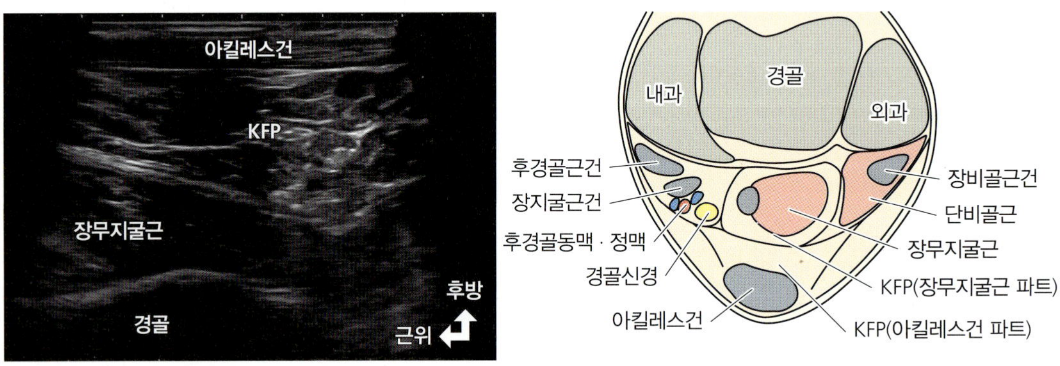

▶**그림 8-9** 장무지굴근 주위의 구조

건 주위, 심비골신경과 전경골동맥 주위를 들 수 있다. 이들 구조는 모두 거퇴관절의 운동축 전방에 위치하기 때문에 거퇴관절의 저굴에 의해 원위로 활주한다.

- 족관절 후부 : 족관절 후부에는 많은 구조가 있으며, 모두 **배굴 제한**의 요인이 된다. 그 중에서도 족관절 후면 중앙을 통과하는 장무지굴근을 중심으로 생각하면 이해하기 쉽다. **장무지굴근**은 거퇴관절의 배굴에 의해 신장되어 원위로 활주한다(**▶그림 8-9**). 장무지굴근이 내과 후방을 주행할 때 내측에는 후경골동맥 · 정맥, 경골신경이 위치하며, 바로 그 심층에 **장지굴근**이 주행한다. 장지굴근건의 외측에는 **단비골근건**이 위치한다. 장무지굴근의 천층에는 아킬레스건과의 사이에 **아킬레스건하지방체(KFP)**가 있고, 장무지굴근건 주위 활액낭의 심층에는 **관절낭**이 존재한다. 이들 구조 사이에는 소성결합조직이 풍부하게 존재하며, 이 소성결합조직의 상태 변화가 배굴 제한의 원인이 된다. 또한, 하퇴삼두근의 단축이나 아킬레스건 원위로의 활주성 저하도 배굴 제한의 원인이 되며, 아킬레스건의 외측에 위치한 비복신경 주위를 포함하여 배굴 제한의 원인이 된다. **저굴 제한**의 원인이 되는 것은 족관절 후방에서의 충돌이다. 대표적으로 **삼각골**에 의한 충돌이 있다(**▶그림 8-10**). 특히 발레나 축구선수 등 족관절의 저굴을 자주 하는 경우 문제가 된다.

➡ **아킬레스건하지방체**
Kager's fat pad : KFP

■ 횡족근관절 · 족근중족관절

- 족부 내측 : 족부 내측에 문제가 생기면 거골하관절의 운동을 제한하기 때문에 결과적으로 족관절의 운동을 제한하게 된다. 족부 내측에서 족관절의 배굴을 제한하는 요인으로는 후경골근건이 문제가 되기 쉽다. **후경골근건**은 내과의 후하방을 하행한 후 건의 주행 방향을 크게 바꾸기 때문에 배굴 시에 내과 후방이 활차가 되어 마찰 · 신장 부하를 받기 쉽다(**▶그림 8-11**). 후경골근건의 활주성이 손상되면 거골하관절의 외번과 외전이 제한되어 족관절의 배굴이 제한된다. 또한, 후경골근과 함께 족관절 후내측을 하행하는 **내측 · 외측 족저신경**도 내과 후방에서 외측 전방으로 주행이 변화한다(**▶그림 8-12**). 특히 무지외전근의 심층을 통과할 때(족근관 내) 내측 · 외측 족저신경은 무지

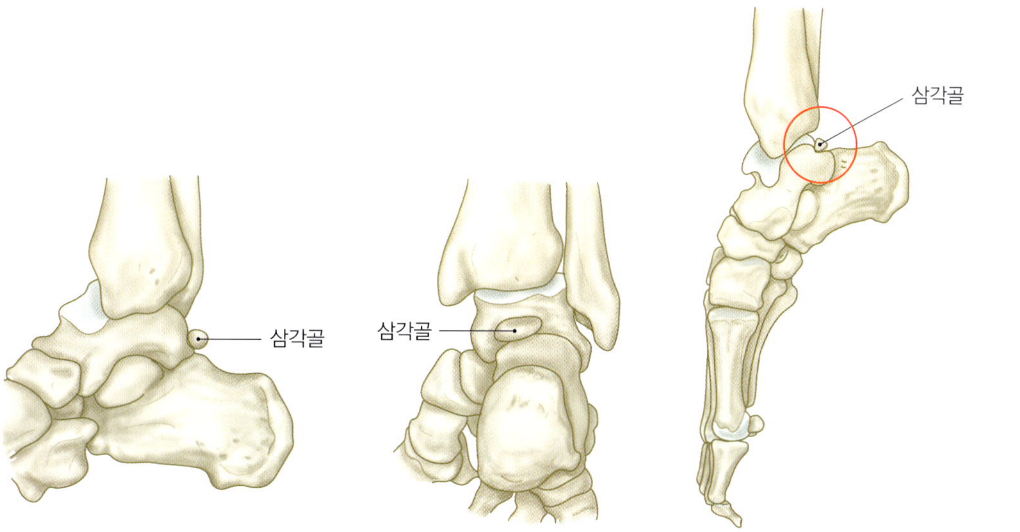

a. 내측면　　b. 후면　　c. 푸앵트 포지션(발 끝으로 선 자세)

▶그림 8-10　삼각골
삼각골은 족관절 저굴 자세에서 충돌될 수 있다.

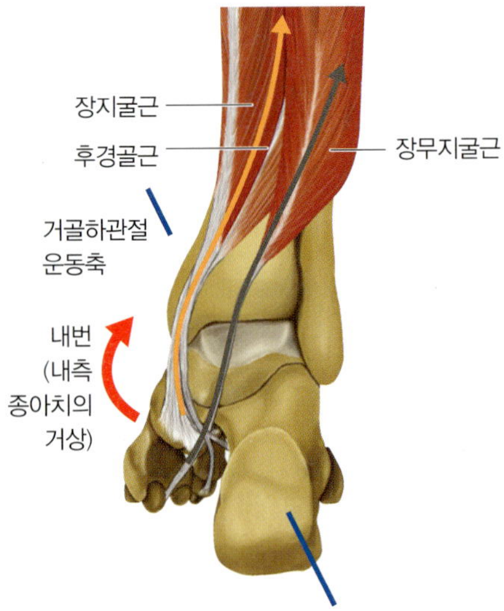

▶**그림 8-11** 후경골근의 주행

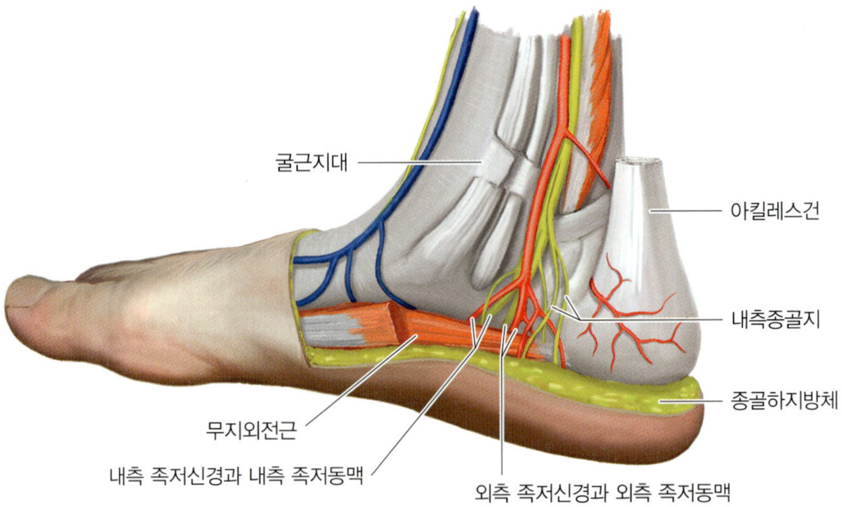

▶**그림 8-12** 내측 · 외측 족저신경

외전근과 종골 사이에서 압박되어 거골하관절의 외번에서 원위로 활주한다. 따라서 내측 · 외측 족저신경의 활주성 저하가 문제가 된다.

- 족부 외측(족근동) : 비골근건은 외과의 후방에서 하방으로, 정지건은 전방으로 주행을 변화시키고, 정지건은 족관절 배굴에서 원위로 활주한다. 따라서 **비골근건**의 활주성 저하는 배굴 제한의 원인이 된다(▶**그림 8-13**). 또한, 외과의 전방에 있는 족근동 부위에 존재하는 **하신근지대**는 족부 외측에서 신근건을 끼워 넣듯이 주행한다. 하신근지대의 긴장이 높아지면 족관절 배굴 시 신근건의 상승이 제한된다(▶**그림 8-14**). 신근건의 상승이 제한되면 거골전지방체의 근위로 활주할 공간이 없어져 충돌이 유발된다. 따라서 하신근지대의 과도한 긴장은 배굴 제한의 원인이 된다. 하신근지대의 과도한 긴장은 저굴 시 신근건의 원위로의 활주도 제한하기 때문에 저굴 제한의 원인이 되기도 한다.

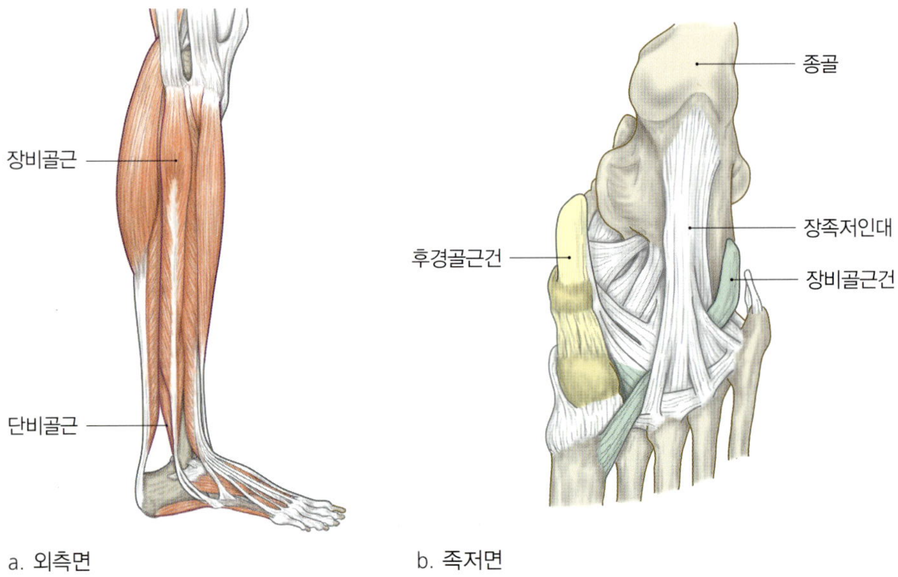

▶**그림 8-13** 비골근건의 주행

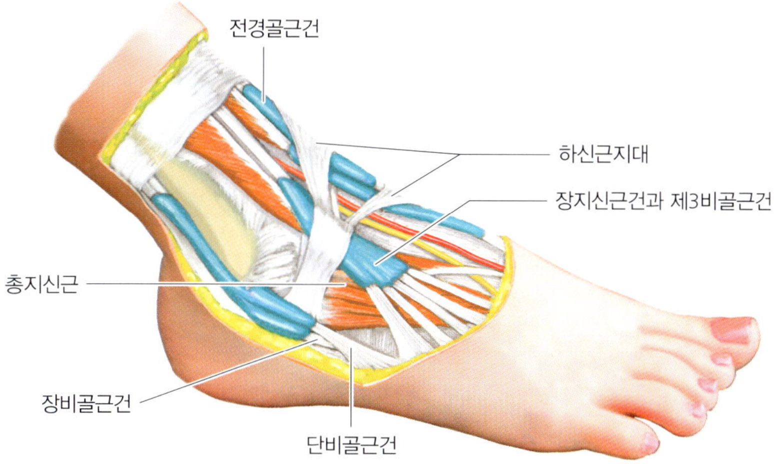

▶**그림 8-14** 하신근지대

(2) 족관절 · 족부의 안정성 장애

a. 족관절의 안정성과 동적안정화기구

■ 정적안정화기구

- **측방 안정성** : 거퇴관절은 외과와 내과가 원위로 돌출되어 있어 전후 방향에 비해 측방의 골성 안정성이 높다. 또한, 내측인대와 외측측부인대가 정적안정화기구로서 작용하며, 근육에 의한 동적안정화기구도 작용한다. **내반 불안정성**에 대해서는 **외측측부인대**(전거비인대, 종비인대, 후거비인대, 전경비인대)가 작용한다. **전거비인대**(ATFL)는 족관절 저굴 자세에서의 내반, **종비인대**(CFL)는 족관절 저배굴 중간 자세에서의 내반, **후거비인대**(PTFL)는 배굴 자세에서의 내반을 제동한다. ATFL의 파열 강도는 종비인대나 후거비인대보다 낮다. 더불어 거퇴관절의 안정성은 저굴 자세에서 낮아지기 때문에 저굴 자세에서 긴장하는 ATFL이 가장 손상되기 쉽다(▶**그림 8-15**). 또한, CFL에

➡ **전거비인대**
anterior talofibular ligament : ATFL

➡ **종비인대**
calcaneofibular ligament : CFL

➡ **후거비인대**
posterior talofibular ligament : PTFL

× 는 운동축, ● 는 배굴 자세에서 ATFL/CFL의 원위 부착부, ■ 는 저굴 자세에서 ATFL/CFL의 원위 부착부를 나타낸다.

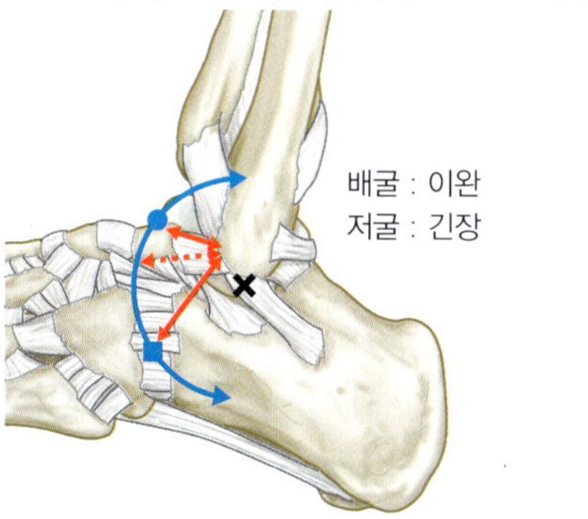

▶**그림 8-15** 족관절의 자세에 따른 ATFL
ATFL은 배굴 자세에서 ●-×의 거리가 짧아지며, 저굴 자세에서는 ■-×의 거리가 길어진다.

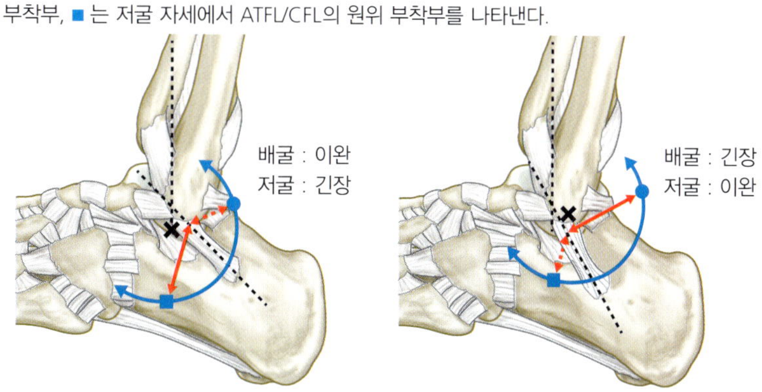

a. CFL의 기울기가 큰 예

b. CFL의 기울기가 작은 예

▶**그림 8-16** CFL 주행의 개인차와 긴장의 변화
CFL의 기울기가 큰 경우 저굴 자세에서 긴장되고, CFL의 기울기가 작은 경우 배굴 자세에서 긴장된다.

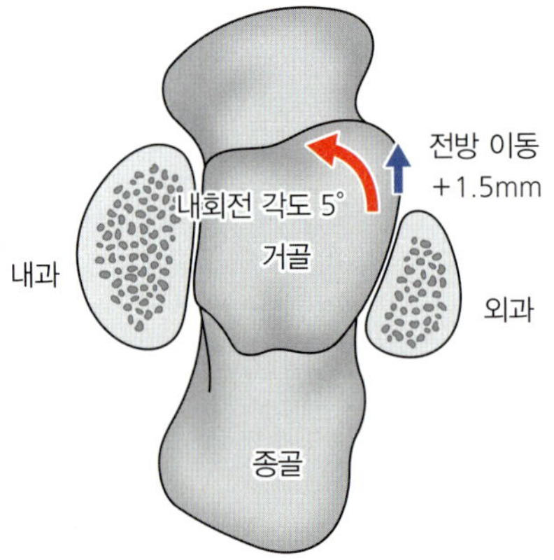

a. ATFL 단독 손상

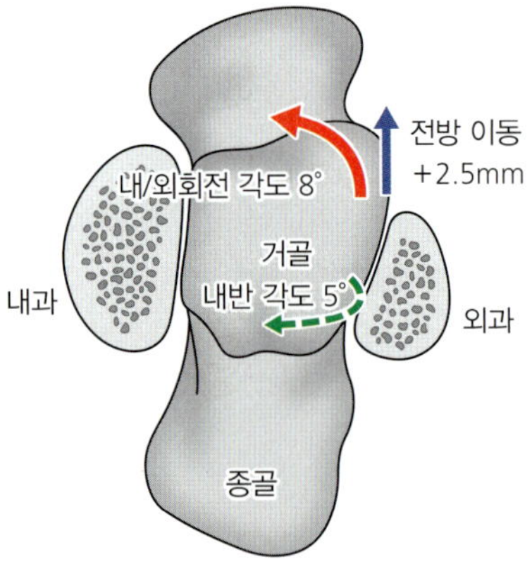

b. ATFL+CFL 복합 손상

▶**그림 8-17**　ATFL과 CFL 손상으로 인한 불안정성

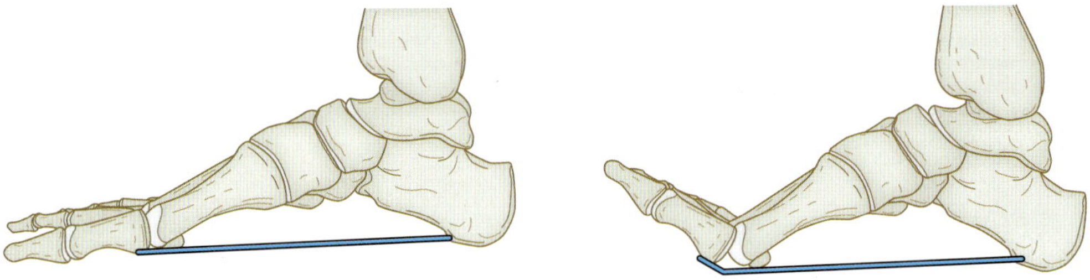
a. MTP관절의 배굴로 인한 족저건막의 긴장 증가와 족부 아치의 거상

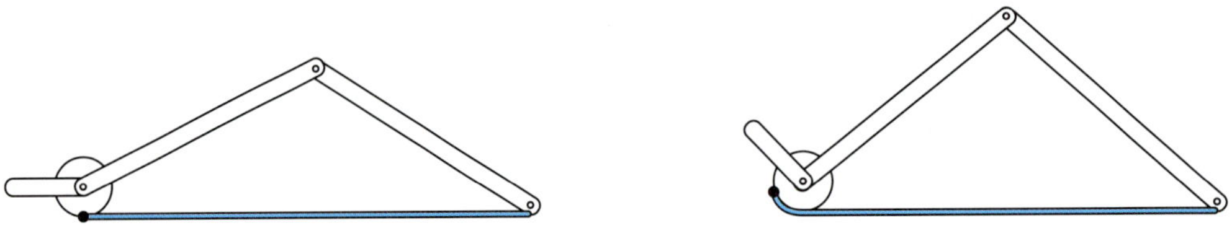
b. Windlass 기구의 모델

▶**그림 8-18**　Windlass 기구

관해서는 그 주행에 개인차가 있으며, 저굴 자세에서 긴장되는 경우와 배굴 자세에서 긴장되는 경우의 존재도 알려져 있다(▶**그림 8-16**).[10] **외반 불안정성**에 대해서는 **내측인대(삼각인대)**가 기능한다. 내측인대는 경주부(tibionavicular part), 전경거부(anterior tibiotalar part), tibiospring ligament, 경종부(tibiocalcaneal part), 후경거부(표층, 심층)로 구성된다.[11-13] 최근 보고에서는 tibiospring ligament와 내측인대 후경거부 심층부, 전경거부의 존재율이 높다.[11-13]

- **전방 안정성과 회전 불안정성** : 거퇴관절의 전방 이동에 대한 안정성은 ATFL과 내측인대의 전경거부나 경주부가 담당한다. 그러나 ATFL과 전경거부 및 경주부가 손상되는 경우는 드물고, 대부분 ATFL의 손상으로 인해 내회전 방향의 회전 불안정성이 문제가 된다. Akhbari 등은 사체 족부 절개 실험에서[14] ATFL을 절개하면 저굴 자세에서의 내회전 각도(5°)와 경도 저굴 자세에서의 전방 이동(1.5mm)이 증가하며, CFL의 절개를 추가하면 ATFL 단독으로 절개했을 때보다 내회전/외회전 각도가 3° 증가하고, 전방 이

동이 1mm, 내반 각도가 5° 증가되었다. 즉, ATFL의 단독 손상에서는 내회전 불안정성이 두드러지지만, CFL도 손상되면 다방향의 불안정성을 가지게 된다(▶**그림 8-17**).

동적안정화기구

내반 불안정성에 대한 동적안정화기구로는 외번 작용을 하는 **장비골근**과 **단비골근**이 중요해진다. 또한, 외반 불안정성에 대한 동적안정화기구로는 **후경골근**이 중요해진다. 한편, 장비골근과 후경골근은 족저에 거의 동일한 정지부를 가지며, 족부를 근위 후방으로 끌어당긴다. 따라서 족관절의 불안정성에 대해 하중 상태에서 후경골근과 장비골근의 동시 수축이 중요해진다. 또한, Akhbari 등은 아킬레스건에 견인 장력을 주면 불안정성이 감소한다고 보고하였다.[14] 즉, 하퇴삼두근의 트레이닝은 족관절의 다방향 불안정성에도 효과적이다.

b. 족부의 안정성

족부에는 3개의 아치(**족궁**) 구조가 존재하며, 하중에 의해 아치가 낮아짐으로써 족부에 가해지는 하중을 완충 · 분산시키고(**truss 기구**), 보행 중의 입각주기에서 발가락이 신전함으로써 족부 아치의 강성이 높아져 전방으로의 추진력을 보조한다(**windlass 기구**)(▶**그림 8-18**). 따라서 족부 아치가 낮아지면 이러한 기능이 저하되어 족부 · 족관절뿐만 아니라 하퇴나 무릎, 요부의 장애를 일으키기도 한다.

내측 종아치의 저하

내측 종아치는 주상골을 정점으로 종골, 거골, 주상골, 내측 설상골, 제1중족골로 구성된다. 앞서 언급한 바와 같이 하중에 의해 거주관절에서의 거동이 크며 후족부의 저굴 · 외번 · 내회전, 전족부의 배굴 · 외번 · 외전 운동이 발생하여 아치가 하강한다.

아치의 정적지지조직으로 가장 강한 장력을 발휘하는 것은 **족저건막**이며, 그 다음으로 **저측종주인대**(SL), **장족저인대**가 있다.[15] 족저건막은 후족부의 저굴과 전족부의 배굴을 제동하며, SL은 가장 거동이 큰 거주관절의 배굴, 외전을 제동한다. SL의 표층에는 **후경골근**이 주행하고 있으며, 후경골근은 거주관절의 회외, 내전에 작용하여 내측 종아치를 지지하는 조직으로 알려져 있다. 또한, **장비골근**은 전족부를 외번, 외전시키는 작용을 하는데, 전족부의 저굴에 작용하기 때문에 내측 종아치의 지지에 관여하는 것으로 생각된다.

➡ **저측종주인대**
spring ligament : SL

횡아치의 저하

족부 횡아치는 크게 중족골 레벨과 족근골 레벨로 나뉘며, 전자는 5개의 중족골, 후자는 내측/중간/외측 설상골과 입방골로 구성된다. 아치의 정점은 각각 제2중족골과 중간 설상골이다. **심횡중족인대**나 **Lisfranc인대**[16, 17]가 각 레벨의 횡아치를 지지하는 데 중요한 역할을 하며, 또한, 동적안정화기구로서 장비골근이나 무지내전근 사두가 작용한다.

외측 종아치의 저하

외측 종아치는 입방골을 정점으로 종골, 입방골, 제5중족골로 구성된다. 이 아치는 장족저인대나 이분인대(bifurcate ligament), 배측 종입방인대에 의해 지지되지만, 내측 종아치나 횡아치에 비해 아치의 감소가 주요한 문제가 되는 경우는 적다. 동적안정화기구로는 장비골근과 단비골근, 소지외전근이 관여한다.

■ Foot core system

McKeon 등[18]은 척추의 안정화 기구처럼 족부에도 안정성을 관장하는 core system이 존재한다고 주장하였다. 그 중에서 족부 내재근은 족부의 local stabilizer로서 소개되었다. 족부 내재근은 내측·외측 족저신경지배이며, 이 신경을 차단하면 족부 내측종아치가 저하된다.[19] 족부 내재근 중 무지외전근과 단지굴근, 소지외전근은 족부의 장축 방향으로 주행하며, 전족부의 저굴에 작용하기 때문에 이들 근육의 장력은 종아치를 지지하게 된다(▶**그림 8-19**).

한편, 편평족의 경우에는 무지외전근이 발달되어 있다는 연구와 위축되어 있다는 연구로 의견이 나뉘며, 또한, 소지외전근의 단면적은 저하되어 있는 것으로 나타났다.[20-22]

즉, 족부 내재근 전체가 아치 유지에 중요한 역할을 하는 것은 분명하다.

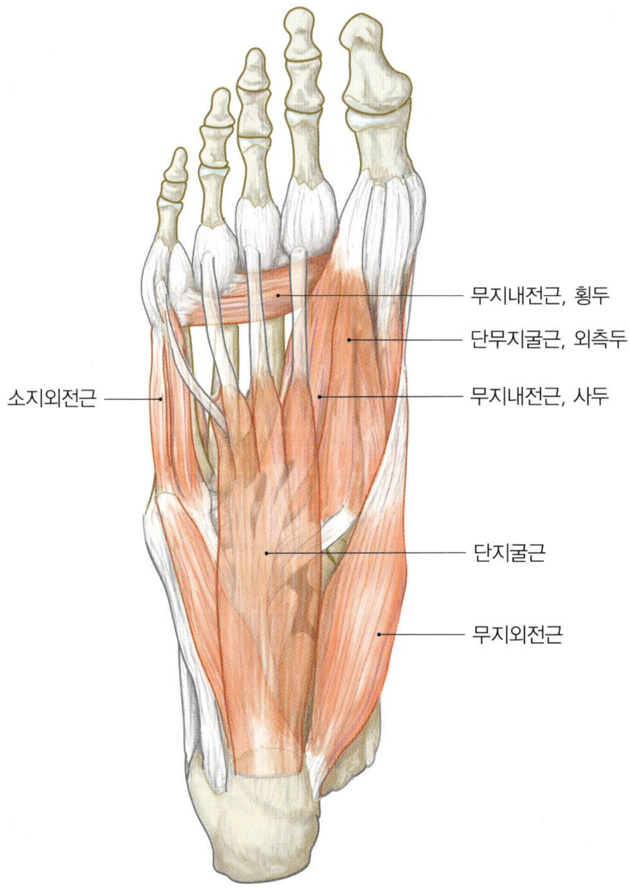

▶그림 8-19 족부 내재근
단지굴근을 투명하게 나타냈다.

요약

가동성

족관절의 배굴 가동범위를 확보하기 위해서 거퇴관절 전면에서는 거골전지방체가 중요하고, 후면에서는 장무지굴근과 그 주변 구조가 중요해진다. 또한, 거퇴관절의 운동과 거골하관절의 운동은 특히 하중 자세에서의 가동성과 관련된다. 따라서 후경골근건과 비골근건의 활주성이나 족근동 부근의 유연성도 중요해진다.

저굴 가동범위를 확보하기 위해서는 거퇴관절 전면을 통과하는 신근건, 심비골신경 등의 신경과 혈관의 활주성이 중요하다. 또한, 거퇴관절 후면에 나타날 수 있는 삼각골과 장무지굴근의 충돌도 임상적으로 중요하다.

안정성

안정성에 관해서는 다양한 인대가 중요한 역할을 하며, 인대 손상도 많기 때문에 임상적으로 문제가 되기 쉽다. 그러나 통증 치료에서는 인대 이상으로 동적안정화기구가 되는 후경골근과 비골근, 족부 내재근이 중요해지며, 이들의 근력 강화가 필요하다.

2 족관절 · 족부의 기능 개선에 필요한 해부학

(1) 거골전지방체(pretalar fat pad)

거골의 전방 신근(장지신근, 장무지신근, 전경골근)의 건은 각각 **신근지대(extensor retinaculum)**라는 섬유초 속을 원위로 주행할 때, 그 주위에 활액초가 존재한다. 하퇴신근건의 활액초는 심층에 관절낭의 섬유층이 존재하며, 그 심층에서 거골전지방체가 된다(▶**그림 8-8**, 190p). 즉, 거골전지방체 주변 소성결합조직 기질의 고갈 상태에 대응하는 것이 중요하다(▶**그림 8-20**).

(2) 족근동과 신근지대, 단지신근 · 단무지신근의 관계

■ 족근동 : 거골 하면의 거골구와 종골 상면의 종골구가 맞닿은 공간

족근동(tarsal sinus)은 거골하관절의 전 · 중관절면 후면에서 후방, 거골하관절의 후관절면 전면에서 전방에 위치한다(▶**그림 8-21**). 즉, 족근동이란 거골하관절의 3개 관절면 중 '전+중관절면'과 '후관절면' 사이로 들어가는 공간이다. 최근 족근동의 관절낭이 골간거종인대나 하신근지대와 연속되어 있음이 밝혀졌다.[23)]

필자는 개인적으로 족근동을 구성하는 관절낭의 일부인 **경인대**와 이와 연속된 하신근지대의 일부에서 단무지신근과 단지신근이 기시하는 경우를 관찰하였다(▶**그림 8-22**).

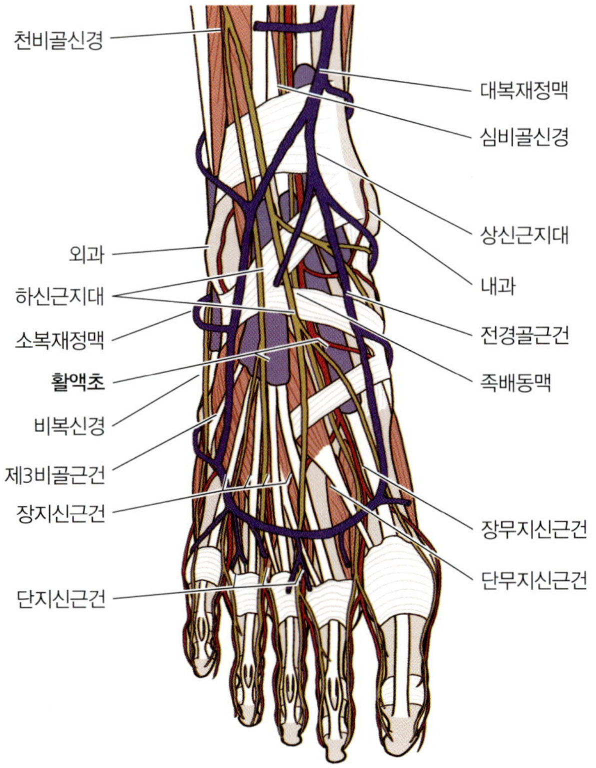

▶**그림 8-20** 족배(발등)의 건과 활액낭

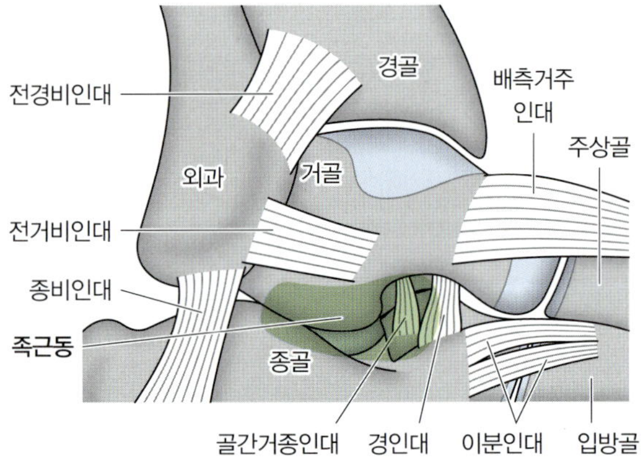

▶**그림 8-21** 족근동(외측면)

즉, **하신근지대**는 족근동에서 거종관절의 관절낭과 연속되고, 거기서부터 단무지신근과 단지신근이 기시한다. 이는 거퇴관절의 내반 염좌 등으로 족근동 주변이 손상되었을 때 상대적으로 신장성이 낮은 치밀결합조직인 하신근지대나 거골하관절의 관절낭보다 단무지신근 · 단지신근이 더 손상되기 쉽다는 것을 나타낸다. 또한, 하신근지대의 긴장을 단무지신근 · 단지신근에 대한 접근에 따라 변화시킬 수 있는 가능성을 보여준다.

(3) 거퇴관절 주변 장무지굴근의 국소해부학

장무지굴근은 비골 후면에서 기시하여 후경골근의 후방을 내측으로 주행한다. 내측에는 후경골동맥 · 정맥, 경골신경이 위치하며, 바로 그 심층에 장지굴근이 주행한다. 장지굴근건의 외측에는 단비골근건이 위치한다. 장무지굴근의 천층에는 아킬레스건과의 사이에 **아킬레스건하지방체(KFP)**가 있고, 장무지굴근건 주위 활액초의 심층에는 관절낭이 존재한다. 이 구조들 사이에는 소성결합조직이 풍부하게 존재한다(▶**그림 8-23**). KFP는 여러 부분으로 나뉘는데, 지방조직을 나누는 구조는 그것을 감싸고 있는 소성결합조직에 불과하다. 결국 KFP 주변에 존재하며 KFP를 여러 부분으로 나누고 있는 소성결합조직의 상태를 평가하는 것이 중요할 것이다.

즉, 아킬레스건 파열 시 등에는 장무지굴근 정지건의 활액초, KFP와 거기에 연속된 소성결합조직인 신경과 혈관 주변과의 가동성을 확보하기 위해 외막의 기질 고갈 상태로부터의 회복이 중요해진다.

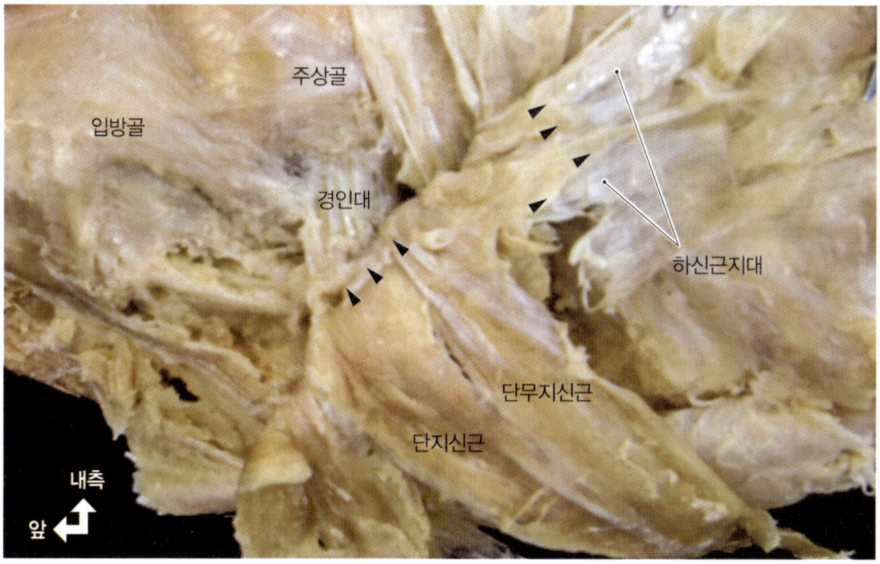

▶**그림 8-22** 단무지신근과 단지신근의 하신근지대와 경인대에서의 기시

하신근지대의 무지 측을 절단, 단무지신근과 단지신근의 정지를 절단하고 각각 근위 외측으로 반전하여 단무지신근과 단지신근의 뒷면을 관찰. ▲에서 단무지신근과 단지신근이 하신근지대와 경인대로부터 기시한다.

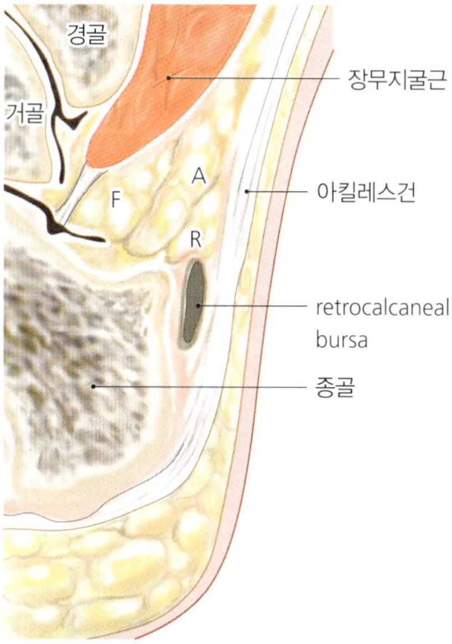

▶**그림 8-23** KFP

A : 아킬레스건 파트

F : 장무지굴근 파트

R : retrocalcaneal wedge 파트

(4) 후경골근과 장비골근 정지건의 국소해부학

후경골근건은 하퇴심층굴근 중 가장 심층을 주행하고, 내과 후하방에서 정지건의 방향을 바꾸어 **저측종주인대**의 표층을 통과한다. 내과 후방부는 활차(pulley)가 되어 후경골근 정지건의 방향을 바꾸는 부분이다. 후경골근의 정지는 주상골, 내측설상골, 제1중족골저이지만, 본 정지부는 전경골근, 후경골근, 장비골근이 공동으로 정지한다(▶**그림 8-24**). 즉, 주상골, 내측설상골, 제1중족골저에 대하여 전경골근은 상방에서 내측으로 돌면서 저면으로 정지하지만, 같은 부분에 후경골근이 내과의 후방에서 정지건을 뻗어 공동으로 정지한다. 또한, **장비골근건**은 외과의 후방을 주행한 후 제5중족골저 외측에서 저면으로 돌아 족저의 가장 심층, 각 중족골저의 저면을 외측에서 내측으로 주행하여 주상골, 내측설상골, 제1중족골저에 정지한다. 또한, **장비골근**은 후경골근과 공동의 정지건을 구성한다. 따라서 전경골근은 주상골, 내측설상골, 제1중족골저를 내측 상방으로 끌어올리고, 후경골근은 같은 정지부를 후방으로, 장비골근은 같은 정지부를 외측으로 당긴다. 전경골근, 후경골근, 장비골근 이 세 근육이 정지하는 부위는 **내측 종아치의 정점**에 해당하는 부분이다. 또한, 장비골근은 족부 횡아치의 유지에도 기여한다.

즉, 족부의 내측 종아치나 횡아치의 감소가 있을 때에는 전경골근, 후경골근, 장비골근 중 하나 또는 여러 근육에 어떤 변화가 일어나고 있는 것으로 가정된다. 또한, 전경골근, 후경골근, 장비골근의 활동성이 회복되면 족부의 내측 종아치나 횡아치를 유지하는 데 도움이 될 수 있다.

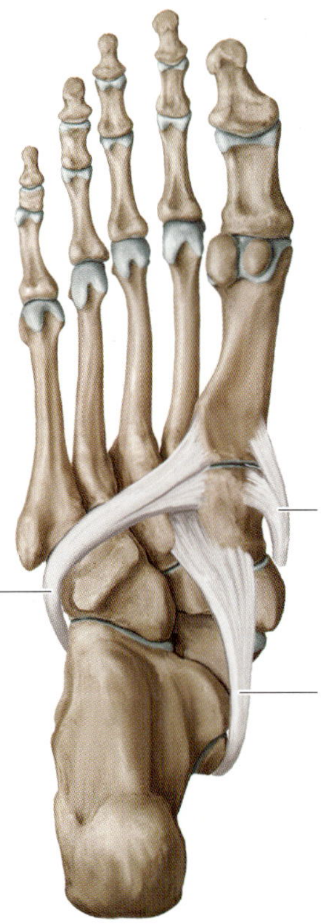

▶**그림 8-24** 족저(발바닥)의 건

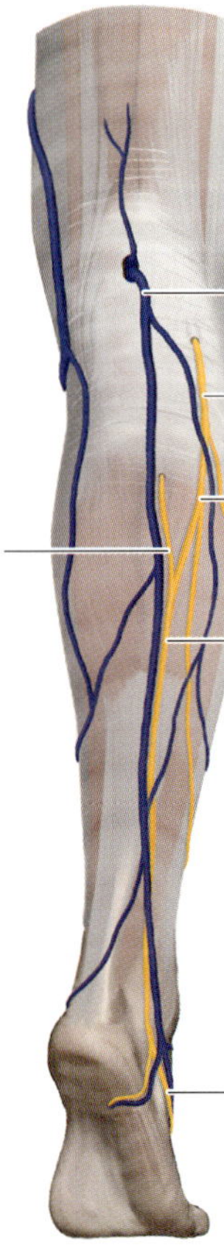

▶**그림 8-25** 비복신경

(5) 비복신경의 주행(▶그림 8-25)

비복신경(sural nerve)은 기본적으로 소지 외측의 첨단까지 이어지는 감각지를 가지고 있다. 또한, 개인차가 있지만, **외측족배피신경**(천비골신경 유래)과 교통하여 내측 발가락에도 감각지를 내는 것으로 생각된다. 이후 비복신경은 장·단비골근의 천층을 소복재정맥과 함께 주행하고, 외과의 후방을 주행하여 상행한다. 아킬레스건 외측에서 근막을 관통하여 비복근과 하퇴근막 사이의 층으로 들어간다. 소복재정맥은 근막의 표층을 계속 주행하지만, 비복신경은 근막의 심층으로 들어간다.

하퇴근막은 주로 치밀결합조직으로 이루어져 있다. 비복신경은 비복근 외측두와 내측두 사이를 상행한다. 비복신경은 경골신경에서 유래한 내측비복피신경의 가지와 총비골신경에서 유래한 외측비복피신경의 교통지가 합류하여 구성된다. 이 구성에도 개인차가 있지만, 비복신경은 주로 경골신경 유래라고 생각해도 무방하다.

(6) 족부 내재근

해부학 용어로 '발의 근육'이라고 하는 근육들을 **족부 내재근(intrinsic muscles of the foot)**이라고 부르기도 한다. 그것은 기시와 정지가 족부 내에서 끝나는 근육들을 말하며, 크게 족배의 근육들과 족저의 근육들로 나뉜다.

족저의 근육들은 무지구근, 소지구근, 중족근으로 분류된다(▶**그림 8-26**). 또한, 족저의 근육 전체가 족부에 밀집되어 4층으로 겹쳐서 존재한다. 사람의 족부 관절은 거의 크게 움직이지 않기 때문에 족부 내재근, 특히 족저의 근육은 전체적으로 거퇴관절과 거골하관절 이외의 족부를 안정화시키는데 기여하는 것으로 생각된다.

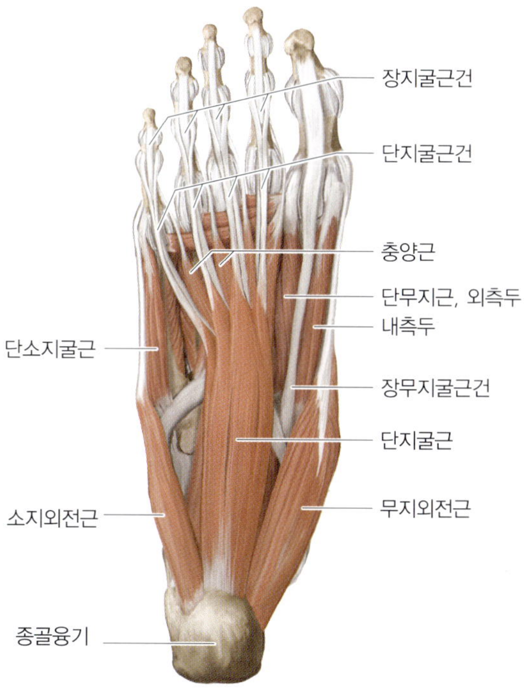

▶그림 8-26 족저의 근육(족부 내재근), 표층

outer muscle과 inner muscle

최근 트레이닝의 이론 등에서는 표층의 큰 근육=관절을 잘 움직이는 근육을 **outer muscle**, 심층근=신체의 중심을 지탱하거나 자세를 유지하는 기능을 하는 근육을 **inner muscle**이라고 한다. 종종 어떤 것이 outer이고, 어떤 것이 inner인지에 대한 질문을 받는다. 그러나 'outer muscle/inner muscle'은 해부학적으로 정의될 수 없다. 게다가 그 정의에서처럼 근육이 관절을 움직이거나 자세를 유지하는 것과 같은 양자택일의 기능을 가지고 있다고 말하기는 어렵다.

언뜻 보기에 'outer/inner'라는 용어는 '표층/심층'의 의미로도 해석할 수 있기 때문에 해부학과 관련이 있을 것 같다. 그러나 '표층의 근육=관절이 주로 움직이는 것'은 아니다. 안면의 **표정근**은 가장 표층의 outer muscle이지만, 관절 운동은 거의 하지 않는다. 전완의 가장 표층에 있는 **장장근**은 주로 관절을 움직이는 근육이 아니며, 대퇴의 가장 표층 근육인 **봉공근**은 그 심층에 있는 대퇴사두근의 기능보다는 떨어진다. 반대로 inner muscle=심층근의 대표격인 횡격막은 호흡을 한다. 전완의 심층에 위치한 **심지굴근**은 손가락 굴곡의 주요한 근육일 것이다. 대퇴 후면의 심층근인 **반막양근**이나 내전근의 가장 심층에 있는 **대내전근**이 관절 운동을 주로 하는 것은 분명하다. 즉, 'outer muscle/inner muscle'은 해부학적으로 설명할 수 없는 근육인 것이다.

이를 알고 족저의 근육들을 살펴보면, 4개의 층으로 겹쳐진 근육들이 주로 한 가지 기능=**족부의 고정(안정)**에 기여하고 있는, 즉, 표층의 근육이나 심층의 근육이나 상관없이 자세 유지에 지속적으로 작용하는 근육들이라고 할 수 있다. 족저의 표층 근육들인 단지신근, 무지외전근, 소지외전근이 outer muscle이며, 자세 유지=족부의 안정과 관계가 없다고 생각하는 사람은 없을 것이다. 족저의 근육들 하나하나의 움직임을 평가하고, 족부의 안정이라는 하나의 기능을 향해 트레이닝을 한다는 것은 곧 균형 있게 족저의 근육들을 움직여 적당한 가동성을 가지면서도 견고하고, 안정된 족부를 만들자는 것과 다름없다고 생각한다.

3 족관절 · 족부의 기능을 개선시키는 초음파 유도하 접근

(1) 거골전지방체와 신근건에의 접근

족관절을 배굴하면 **신근건**은 거퇴관절에서 상승하고, **거골전지방체**는 그 상승한 공간으로 유입되도록 근위로 활주한다. 따라서 거골전지방체의 상태 변화는 거퇴관절 전면의 충돌을 일으킨다. 또한, 거골전지방체는 심비골신경과 전경골동맥 · 정맥 주변의 결합조직이기도 하다. 즉, 거골전지방체는 관절 주변에 존재하여 관절 운동 시 신경과 혈관의 가동성을 보장한다. 거골전지방체의 상태 변화는 신경과 혈관의 활주성도 제한하기 때문에 족관절 전면의 만성통증과 저굴/배굴 가동범위의 제한 요인이 된다.

거골전지방체와 신근건에의 접근

족관절 저굴/배굴 중립 자세를 시작 자세로 하여 발가락의 신전과 족관절의 배굴을 능동 운동으로 반복한다. 치료사는 족관절의 배굴에 따라 전경골근건과 장지신근건의 심층에 있는 거골전지방체를 근위 · 표층으로 움직인다(▶그림 8-27). 가동성이 낮은 경우에는 족관절 최대 배굴 자세로 각 건을 상승한 상태에서 각 건의 심층 측방으로부터 지방체에 압박 · 전단력을 가한다. 또한, 장무지신근건과 전경골근건 사이에 존재하는 심비골신경을 촉지하여 족관절 저굴에 따른 신경의 원위로의 활주를 촉진하도록 신경 주변의 결합조직을 압박하면서 족관절 저굴과 발가락의 굴곡을 실시한다.

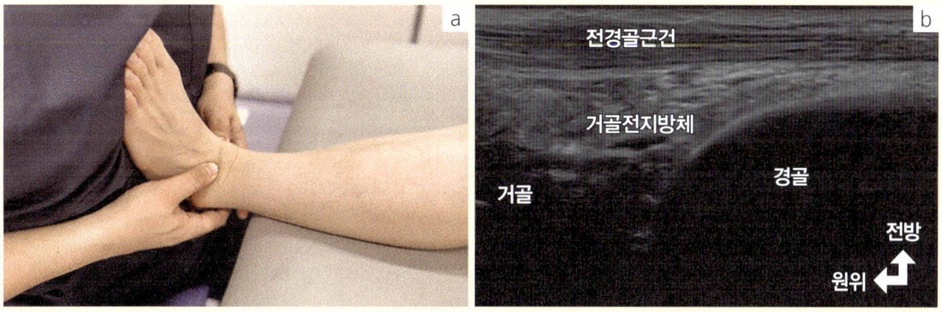

▶그림 8-27

영상

(2) 장무지굴근에의 접근

장무지굴근의 표층에는 아킬레스건하지방체(KFP), 내측에는 경골신경과 후경골동맥 · 정맥, 외측에는 단비골근, 심층에는 후방관절낭이 존재한다. 따라서 이들 구조 사이 결합조직의 상태 변화가 장무지굴근의 활주성을 저하시킨다. 장무지굴근은 거퇴관절의 후면에 넓게 존재하기 때문에 활주성이 저하되면 거퇴관절의 배굴 운동이 강하게 제한된다. 또한, 무지의 굴곡과 족관절 저굴을 반복하는 발레나 축구 선수에서는 장무지굴근의 over use로 인해 장무지굴근의 건초에 염증이 생긴다. 장무지굴근의 활막염과 그 주변 결합조직의 비후로 인해 저굴 시에 족관절 후방에서 거퇴관절의 끼임이 발생한다. 거퇴관절의 배굴 제한과 끼임을 예방하기 위해서는 장무지굴근과 그 심층에 존재하는 결합조직의 상태 변화를 예방해야 한다.

장무지굴근과 KFP 사이에의 접근

장무지굴근의 내측 · 외측 · 표층에서 접근하고, 심층은 표층의 유연성을 확보한 후 접근한다. 장무지굴근의 내측에서 **경골신경**과 **후경골동맥 · 정맥**을 촉지하고, 신경 주위를 손가락으로 압박한 상태에서 무지의 굴곡 신전 자동 운동을 실시한다(**▶그림 8-28**).

영상

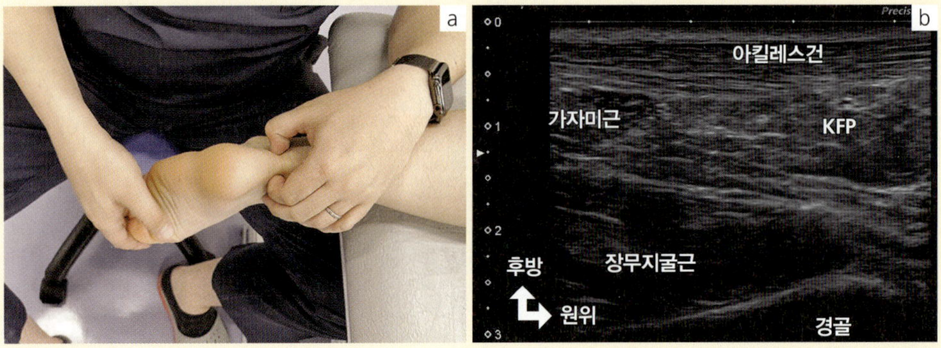

▶그림 8-28

장무지굴근과 단비골근, KFP 사이에의 접근

단비골근과의 경계에 대해 족관절 후외측에서 단비골근의 심층부에 손가락을 넣고, 족부의 외전을 실시하여 단비골근을 수축시킨다(**▶그림 8-29a**). 이때 단비골근을 전외측으로 어긋나도록 조작하여 단비골근을 장무지굴근에서 최대한 멀리 떼어놓도록 한다.

KFP에 대해서는 아킬레스건 심층으로 장무지굴근의 표층에 해당하는 부분을 내측과 외측에서 끼워 넣듯이 잡고, 장무지굴근건을 활주시키듯 무지의 굴곡 신전 운동을 실시하게 한다(**▶그림 8-29b**). 발가락이 신전되어 장무지굴근이 원위로 활주할 때에는 KFP의 심층 부분이 원위로 움직이지만, 표층 부분이 그 자리에 머물거나 약간 근위로 활주하기 때문에 KFP의 천층 부분과 심층 부분을 각각 근위 · 원위로 미끄러지게 한다.

장무지굴근의 심층 부분에 관해서는 족관절 외측에서 장무지굴근을 내측으로 어긋나도록 압박한다. 내측에서 압박하면 경골 신경을 압박하여 통증을 느끼기 쉽고, 충분히 심층까지 조작이 이루어지지 않는 경우가 많다. 따라서 외측에서 접근하는 것이 효과적이다.

영상 a

영상 b

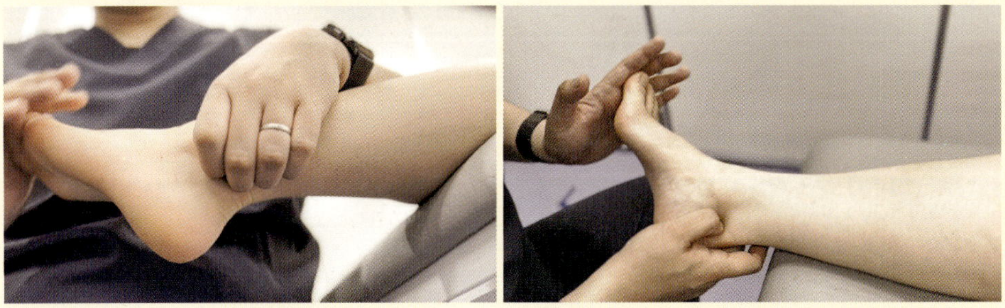

a. 장무지굴근과 단비골근 사이에의 접근　　b. 장무지굴근과 KFP 사이에의 접근

▶그림 8-29

(3) 후경골근건에의 접근

후경골근건은 내과의 후하방에서 활차(pulley)가 되어 **저측종주인대(SL)**의 표층을 통과한다. 활차부의 활액낭에 염증 등의 병태나 다양한 상태 변화가 생기거나, 후경골근의 과긴장이 생기거나 하면 내과 후방 활차부에서의 마찰 부하가 강해진다. 또한, 하중 자세에서 내측 종아치가 저하되어 거주관절의 외전이나 배굴의 정렬이 강화되면 후경골근건이 과도하게 원위로 활주를 강요받게 되어 내과 후방의 활차부에 대한 마찰 부하와 SL과의 사이에 존재하는 결합조직에 대한 압박 · 마찰 부하가 강화된다.

활액낭의 염증에 대해서는 의사와의 협진을 통해 염증을 감소시키는 동시에 물리치료도 시도하면서 후경골근건의 활주성을 개선시킨다.

후경골근건의 활주성을 촉진하는 접근

후경골근건은 족관절 내에서 운동 시 내측으로 이동한다. 따라서 족관절을 내번시켜 후경골근건을 도수적으로 내측으로 이동시킨다(▶**그림 8-30**). 또한, 하중 자세에서의 배굴 제한을 고려하면 **거주관절** 정렬의 수정이 중요해진다. 필자는 임상에서 족저 보호대나 테이핑을 이용하여 거주관절의 정렬을 교정했을 때의 배굴 각도를 확인하고 있다.

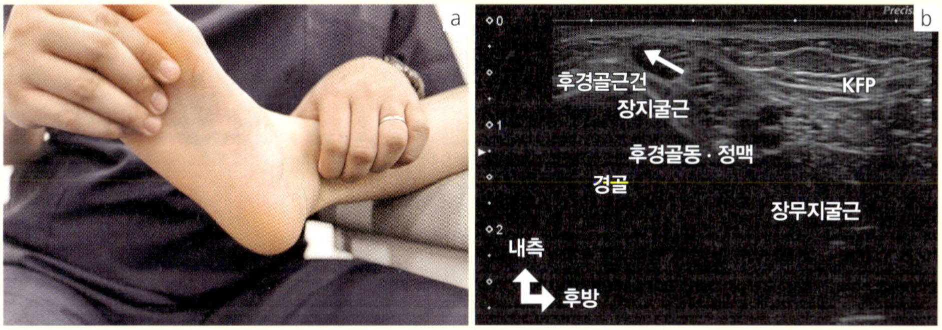

▶**그림 8-30**

영상

(4) 비골근건에의 접근

장 · 단비골근은 외과의 후하방에서 활차가 되어 건의 주행 방향이 바뀐다. 이 부분에 건초염이 생기면 후경골근건과 마찬가지로 마찰 부하가 증가해 배굴 제한이 발생한다.

비골근건에의 접근

장 · 단비골근의 근수축을 촉진할 때는 저항을 가하는 부위를 바꾼다. **장비골근**은 제1중족골저 저측으로 족부 외측에서 돌아 들어간다. 따라서 제1중족골저 저측에 저항을 가해 족관절의 저굴과 외전을 수행하게 한다(**▶그림 8-31a**). **단비골근**은 제5중족골저에 부착하기 때문에 제5중족골에 저항을 가해 족관절 경도 저굴 자세로 족부의 외전 운동을 수행하게 한다(**▶그림 8-31b**). 이렇게 수축과 이완을 반복하여 근긴장을 감소시킨다.

영상 a

영상 b

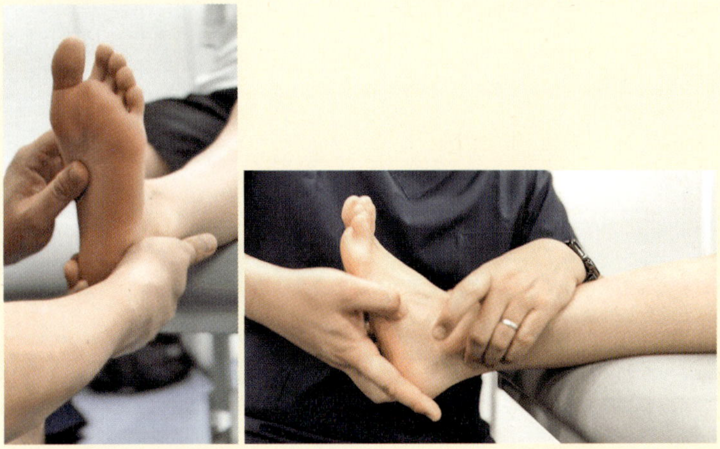

a. 장비골근의 수축-이완 b. 단비골근의 수축-이완

▶그림 8-31

장비골근-가자미근 사이에의 접근

장비골근은 족관절 외번 작용을 한다. 따라서 근복 중앙부에서는 인접한 가자미근과의 사이에 손가락을 넣어 족관절의 외번 운동을 수행하게 함으로써 가자미근과의 사이를 움직일 수 있다(**▶그림 8-32**).

영상

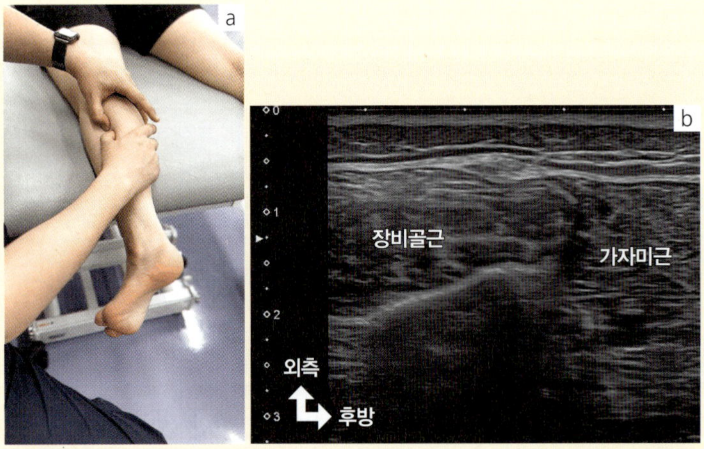

▶그림 8-32

또한, 하중으로 인해 족부 아치가 낮아지면 아치 유지근인 장비골근에는 신장 부하가 더해져 마찰 부하가 증가한다. 따라서 장 · 단비골근의 근긴장을 저하시킴과 동시에 **족부 외측 종아치**를 지지함으로써 장비골근의 장력을 약화시켜 마찰 부하를 감소시킨다.

(5) 비복신경에의 접근

비복신경(sural nerve)은 아킬레스건의 외측을 하행하고, KFP의 외측 표층을 주행한다. 비복신경은 아킬레스건에도 분포하기[25] 때문에 아킬레스건 자체의 신장이나 통증을 인지한다. KFP의 외측 표층을 하행하므로 KFP의 상태 변화가 생기면 비복신경의 활주성도 저하된다.

비복신경의 활주성을 촉진하는 접근

비복신경은 외과 후방 피하의 천층부에 비골근건과 아킬레스건 사이에서 촉지할 수 있다. 따라서 아킬레스건에서 비복신경을 분리하여 어긋나게 조작함으로써 비복신경 주위의 소성결합조직에 접근할 수 있게 된다(▶**그림 8-33**).

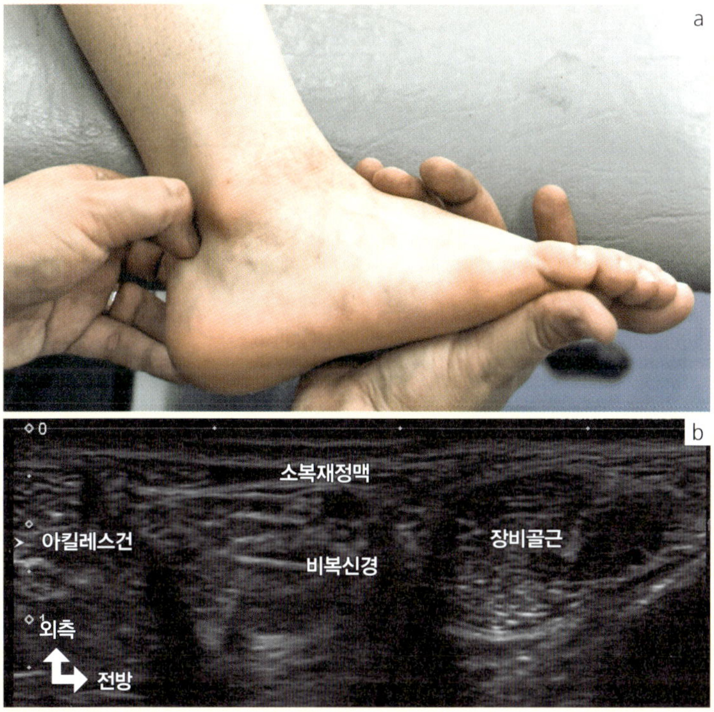

▶**그림 8-33**

영상

(6) 족근동에의 접근

족근동(tarsal sinus)에는 소성결합조직과 함께 하신근지대가 있다. 그 근위부에는 전거비인대(ATFL)가 존재하기 때문에 ATFL 손상 후 치유 과정에서 반흔 형성 및 결합조직의 비후를 유발할 수 있다. 이러한 변화는 하신근지대의 긴장을 증가시키기 때문에 배굴 운동 시 신근건의 상승을 억제해 배굴 제한이 발생하게 된다.

족근동 소성결합조직에의 접근

족근동의 원위 측에는 단무지신근과 단지신근이 부착되어 발가락의 신전 운동에 따라 족근동의 소성결합조직이 신근과 함께 원위로 활주하는 움직임을 도수적으로 유도한다(▶**그림 8-34**).

영상

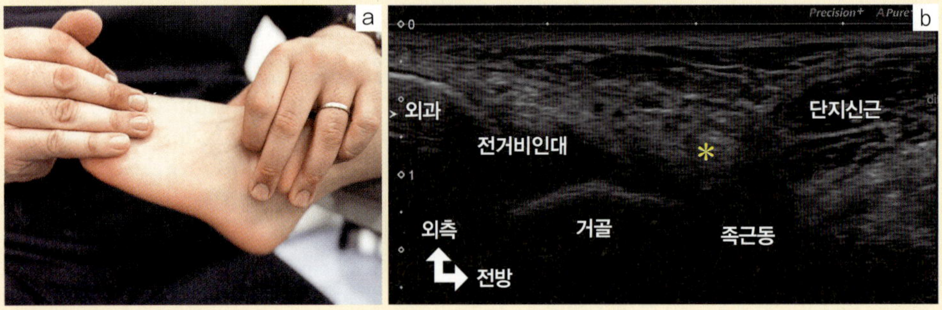

▶**그림 8-34**

*: 족근동 표층의 소성결합조직

(7) 족부 외재근의 트레이닝

후경골근, 장 · 단비골근 트레이닝

족부 외재근 중에서도 후경골근과 장 · 단비골근의 트레이닝이 중요하다(▶**그림 8-35**). 비하중 자세에서 **후경골근**의 트레이닝을 실시할 때는 전경골근에 의한 보상 운동에 주의해 족관절을 저굴 자세로 하여 내번 운동에 저항을 가한다(▶**그림 8-36**).

영상 2

영상 3

하퇴삼두근 트레이닝

족관절의 안정성을 위해서는 하퇴삼두근의 트레이닝이 중요하기 때문에 선 자세에서 카프 레이즈 운동을 실시한다(▶**그림 8-37**). **카프 레이즈 운동**의 운동 범위를 최대 저굴 자세에서 배굴 자세까지로 하여 일정한 리듬(1초 1회 페이스)으로 실시함으로써 아킬레스건과 근막 등의 수동적 요소를 자극하여 근섬유 다발 길이를 증가시키는 효과를 기대할 수 있다.[26] 또한, 카프 레이즈 운동 시 외전 자세로 하면 비골근과 비복근 외측두(영상 2), 내전 자세로 하면 후경골근과 장지굴근(영상 3)의 근활동이 높아진다.[27]

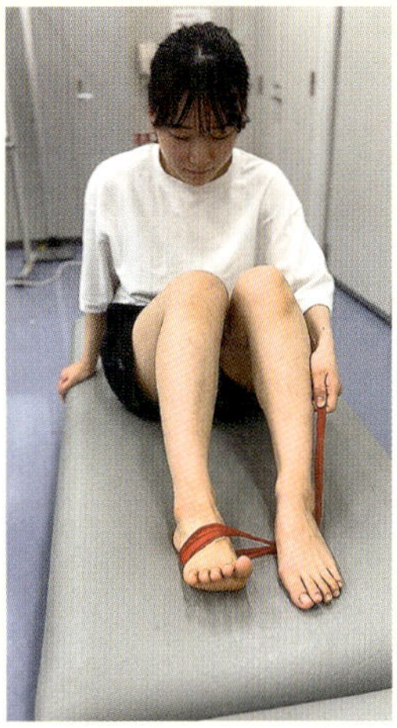

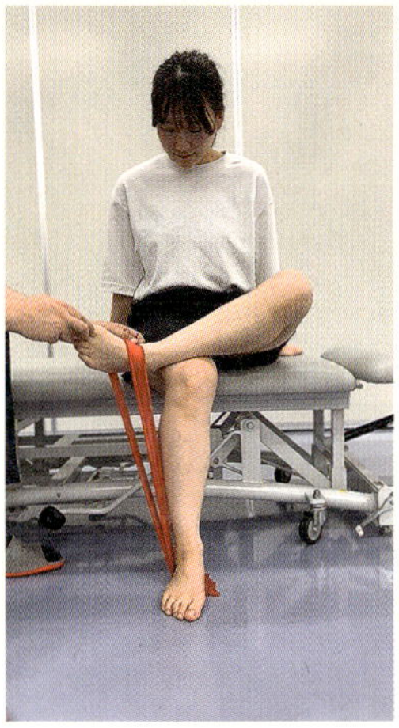

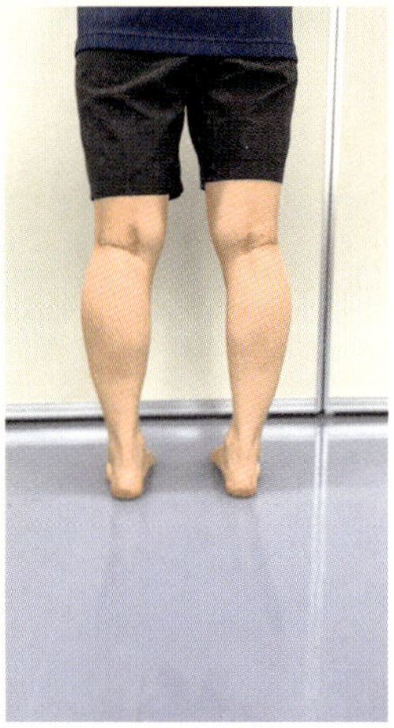

영상 8-35

영상 8-36

영상 8-37

▶그림 8-35 장비골근 트레이닝

▶그림 8-36 후경골근 트레이닝

▶그림 8-37 카프 레이즈 운동

(8) 족부 내재근의 트레이닝

족부 내재근의 트레이닝에는 전통적인 수건 접기(towel gather) 운동, 발가락 굴곡 운동, 발가락 벌리기 운동 등 다양한 방법이 보고되어 있다. 2017년 족저건막염에 대한 체계적인 검토에서 이러한 족부 내재근의 트레이닝은 족부 내재근의 기능과 통증의 개선에 유용한 것으로 나타났다.[28]

Short foot exercise

특히 최근에는 short foot exercise (SFE)가 주목받고 있는데, SFE는 발가락을 굴곡시키지 않고, 내측 종아치를 거상시키는 운동이다(▶그림 8-38). SFE의 개입 연구에서는 4주간의 개입에 의해 보행 중의 전경골근, 장비골근의 근활동을 약화시켰으나 변형이나 보행 중의 족관절 모멘트에는 영향을 미치지 않은 것으로 보고되었다.[29]

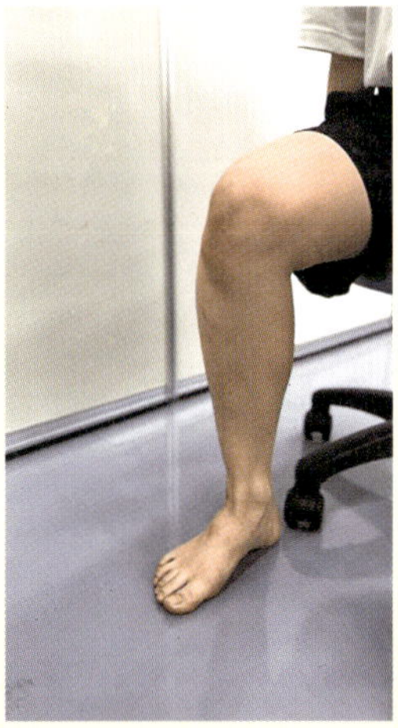

a. 앉은 자세

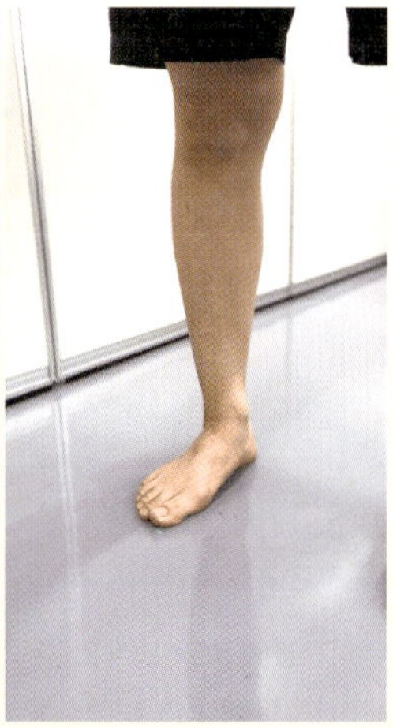

b. 선 자세

▶그림 8-38

영상 a

영상 b

한편, Okamura는 8주간의 개입이 족부 정렬과 보행 중의 후족부 내번/외번의 가동범위에 영향을 미친다고 보고하였다.[30] 또한, 족부의 정렬장애에 대해 빈번하게 사용되는 인솔 치료와 SFE의 병용을 8주간 지속하면 무지외전근의 단면적과 무지 굴곡 근력이 개선되는 것으로 나타났다.[31] 즉, 일정 기간의 SFE는 무지외전근과 족부 정렬을 변화시켜 보행에도 영향을 미치는 것으로 나타났다.

SFE 시 근활동을 조사한 Gooding 등의 연구[32]에서는 SFE와 발가락 벌리기 운동, 무지의 신전 운동, 2~5지의 신전 운동 전후에서의 무지외전근, 단지굴근, 소지외전근, 족저방형근, 단소지굴근, 무지내전근 사두, 단무지굴근, 배측·저측 골간근, 충양근의 활동을 MRI에 의해 평가하였다. SFE에서는 소지외전근의 활동이 가장 높아 평균 34.9% 증가하였다. 또한, 무지외전근의 활동도 29.7% 증가하였다.

한편, 발가락 벌리기 운동에서는 소지외전근의 근활동이 35.2%로 가장 많이 증가하였고, 다음으로 무지내전근 사두의 활동이 31.5%, 단소지굴근이 평균 30.2%로 증가하고 있다. 즉, 소지외전근과 무지내전근 사두의 근활동을 향상시키고자 한다면 SFE보다 발가락 벌리기 운동이 더 효과적일 수 있다. 또한, Taddei 등은 SFE를 포함한 여러 족부 내재근의 운동을 복합적으로 시행하면 무지외전근, 소지외전근, 단무지굴근, 단지굴근의 부피와 러닝 중 전방 추진력을 향상시킨다는 것을 보여주었다.[33]

다시 말하면, 족부 내재근의 운동에서는 '족부 내재근'을 포괄적으로 파악할 뿐만 아니라 목표로 하는 근육을 확실하게 활동시킬 수 있는 운동의 선택이 필요하며, 그 다음 복합적인 운동을 조합한 처방이 필요하다.

◈ 참고문헌

1. Asla RJ, et al : Six DOF in vivo kinematics of the ankle joint complex : Application of a combined dual-orthogonal fluoroscopic and magnetic resonance imaging technique. J Orthop Res 24 : 1019-1027, 2006
2. Roach KE, et al : In Vivo Kinematics of the Tibiotalar and Subtalar Joints in Asymptomatic Subjects : A High-Speed Dual Fluoroscopy Study. J Biomech Eng 138 : 0910061-0910069, 2016
3. Nester CJ : Lessons from dynamic cadaver and invasive bone pin studies : do we know how the foot really moves during gait？ J Foot Ankle Res 2 : 18, 2009
4. Koo S, et al : Plantar-flexion of the ankle joint complex in terminal stance is initiated by subtalar plantar-flexion : A bi-planar fluoroscopy study. Gait Posture 42 : 424-429, 2015
5. Kido M, et al : Effect of therapeutic insoles on the medial longitudinal arch in patients with flatfoot deformity : a three-dimensional loading computed tomography study. Clin Biomech (Bristol, Avon) 29 : 1095-1098, 2014
6. Lundgren P, et al : Invasive in vivo measurement of rear-, mid- and forefoot motion during walking. Gait Posture 28 : 93-100, 2008
7. Faber FW, et al : Mobility of the first tarsometatarsal joint in relation to hallux valgus deformity : anatomical and biomechanical aspects. Foot Ankle Int 20 : 651-656, 1999
8. Rolling BA, et al : Biomechanics of the first ray. Part Ⅳ : the effect of selected medial column arthrodeses. A three-dimensional kinematic analysis in a cadaver model. J Foot Ankle Surg 41 : 278-285, 2002
9. 亀山泰, 他：ランニングにおける母趾MTP 関節の動作解析. 日本臨床バイオメカニクス学会誌 17 : 451-455, 1996

10. Edama M, et al : The effects on calcaneofibular ligament function of differences in the angle of the calcaneofibular ligament with respect to the long axis of the fibula : a simulation study. J Foot Ankle Res 10 : 60, 2017

11. Campbell KJ, et al : The ligament anatomy of the deltoid complex of the ankle : a qualitative and quantitative anatomical study. J Bone Joint Surg Am 96 : e62, 2014

12. Clanton TO, et al : Radiographic Identification of the Deltoid Ligament Complex of the Medial Ankle. Am J Sports Med 43 : 2753-2762, 2015

13. Won HJ, et al : Morphological variations of the deltoid ligament of the medial ankle. Clin Anat 29 : 1059-1065, 2016

14. Akhbari B, et al : Characterization of ankle kinematics and constraint following ligament rupture in a cadaveric model. J Biomech Eng 141 : 1110121-1110128, 2019

15. 柿ケ原拓哉, 他 : 3 次元剛体バネモデルを用いた足部靱帯機能の低下と扁平足発生の関係の力学的解析. 臨床バイオメカニクス 34 : 217-224, 2013

16. Solan MC, et al : Ligamentous restraints of the second tarsometatarsal joint : a biomechanical evaluation. Foot Ankle Int 22 : 637-641, 2001

17. Castro M, et al : Lisfranc joint ligamentous complex : MRI with anatomic correlation in cadavers. AJR Am J Roentgenol 195 : W447-W455, 2010

18. McKeon PO, et al : The foot core system : a new paradigm for understanding intrinsic foot muscle function. Br J Sports Med 49 : 290, 2015

19. Folkowski P, et al : Intrinsic pedal musculature support of the medial longitudinal arch : an electromyography study. J Foot Ankle Surg 42 : 327-333, 2003

20. Angin S, et al : Contributions of foot muscles and plantar fascia morphology to foot posture. Gait Posture 61 : 238-242, 2018

21. Zhang X, et al : Comparison of foot muscle morphology and foot kinematics between recreational runners with normal feet and with asymptomatic over-pronated feet. Gait Posture 54 : 290-294, 2017

22. Kudo S, et al : Comparison of foot kinematics and the morphology of intrinsic musculature of the foot using a foot-type classification based on function. J Phys Ther Sci 32 : 238-242, 2020

23. Yamaguchi R, et al : Anatomy of the tarsal canal and sinus in relation to the subtalar joint capsule. Foot Ankle Int 39 : 1360-1369, 2018

24. Tuijthof GJ, et al : Determination of consistent patterns of range of motion in the ankle joint with a computed tomography stress-test. Clin Biomech(Bristol, Avon) 24 : 517-523, 2009

25. Doral MN, et al : Functional anatomy of the Achilles tendon. Knee Surg Sports Traumatol Arthrosc 18 : 638-643, 2010

26. Kudo S, et al : Effect of plyometric training on the fascicle length of the gastrocnemius medialis muscle. J Phys Ther Sci 32 : 277-280, 2020

27. Akuzawa H, et al : The influence of foot position on lower leg muscle activity during a heel raise exercise measured with fine-wire and surface EMG. Phys Ther Sport 28 : 23-28, 2017

28. Huffer D, et al : Strength training for plantar fasciitis and the intrinsic foot musculature : A systematic review. Phys Ther Sport 24 : 44-52, 2017

29. Kim J, et al : Effects of a 4-week short-foot exercise program on gait characteristics in patients with stage II posterior tibial tendon dysfunction. J Sport Rehabil 30 : 120-128, 2020

30. Okamura K, et al : Effects of plantar intrinsic foot muscle strengthening exercise on static and dynamic foot kinematics : A pilot randomized controlled single-blind trial in individuals with pes planus. Gait Posture 75 : 40-45, 2020

31. Jung DY, et al : Effect of foot orthoses and short-foot exercise on the cross-sectional area of the abductor hallucis muscle in subjects with pes planus : a randomized controlled trial. J Back Mus-

culoskelet Rehabil 24 : 225-231, 2011

32. Gooding TM, et al : Intrinsic foot muscle activation during specific exercises : A T2 time magnetic resonance imaging study. J Athl Train 51 : 644-650, 2016

33. Taddei U, et al : Effects of a foot strengthening program on foot muscle morphology and running mechanics : A proof-of-concept, single-blind randomized controlled trial. Phys Ther Sport 42 : 107-115, 2020

찾아보기

한글

ㄱ

ㄴ · ㄷ

ㅂ

ㅊ

ㅋ · ㅌ · ㅍ

ㅎ

영문

A

B · C

D · E · F

G · H · I

J · K · L

M